Cerny   Heilgeheimnisse der Aborigines

Christina Cerny
Heilgeheimnisse der Aborigines

Die Naturmedizin der australischen Ureinwohner

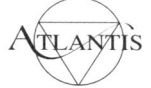

ATLANTIS wird herausgegeben von Hans Christian Meiser.

Alle Behandlungsvorschläge und Ratschläge in diesem Buch wurden von der Autorin sorgfältig recherchiert und geprüft. Eine Garantie kann dennoch nicht übernommen werden. Eine Haftung der Autorin, des Herausgebers und des Verlags ist daher ausgeschlossen.

Die Deutsche Bibliothek – CIP-Einheitsaufnahme
Cerny, Christina:
Heilgeheimnisse der Aborigines : die Naturmedizin der australischen Ureinwohner / Christina Cerny. - Kreuzlingen ; München : Hugendubel, 2000
(Atlantis)
ISBN 3-7205-2136-2

Umschlaggestaltung: Zembsch'Werkstatt, München
Produktion: Maximiliane Seidl
Satz: Impressum, München
Druck und Bindung: Huber, Dießen
Printed in Germany

ISBN 3-7205-2136-2

Inhalt

Vorwort

Alle Krankheit wurzelt im Geiste
Paracelsus

Während westliche Menschen oft erst an ihre Gesundheit denken, wenn sie krank sind, war die grundsätzliche Lebenseinstellung aller Völker, die einst mit der Natur und sich selbst in Harmonie zu leben vermochten, gar nicht erst krank zu werden. Bevor die Europäer drastische Veränderungen in ihr Leben brachten, war auch der Sinn traditionell lebender Aboriginals* darauf ausgerichtet, sich stets bei gutem Wohlbefinden zu halten. Ihre grundlegende Gesundheitsregel lautete daher nicht *Heil-Werden,* sondern *Heil-Sein.* Auch heute noch gilt eine Krankheit als ein unnatürliches Ereignis. Das wird nicht so einfach akzeptiert, und die Umstände, die dazu geführt haben, werden genau überprüft, denn jede Krankheit schließt die Warnung mit ein, dass die Harmonie der Gemeinschaft in Gefahr sein könnte. In der Aboriginal-Tradition wird jedenfalls die Gesundung eines Kranken nicht auf die Einnahme von Pillen oder Tropfen reduziert. Das herkömmliche Heilungssystem der australischen Aboriginals ist ungemein komplex und umfasst unterschiedlichste Lebensaspekte. Es bezieht den Einzelnen wie die Gemeinschaft, Lebende und Verstorbene, Totems und Schöpferwesen, ihr lokales Lebensumfeld wie das gesamte Land mit ein. Gesundheit zu bewahren, bedeutet dem Aboriginal, stets die *richtigen* Dinge zu tun: die richtige Nahrung zu sich zu nehmen, den richtigen Zeitpunkt und die richtige Himmelsrichtung zu finden, den richtigen

---

* *Anm. d. Autorin:* Aufgrund des neuen politischen Bewusstseins wollen die Ureinwohner Australiens neuerdings nicht mehr *Aborigines* genannt werden, sondern *Aboriginals.* Aus bibliographischen Gründen wurde die Schreibweise ›Aborigines‹ im Titel dieses Buches belassen.

7

Schlafplatz und den richtigen Partner zu wählen, mit den richtigen Menschen am richtigen Ort zusammenzuleben und stets richtig zu denken und zu handeln. Von größter Bedeutung ist der richtige Umgang mit der Lebenskraft, dem kostbarsten Gut, das der Mensch besitzt und mit dem herkömmlich lebende Aboriginals stets sorgsam und bewusst umgehen.

Das Thema Heilung hat mich seit jeher fasziniert. Schon als Kind hatte ich versucht, kranke Puppen und Teddybären gesund zu machen. Und später, während meiner vielen Aufenthalte in afrikanischen und asiatischen Dörfern, kam ich immer wieder mit traditionellen Heilern in Kontakt. Von ihnen lernte ich viel über innere Lebenszusammenhänge, über das Wechselspiel zwischen Mensch und Natur, aber auch, dass der Mensch gegenüber seinem Körper und seinem Geist Selbstverantwortung trägt.

Eines meiner Schlüsselerlebnisse im Zusammenhang mit traditioneller Heilung hatte ich vor etwa 20 Jahren im hügeligen Mittelland von Ghana, wo ich Kofi Osei, einem damals weithin bekannten Heiler begegnete. Er war ein Bauer, wie viele andere auch, der aber dreimal wöchentlich im Trancezustand Menschen helfen konnte. Das heißt, er war es nicht selbst, der heilte, sondern er stellte seinen Körper einem heilenden Geist zur Verfügung. Ich hatte Kofi Osei vor seiner Heilarbeit kennen gelernt, ein ganz normaler, junger und muskulöser Mann, mit einem offenen, freundlichen Gesicht. Als ich ihn dann während seiner Heilarbeit aufsuchte, war er total verändert. Seine Augen waren halb geschlossen und es hatte den Anschein, als würde sein Körper kaum eine feste Substanz aus Knochen und Muskeln besitzen. Er schien nur eine flexible Masse zu sein, die den kleinsten Bewegungen folgte, die das geistige Wesen, das von seinem Körper Besitz genommen hatte und die Heilungen durchführte, steuerte. Als ich von Kofis Mitarbeitern, die ihm zu Seite standen, aufgefordert wurde, seine Hände zu berühren, die zusammengefaltet in seinem Schoß ruhten, spürte ich plötzlich einen starken warmen Strom auf meine Hand übergehen, der sich durch meinen Arm fortsetzte und mein Herz erreichte. Von da aus teilte sich der Kraftstrom, der einerseits nach oben in den Kopf weiterfloss, andererseits nach unten, bis in meine Fußspitzen drang. Ich hatte davor noch nie etwas Ähnliches erfahren und sah etwas überrascht Kofi Osei, beziehungsweise seinen *Geist* an. Seine Antwort war ein großes, weiches, strahlendes Lächeln, das in mir den Begriff von bedingungsloser Liebe ins Bewusstsein brachte.

Ich bin damals von den extremen Strapazen meiner Reise, die mich durch Busch und Urwald führte, etwas müde gewesen und hatte mich von einem Malariaanfall noch nicht richtig erholt. Aber nachdem ich Kofi Osei und seinen heilenden Geist verlassen hatte, spürte ich eine große Leichtigkeit, so als hätte ich kaum Gewicht zu tragen, und gleichzeitig fühlte ich mich so kräftig, dass ich meinte, Berge versetzen zu können. Es war das erste Mal, dass ich den kosmischen, feurigen Lebensstrom in meinem Körper spürte und es war das erste Mal, dass ich ganz bewusst eine Wesenheit aus einer anderen Dimension hautnah wahrnahm und die jenseitige Welt für mich real wurde. Von da an begriff ich, dass ohne Akzeptanz der *anderen Seite,* jener geistigen Dimension, die hinter allen materiellen Dingen steht, der Zugang zum Welt- und Heilverständis alter Völker gar nicht möglich ist. So lässt sich auch kein wirklicher Zugang zur inneren Sichtweise der australischen Aboriginals und ihrer gesamten Lebenssicht finden, solange wir an dem gängigen Weltbild des Westens, das Materie und Geist trennt, festhalten. Die Begegnung mit einer anderen Kultur und der darin eingebetteten Weltanschauung ist nicht zuletzt stets eine Herausforderung, das eigene Weltbild zu hinterfragen. Und wenn wir Einsicht in das Wesen und in die Weisheiten anderer Völker gewinnen, erkennen wir in ihrer Wurzel viel Gemeinsames. Es macht demnach wenig Sinn, wenn der Westen versucht, der ganzen Welt eine einheitliche Uniform überzuziehen. Damit gehen nur tiefe Kulturwerte verloren, die auch bei uns der Inspiration dienen könnten. Ein afrikanischer Dorfchef sagte einmal zu mir: »Nicht das Gleichmachen aller Menschen ist von Bedeutung, sondern das Respektieren ihrer Unterschiede.«

Und Yidumduma Bill Harney, ein Aboriginal-Ältester und Hüter der Wardaman-Kultur, von dem ich viel über die Beziehung der Ureinwohner zur Natur und über Traumzeitwesen erfahren habe, sagte: »Wir haben unsere heiligen Plätze und Geschichten und ihr die euren. Doch es gibt unter unseren Leuten wie unter euren Leuten welche, die denken, besser oder klüger als die anderen zu sein. Damit müssen wir aufhören – auf beiden Seiten.« Und dann fügte er noch hinzu: »Wir müssen einander nicht nur respektieren, sondern einander auch näher kommen.«

Mein persönlicher Zugang zu den australischen Aboriginals nahm seinen Anfang 1994, als ich Nachforschungen zu meinem ersten Buch über ihre Kultur, ihre Traumzeitstätten und heiligen Landschaften anstellte. Seit dieser Zeit hat sich meine persönliche Erfahrungswelt sehr verändert. Zwar hatte ich mich bereits zuvor mit dem Ursprünglichen, der Natur und ihrer Mystik, mit geomantischen Aspekten und hermetischen Prinzipien, mit Mythen, Legenden, Symbolen und Urbildern auseinander gesetzt, aber seit meinem Kontakt mit den australischen Aboriginals habe ich begonnen, meine Umwelt bewusster in ihren kleinsten Details und ihren Zusammenhängen wahrzunehmen. Und ich träume seither intensiver, wobei meine Träume viel stärker in Erinnerung bleiben. Deshalb vermag ich viele Traum-Botschaften, die symbolischer Art sein können oder direkt mit Worten oder durch Bilder erfolgen, in mein Tagesbewusstsein mitzunehmen.

Einen meiner wichtigsten Träume im Zusammenhang mit den Aboriginals hatte ich während meiner ersten Recherchereise in Australien. Ich sah einen älteren, Respekt einflößenden Aboriginal in voller Körperbemalung vor einem Zeremonienpfahl sitzen. Er hatte einen *message-stick,* einen Botschaftsstab in der Hand, in den er verschiedene Symbole einzeichnete und mir dann überreichte. Mit solchen Stäben haben sich Aboriginals früher gegenseitig Botschaften übersandt oder sich selbst zu erkennen gegeben. Sowohl der Stab als auch der Zeremonienpfahl sind Symbole der Vermittlung. Später erfuhr ich, dass die Zeichen auf dem Stab meine persönliche Geschichte beschrieben. Ich hatte in diesem Traum das Gefühl, als wollten mich die weisen Augen des Ältesten, die von weißen Ringen umrandet waren, in seine tiefe Welt hineinsaugen.

Yidumduma Bill Harney erklärte mir einmal, dass eine Reihe von Weißen, die der Aboriginal-Kultur gegenüber offen sind und Botschafter ihrer Kultur sein könnten, ähnliche Träume erhalten. Auf diese Weise wollen einige Ältere, die noch Träger geheimen Wissens sind, auf ihre Kultur, an der viele ihrer eigenen Jungen nicht mehr interessiert sind, aufmerksam machen, damit sie nicht ganz verloren geht.

Es war mir stets ein Anliegen, mit all meinen Publikationen zwischen unterschiedlichen Kulturen, aber auch zwischen der inneren und äußeren Welt zu vermitteln. Und vor allem ist es mir in den letzten Jahren aufgrund fortgeschrittener Naturschäden, die weltweit unser Ökosystem aus dem Gleichgewicht gebracht haben, ein Bedürfnis geworden, auch zwischen Mensch und Natur eine Brücke zu bauen.

In meinem Botschaftsstab war unter anderem eine Schlangenspur eingezeichnet, die meinen Lebensweg darstellte. Und der Schlange, die ihnen ein bedeutendes Traumzeitwesen ist, begegnete ich auf all meinen Wegen durch die Welt der australischen Ureinwohner. Mein erstes Buchprojekt über ihre Kultur wurde von einer riesigen Python, die Mutter Erde verkörperte, in einem Traum angekündigt. Vor der Auftragserteilung des nächsten Buches träumte ich von der Regenbogenschlange, die ich als Symbol der friedlichen Weltvernetzung verstand und dementsprechend darlegte. Doch bevor das Buchprojekt über das traditionelle Heilungssystem der Aboriginals an mich herantrat, begegnete ich der Schlange selbst.

Es war in der N'Dhala-Schlucht, etwa 90 Kilometer östlich von Alice Springs, wo ich mit Freunden die roten Felsen nach alten Ritzzeichen absuchte. Ich war den anderen etwas voraus, um eine bestimmte Stelle, die ich von früher in Erinnerung hatte, zu finden, als plötzlich direkt vor meinen Füßen eine etwa zwei Meter lange phosphorgrüne Schlange über den Weg kroch, deren Schwanzende noch meine Schuhspitzen streifte. Erst stand ich wie gebannt, dann hatte ich das Gefühl, als würde mich die Schlange in ihre starke Aura hineinziehen. Und eine Sekunde lang meinte ich, mit ihr zu verschmelzen. Im Gespräch mit einem Schlangenexperten fand ich heraus, dass es sich um eine Mulgaschlange gehandelt hat, eine der giftigsten Schlangen Australiens. Bei all meinen Schlangenbegegnungen in Asien, Afrika und Australien hatte ich jedoch nie das Gefühl, in Gefahr gewesen zu sein.

Als ich dann den Buchauftrag erhielt, betrachtete ich die Mulgaschlange sozusagen als Vorbotin, da ich ihre grüne Farbe mit der Farbe der Heilung in Beziehung brachte.

»Nein«, meinte Peggy, eine Aboriginal-Heilerin in den Kimberleys, »grün ist die Farbe des Glücklichseins.«

Nun, Aboriginals kennen in ihrer Tradition das Wort *Heilung* in unserem Sinn nicht, sondern beschreiben diesen Vorgang mit *jemanden glücklich* oder *froh machen.*

So folgte ich auch während der Arbeit an diesem dritten Buch über die Kultur der australischen Aboriginals dem Weg der Schlange, die noch heute den modernen Ärzten und Apothekern als Berufssymbol dient und einst allen Völkern der Erde das Zeichen und die Quelle der Heilung war.

I

Kraftquellen der Natur

Vollwertnahrung aus dem Busch

Gesundheit beginnt mit einer ausgewogenen, energiespendenden, vollwertigen Kost, die der australische Busch den Ureinwohnern weit reichend geliefert hat. Der Busch produziert zwar noch vollwertige Kost, aber die Aboriginals sind nicht mehr darauf angewiesen. Westliche Menschen, die nur noch ihre Nahrung in Supermärkten beziehen, tun sich schwer sich vorzustellen, wie die Aboriginals früher vor allem im zentralen, regenarmen Buschland zu überleben vermochten. Natürlich hing ihre Nahrungsfülle und Nahrungsverteilung von der Region ab. Mangroven- und Küstengebiete sind allein schon durch den zusätzlichen Fischbestand reicher gesegnet als die Halbwüsten, wo es vor allem am Ende der Trockenzeit regelmäßig Engpässe gab. Aber es ist nicht bekannt, dass Aboriginal-Gruppen vor ihrem Kontakt mit den weißen Siedlern ernsthafte Hungersnöte kannten. Fanden sie an einem Ort zu wenig Nahrung, zogen sie weiter, bis sie erfolgreicher waren.

Pflanzennahrung

Die Ureinwohner Australiens kannten keine kultivierten Pflanzen. Das heißt, ihre ursprüngliche Nahrung war nicht in ihrer Kraft beschnitten. Ihre Nahrung war wild und damit reich an Vitaminen, Mineralien, Spurenelementen, ungesättigten Fettsäuren und Proteinen. Da ihre Ernährung absolut vollwertig, also von höchster Qualität war, benötigten sie viel weniger an Quantität als heute der zivilisierte Mensch, in dessen Nahrungskette bereits zahlreiche künstliche Eingriffe vorgenommen wurden.

13

Solange die Aboriginals allein von den Vorräten der Natur lebten, war ihre Hauptnahrung nicht Fleisch, wie oft angenommen wird, sondern Naturgetreide, Wurzeln, Früchte, Nüsse und Beeren. Die Samen von Wildgräsern und Akaziengewächsen, die auf Stein zu Mehl gerieben wurden, besitzen einen hohen Anteil an Proteinen und Fett und liefern bedeutend mehr vitale Kraft als Weizen und Reis. Der große Faserngehalt, den Naturgetreide aufweist, fördert auch eine gesunde Verdauung. Besonders reich an Vitamin C sind die Früchte des Tamarindenbaumes, die Buschtomate und die wild wachsende Pflaume, die im nördlichen Australien einen Vitamin-C-Gehalt besitzt, der 60-mal höher als der einer Orange ist. Kein Wunder, dass die australische Buschpflaume, die inzwischen als die reichste Vitamin-C-Spenderin der Welt gilt, bereits wissenschaftlich analysiert wurde und großes Interesse bei westlichen Herstellern pharmazeutischer Produkte geweckt hat. Auch andere australische Buschpflanzen, die lange Zeit von den Weißen ignoriert wurden, werden nun auf ihren Nährwert eingehender erforscht.

Im Busch lassen sich unzählige weitere Früchte entdecken. Da gibt es Bananen, Feigen, Passionsfrüchte, Zitronen, Orangen, Kirschen, Pfirsiche, Trauben, Quandong und Erdnüsse, die auf Bäumen wachsen. Die Benennung der Buschfrüchte geht auf die ersten Pioniere und Siedler zurück. Sie bezeichneten australische Buschfrüchte anhand äußerer Ähnlichkeiten mit Früchten, die ihnen bekannt waren, aber sonst wenig Gemeinsames haben. Die meisten der wild wachsenden Früchte schmecken bitter oder sauer. Als große Kraftspender gelten die Pandanuskerne, die einen hohen Fettanteil haben.

Einen besonderen Stellenwert in der Ernährung besitzen Yams-Knollen, die für die Aboriginals dieselbe Bedeutung haben wie für uns die Kartoffeln. Viele Yams-Sorten besitzen einen hohen Wassergehalt. Besonders beliebt waren und sind bei den Ureinwohnern Liliengewächse, deren Knollen in heißer Asche geröstet werden. Zu Brei zerstoßen, eignen sie sich gut als Nahrung für kleine Kinder und alte Menschen. Yams und Lilien sind auch von großer kultischer Bedeutung.

Wer sich vom australischen Busch ernähren möchte, muss gute Pflanzenkenntnisse besitzen, denn viele Pflanzen sind giftig.

Oft kommt es auch auf die richtige Zubereitung an, ob eine Pflanze genießbar ist oder gar gesundheitsschädigend sein kann. Das Fleisch von Cykaden-Bäumen muss zum Beispiel einige Tage lang eingeweicht werden, um die giftigen Stoffe loszulösen.

Lange haltbar sind die Nüsse der Boabs (Flaschenbäume), die vor allem im Nordwesten von Australien wachsen. Die Wurzeln junger Boab-Bäume sind essbar und das Innere der Bäume enthält viel Wasser, mitunter ein wichtiger Feuchtigkeitsspender bei großer Trockenheit. Auch in den Wurzeln der Kurrajong-Bäume ist viel Wasser gespeichert. Wasser findet sich ebenso unter Grasbäumen, Wüsteneichen oder Eukalyptusbäumen, die in Flussläufen stehen. Auch wenn die Flüsse trocken sind, so ziehen die Wurzeln dennoch Wasser aus der Tiefe. Und eine süße Bereicherung ist den australischen Ureinwohnern noch immer der Honig wilder Bienen. Nach Honig schmecken gleichfalls die Blüten der Grevilleas, die im Wasser ausgedrückt werden, um ein süßes Getränk herzustellen.

Fleischnahrung

Das Fleisch von Wild ist fettarm, aber reich an ungesättigten Fettsäuren. Das Fleisch von Tieren ist den Aboriginals zwar auch früher stets willkommen gewesen, hatte aber eher einen ergänzenden Stellenwert im Speiseplan. Mehr Fleisch wurde am Ende der Trockenzeit zwischen Juni und August gegessen, da in dieser Zeit weniger Pflanzennahrung zu finden war. Dann wurden kleine Landflächen abgebrannt, damit das Wild aus seinen Verstecken hervorkam. Die Asche gilt heute noch als fruchtbarer Dünger. Mit den kontrollierten Buschfeuern soll auch verhindert werden, dass große Feuerbrände, die sich von selbst entzünden, außer Kontrolle geraten. Bevorzugte Wildarten waren und sind: Känguru, Wallaby (kleine Känguru-Art), Wilder Truthahn, Wildente, Fasan, Emu, Echidna, Eidechse, Waran, Schlange (vor allem Python), Schildkröte und Krokodil. Während das Jagen und Fangen größerer Tiere eher in den Aufgabenbereich der Männer fiel, waren es zum großen Teil die Frauen, die sowohl Pflanzennahrung als auch Kleintiere wie Mangroven-Würmer, Käfer-

larven, Termiten, Muscheln, Krabben, Vogel- oder Schildkröten-
eier sammelten. Frösche waren wegen ihres großen Feuchtig-
keitsgehalts begehrt, und Raupen, die *Witchetty Grubs* genannt
werden und an den Wurzeln gleichnamiger Büsche zu finden
sind, gelten noch immer als Delikatesse. Sie werden kurz auf
heißer Asche geröstet und sind besonders nährreich. Beliebt sind
im Weiteren die Honig-Ameisen, deren hinterer ballonartiger
Honigleib abgebissen wird.

Frauen sind auch heute noch sehr geschickt im Fangen von Fischen und ebenso gute Echsenjäger wie Männer. Traditionelle
Jagdwaffen sind Wurfstöcke, Äxte oder Speere und zum Fischen
wurden Netze aus Naturfasern oder Fischspeere verwendet. Und
Grabstöcke dienten einst und heute zum Auffinden von tierischer
Nahrung im Boden und Schlamm. Gesammelte Buschfrüchte
wurden in Netztaschen oder Holzschalen getragen. Im Allgemeinen lag die Nahrungsbeschaffung in den Händen jüngerer Menschen. Was immer an Nahrung zusammenkam, wurde innerhalb
der Gruppe nach bestimmten Regeln aufgeteilt. Die Älteren be-
kamen meistens die besten Stücke. Kinder wurden niemals zum
Essen gezwungen. Die Nahrung wurde entweder auf offenem
Holzfeuer schnell gebraten oder langsam und schonend auf heißer Asche, die in Erdlöcher gefüllt wurde.

Der Einfluss der modernen Ernährung

Bevor Europäer australischen Boden betraten, galt den Ureinwohnern Krankheit als ein Vorkommnis, das nicht natürlich war.
Von der gesunden Kost waren ihre Körper widerstandsfähig und
stark, und von der Bewegung, die das Jagen und Sammeln von
Buschnahrung erforderte, kräftig und gestählt. Damals hatten die
Aboriginals kaum Probleme mit Übergewicht und aufgrund ihres
guten Immunsystems heilten ihre Wunden schnell. Doch seitdem
die Europäer in ihr Leben kamen, hat ihre Gesundheit große Ein-
bußen erfahren. Zuerst einmal war es ihre Psyche, die schwer
verletzt wurde. Weiße Siedler vertrieben sie von ihrem Land,
machten sie zu Menschen ohne Rechte und missionarischer
Übereifer entfremdete sie ihrer Kultur. Von Polizisten wurden sie

verfolgt und eingesperrt, wenn sie die Rinder jener mit Speeren angriffen, die ihnen ungestraft das Land weggenommen hatten. Das Land war ihnen von ihren Schöpferwesen und Ahnen gegeben worden, um es zu achten und zu schützen, doch nun zertrampelten die vielen fremden Tiere mit ihren Hufen gnadenlos ihr Land, dessen Ökosystem äußerst sensibel ist – ein Land, das verstanden und respektiert werden will.

Aboriginals, die auf ihrem Land bleiben konnten, indem sie den weißen Rinderfarmern oder Missionaren bei ihrer Arbeit halfen, hat man nicht nur ihren Stolz, ihre Würde und ihr Selbstverantwortungsbewusstsein genommen, sie wurden auch verführt: mit weißem Zucker, weißem Mehl, weißen Haferflocken und schwarzem Tee. Das waren für gewöhnlich die Rationen, die sie als Gegenleistung für ihre Arbeit erhielten. Gaben, die das gesunde Immunsystem der Ureinwohner, das auf einer ausgewogenen Diät basierte, zu schwächen begann. Die Nahrungsmittel, die sie von den Weißen erhielten, hatten im Vergleich zu der Vollwertnahrung aus dem Busch geringen Nährwert und spendeten nur wenig Energie. Damit begann auch die körperliche Entkräftigung der Ureinwohner.

Das Fladenbrot zählt heute nach wie vor zu den Hauptnahrungsmitteln der Aboriginals in den Busch-Siedlungen, wo Frauen ihre *Damper* lieber in heißer Asche backen als in modernen Öfen. Dazu verwenden sie jedoch vorwiegend weißes Mehl, das sie in den Einkaufsläden der Outback-Stationen, die in der Regel von Weißen geführt werden, kaufen. Auch wenn sie auf ihrem traditionellen Land wieder die Möglichkeit haben, in herkömmlicher Weise *bushtucker* (Buschnahrung) zu finden, beziehen sie doch – weil es einfacher ist – in großem Maße ihre Nahrung aus diesen Läden oder den Supermärkten der Städte. So ernähren sich auch die Ureinwohner heute von Deep-Fried-Kost, von Pommes Frites und Hühnerschenkeln, die von billigem Öl triefen, von Hot Dogs und Burgers, von Tiefkühl- und Dosennahrung, von Produkten mit chemischen Zusätzen, chlorgebadetem Obst, verstrahlten Nüssen und aufgewärmtem Essen aus der Mikrowelle, dem modernen Küchengerät, das fast in allen australischen Haushalten zu finden ist. Eine technische Errungenschaft, die unseren falschen Umgang mit der Zeit und vor allem unseren Trend zur

Bequemlichkeit reflektiert, wobei die Langzeitwirkung der Mikrowellen-Nahrung noch lange nicht gründlich erforscht worden ist. Jedenfalls sind auch die Ureinwohner Australiens, deren Leben vor der Begegnung mit den Europäern gleichmäßige Bewegung gewesen ist, der Bequemlichkeit zum Opfer gefallen. Bequemlichkeit gepaart mit einer nährstoffarmen Ernährung wird als Ursache der heutigen Neigung zur Fettleibigkeit, als Ursache von Durchblutungsstörungen und der Schwächung des Immunsystems angesehen.

Da sich die meisten Aboriginals an die Ernährungsweise der Weißen gewöhnt haben, essen viele von ihnen heute auch Rindfleisch, das sie anfangs verabscheut hatten, war doch das Rind für sie ein Symbol der Entmündigung und Entfremdung ihrer Kultur. Zudem waren die älteren Aboriginals aber auch der Ansicht, dass das Fleisch des Rindes ungesund sei, da in seinem Fett ein krank machender, böser Geist wohne – womit sie auf den hohen Cholesteringehalt hinwiesen, vor dem auch unsere Ärzte immer wieder warnen. Dagegen ist Kängurufleisch cholesterinfrei.

Während die Ureinwohner früher mit einer geringen Nahrungsmenge, die reich an energiespendenden Nährstoffen war, auskamen, benötigt heute der Körper aufgrund der energiearmen Kost größere Nahrungsmengen, die jedoch keine feste Substanz abgeben, sondern den Körper nur aufschwemmen. Und ohne feste Substanz vermag sich der Körper auch nicht mehr in seiner alten Geschmeidigkeit zu bewegen. Die australischen Aboriginals haben zehntausende von Jahre hindurch allen Härteanforderungen der Naturgewalten widerstanden, doch die Lebensweise und die verführerischen Produkte der Weißen haben sie in nur wenigen Jahrzehnten ihrer Substanz und Lebenskraft beraubt.

Körperliche Mangelerscheinungen führten mit der Zeit auch dazu, dass sich unter den Aboriginals eine bedenkliche Lethargie breit machte. Depressive Zustände sind heute bei ihnen keine Seltenheit mehr. Ein Zustand, den sie im Besitz ihrer vollen Kraft nicht kannten. Inzwischen steigt die Selbstmordrate in alarmierendem Ausmaß an, vor allem unter den Mitgliedern der jungen Generation, die sich zwischen zwei Stühlen sehen und nicht wissen, auf welchem von beiden sie in Zukunft Platz finden werden. Innerlich gespalten, desorientiert und arbeitslos findet der Mensch schnell Zugang zu Betäubungsmitteln. Drogen, Alkohol, Benzinschnüffeln und Kettenrauchen sind heute die Probleme, mit denen sich die Aboriginal-Gemeinden konfrontiert sehen.

Auch die Abfallsituation und die sanitären Verhältnisse in den Outback-Siedlungen sind trotz der Lehren christlicher Missionare, der Mitarbeit weißer Verwaltungsbeamter, Lehrer, Ärzte und Krankenschwestern alles andere als gesundheitsfördernd. Das mag am Phlegma liegen oder daran, dass andere soziale Probleme größeres Gewicht haben, jedenfalls ist es ein Zustand, der Infektionen fördert. Die meisten Krankheiten, an denen heute die Aboriginal-Bevölkerung leidet, sind vor allem Diabetes und Infektionskrankheiten. Viele Aboriginals klagen über chronische Kopfschmerzen und Müdigkeit – Symptome einer erschreckenden Kraftlosigkeit, von der offenbar zurzeit viele Menschen in aller Welt befallen zu sein scheinen.

Vielleicht ist es die Konfrontation mit den zunehmenden Krankheiten und körperlichen wie psychischen Schwächezuständen, aber auch ihr wachsendes Misstrauen dem helfenden Weißen gegenüber, der ihre wahren inneren Bedürfnisse, ihre traditionelle ganzheitliche Lebenssicht und ihr spirituelles Eingebundensein in die Zyklen der Natur nicht versteht, und ihr stärker werdener Wille, sich nicht ganz den Wertvorstellungen der Weißen zu beugen, dass sich die Aboriginals wieder mehr auf ihre eigenen alten Heilkenntnisse besinnen.

Nahrung und Mystik

Die Nahrung aus dem Busch hat für die Aboriginals nicht nur großen Nährwert, der den Körper gesund und fit hält, sondern ist auch von spiritueller und ritueller Bedeutung. Die gesamte Nahrungskette ist für sie in ihr mystisches oder besser gesagt, ganzheitliches Lebensverständnis integriert. Der Lebenszyklus eines Menschen ist eng mit den Wachstumszyklen der Natur verbunden, die wiederum an die dynamischen Zyklen der Himmelskörper Sonne und Mond geknüpft sind.

Da die Erde allen Naturmenschen heilig ist, ist auch die Nahrung, die aus ihr hervorgeht, heilig. Alle Nahrung wurde ihnen von ihren großen Schöpferwesen nach der Erschaffung sämtlicher Erdenformen gegeben. Vor allem die Hauptnahrungsmittel haben besonderen, sakralen Wert und werden in den Geschichten, Liedern, Tänzen und Zeremonien der Aboriginals entsprechend hervorgehoben. Im zentralen Buschland Australiens sind es die Mulgasamen oder Jelka-Grassamen, die die Lebensgrundlage der Ureinwohner für ihr tägliches Brot darstellen. Und im nördlichen Australien wie zum Beispiel auf Melville Island und im Arnhem Land, ist es die Yams-Frucht, die in Wachstums- und Fruchtbarkeitsritualen eine zentrale Rolle spielt.

Die Yams-Frucht ist auch bei vielen afrikanischen und asiatischen Naturvölkern ein Symbol der Erde und zugleich Nahrungsgrundlage. Diese Nährpflanze wurde von Ahnen oder Halbgöttern gebracht, die den Menschen ebenfalls zeigten, wie, wo und wann man sie pflanzt, wann man sie erntet und wie man die Nahrung zubereitet.

Aboriginals im östlichen Arnhem Land verehren die beiden Djangkawul(Djangkawu)-Schwestern, die in der Traumzeit, der großen Schöpfungsphase, über das Land gewandert sind und heilige Quellen und heilige Bäume schufen. Mit ihren langen Grabstöcken hinterließen sie auch Löcher im Boden, worin sie die von ihnen mitgebrachten Yams-Wurzeln setzten. Das innere Wissen um diese Fruchtbarkeitsplätze wurde von Generation zu Generation mündlich und zeremoniell weitergegeben, damit die Menschen regelmäßig diese Plätze aufsuchen und sich rituell mit der darin verborgenen Wachstumskraft verbinden und diese stets aufs Neue anregen konnten, auf dass die für sie so wichtige Nährpflanze nicht ausstirbt. Bei Reifezeremonien werden die Gesichter der Initianden mit Schlamm beschmiert, womit sie selbst zur Yams-Frucht werden, die in der Erde heranwächst.

Die schöpferisch tätigen Djangkawul-Schwestern werden nicht nur wegen ihrer großen Kraft, sondern auch wegen ihres großen Wissens verehrt, und auch dafür, dass sie den Menschen die *Großen Gesetze* weitergaben. Das heilige Zeichen dieser schöpferischen Schwestern ist die Yams-Knolle, aus der eine Federschnur hervorgeht, die eine wachsende Rebe darstellt, aber im spirituellen Sinn den verbindenden Faden zwischen den Kräften der Erde und des Himmels repräsentiert. Auch wenn es weibliche Schöpferwesen waren, die den Menschen die Yams-Frucht brachten, so gilt sie wegen ihrer länglichen, phallusartigen Form und ihren bartartigen Wurzelhaaren als männliches Fruchtbarkeits-Symbol. Die Yams-Wurzel wird gelegentlich als *Vater* oder *Old Fellow* (Alter Mann) bezeichnet, womit die Urkraft gemeint ist, die dieser Frucht genetisch zugrunde liegt und die die Schöpferwesen an bestimmten Plätzen hinterlassen haben. Das heilige Zeichen der Yams-Frucht darf heute von den Frauen nicht gesehen werden. Aber es gibt im Norden Australiens eine Reihe von Geschichten, die darauf hinweisen, dass die Männer den Frauen deren heiliges Wissen und ihre heiligen Symbole gestohlen haben.

Genau genommen symbolisiert die Knolle den männlichen Aspekt, während die V-förmige Erdspalte, in der die Wurzel steckt, an den weiblichen Schoß erinnert. Ein Bild, das nicht zuletzt die sexuelle Vereinigung von Mann und Frau symbolisiert – ebenso wie die Vereinigung von Kräften, die von oben und unten kommen: zwei gegensätzliche Schöpfungskräfte, aus deren Vereinigung erst alles Leben auf Erden möglich wird. So ist die Yams-Frucht, ähnlich dem Lebensbaum, ein Ganzheits-Symbol, da sie mit ihren Wurzeln tief in die Erde hinein- und oben mit ihren Reben und Blättern dem Himmel entgegenragt.

Als ich die drei Buchstaben von YAM näher betrachtete, fiel mir auf, dass sie alle symbolisch die Verschmelzung polarer Kräfte beziehungsweise die Dualität aller Lebensformen auf der Erde zum Ausdruck bringen. Das Zeichen Y stellt den Urstamm dar, aus dem zwei Äste, die beiden polaren Energieströme repräsentierend, hervorgehen. Das Y-Zeichen ist nicht nur den Aboriginals im Arnhem Land von großem sakralen Wert, wir kennen es auch als Lebensrune und es war der erste Buchstabe von Yggdrasil, dem Weltenbaum der Germanen. Genau genommen war Yggdrasil eine Säule der Kraft, die in der Erde verwurzelt war und bis in den Himmel hineinragte. Der Buchstabe A ist ebenfalls ein Zeichen der Himmelsleiter, auf der die Kräfte der Natur und des Kosmos auf- und absteigen. Und das M offenbart zwei Hälften, die einander wie im Spiegelbild gegenüberliegen.

Diese beiden Hälften weisen auf die duale Natur aller Dinge und Lebewesen hin: So repräsentiert das M ein Hohlrohr oder einen hohlen Stamm, dessen äußere vertikale Form dem männlichen Prinzip entspricht, während der innere Hohlraum, wieder mit dem V zum Ausdruck gebracht, dem weiblichen Prinzip zugeordnet ist. Wird der hohle Stamm, der als Ritualtrommel dient, in Schwingung versetzt, verschmelzen die polaren Kräfte und vibrieren harmonisch miteinander. Da das M-Symbol perfekte Harmonie zum Ausdruck bringt, ist es zum Beispiel im mystischen Hinduismus ein bedeutendes Schutzsymbol. Die Buddhisten sehen im M den Weisheitszahn von Buddha. Und im katholischen Christentum ist das M eines der drei Schutzzeichen, die am Heiligdreikönigstag auf die Eingangstüren mit weißer Kreide gemalt werden. Zudem gehört das M zum Marienzeichen.

Dass das Innere eines Baumes mit dem weiblichen Schöpfungsprinzip assoziiert wird, lassen schließlich auch unsere alten Marienlegenden anklingen. Da heißt es zum Beispiel, dass ein Holzfäller eine Linde umschlagen wollte, doch aus dem Inneren des Baumes ertönte eine weibliche Stimme: »Bitte, schlag mich nicht um!« Der katholische Holzfäller war überzeugt, dass es sich um die Stimme der heiligen Maria handelte. Unzählige Marienlinden haben eine ähnliche Geschichte. Die Frau im Baum wurde bereits lange vor dem Christentum verehrt, im übertragenen Sinne auch von den Aboriginals in Gestalt der zwei Schwestern, die genau genommen die dynamischen Kräfte, die von Mond und Sonne ausgehen, verkörpern und am oberen und unteren Ende des Stammes Leben gebären. Schließlich wird auch die heilige Maria in ihrer dualen Natur, manchmal auf der Mondsichel stehend oder umgeben vom strahlenden Sonnenkranz, abgebildet. Es sind die Zyklen von Mond und Sonne, von denen alles Wachstum und alles Leben auf Erden abhängt. Ein Thema, auf das ich noch ausführlicher eingehen werde.

Mit Hilfe der Symbolsprache möchte ich einerseits darauf hinweisen, dass ganz verschiedene Kulturen offensichtlich gemeinsame Wurzeln der Weisheit besitzen. Andererseits möchte ich darauf aufmerksam machen, wie selbstverständlich den alten Völkern das Bestreben war, gegensätzliche Kräfte in harmonischen Einklang zu bringen. Das war ihnen die grundlegende Basis für ein gesundes und dynamisches Leben.

Im Zusammenhang mit Wachstums- und Initiationszeremonien werden junge Aboriginal-Männer nach ihrer Einweihung in die inneren Geheimnisse der Pflanzen in die Luft geworfen. Damit soll die Pflanze angespornt werden, schnell hochzuwachsen. Ähnliche Riten waren auch in Europa in den Alpentälern üblich, wo junge Männer bei Frühlingstänzen hochgesprungen sind, um die jungen Setzlinge hochzutreiben. Und im Film *Jenseits von Eden* läuft James Dean zwischen Reihen frisch sprießender Bohnenpflänzchen tänzerisch und wie im Freudestaumel auf und ab, um sie zum schnellen Wachsen zu bewegen.

Auf Melville Island wird der Brauch des rituellen Hochwerfens neben der Grabstätte eines Mannes praktiziert, auf der bereits der Pukamani-Pfosten errichtet wurde. Pukamani umfasst alles, was mit Tod und Totenzeremonie zu tun hat. Ist einmal der Pukamani-Pfosten errichtet, bedeutet das, dass die Seele des Verstorbenen seine Ruhe gefunden und er seinen Weg in die Urheimat angetreten hat. Stirbt ein Mensch, kehrt seine verbliebene Kraft, die in seinem Fleisch, seinem Gewebe und seiner Knochenstruktur sitzt, in das allgemeine Energiereservoir der Erde zurück, aus dem wieder neues Leben hervorgeht. An den Gräbern der verstorbenen Männer werden junge Knaben, die noch nicht initiiert wurden, im Ritus hochgeworfen, ein Ausdruck der Anbindung der alten an die junge Kraft. So kann der Pukamani-Pfosten auf den Grabstätten als Zeichen des ewigen Flusses zwischen Vergehen und Neuwerdung betrachtet werden. Darauf weisen nicht zuletzt auch die traditionellen Kultfarben der australischen Ureinwohner hin, die auf den Pukamani-Pfosten gemalt sind und den steten Wechsel von einer Lebensphase zur nächsten andeuten: Weiß ist die Farbe der geistigen und spirituellen Welt; Rot ist die Farbe der physischen und dynamischen Kraft und die Farbe des Blutes, das mit der Lebenserfahrung auf Erden verbunden ist; Schwarz ist die Farbe, die die Rückkehr in den Schoß der Erde zum Ausdruck bringt, es ist die Farbe der Tiefe und der Erkenntnis an der Wurzel des Erdenlebens. Und Gelb ist die Farbe der Sonne, die die Kraft des Lichtes repräsentiert, das alle Lebensphasen und alle Dimensionen durchdringt.

Um im Busch zu überleben, genügt es wohl, Bescheid zu wissen, wo und wie man Wasser und Nahrung findet; aber um eine gleich bleibende Gesundheit und konstante Kraft zu bewahren, ist es auch notwendig, die innere Qualität der Nahrung zu kennen. Aboriginals unterscheiden beispielsweise zwischen rotem und weißem Fleisch, zwischen warmer und kühler, trockener oder feuchter Nahrung. Auch Chinesen unterteilen ihre Nahrung in kühle, feuchte Yin- oder warme, trockene Yang-Qualität. Es ist die Nahrung, die das Temperament, beziehungsweise den Wärmegrad eines Menschen zu regulieren vermag.

Hitzige Personen müssen aufpassen, nicht zu viel Hitze erzeugende Nahrung wie Salz, Nüsse, Tierfett, Eigelb oder rotes Fleisch zu sich zu nehmen, um nicht den Blutdruck zu sehr zu erhöhen oder um zu viel Leidenschaft oder Kampfeslust zu entwickeln. Sie tun besser daran, viel grüne, kühlende Pflanzenkost, feuchtigkeitsspendendes Obst oder weißes Fleisch zu essen. Dagegen benötigen kühl veranlagte Personen mehr rote Nahrung, die sie wärmt, um genug Antriebskraft für ihre Lebensaufgaben zu haben.

Eine gesunde, ausgewogene Ernährung ist eine Wissenschaft für sich. Es bedarf dabei im Weiteren genauer Kenntnisse über die individuellen Anlagen und Bedürfnisse eines Menschen. Jeder Mensch benötigt aufgrund seines Alters, seines Geschlechts, Temperaments, seiner Aufgaben und Totemzugehörigkeit eine andere Nahrungszusammenstellung. Alte Menschen brauchen eine stärkende Nahrung wie zum Beispiel Walfett. An den Küstenregionen gilt der Wal als Krafttier, da er in sich die Urkräfte des Ozeans trägt. Sein Fett steht in erster Linie den alten und weisen Menschen zu.

Manchmal sprechen Aboriginals von *bad food.* Das heißt aber im herkömmlichen Sinn nicht, dass diese Nahrung verdorben ist, sondern dass sie für bestimmte Personen mit ihren bestimmten Anlagen oder für bestimmte Totemgruppen nicht geeignet oder tabu ist.

Dem traditionellen Gesetz nach gibt es eine Reihe von Tabus, die in der Traumzeit von den Schöpferwesen festgelegt wurden. Kindern ist es zum Beispiel verboten, Schlangen- oder Emu-Fleisch zu essen, zwei Tierarten, deren Qualität Weisheit und Wis-

24

sen ist – und Weisheit wird dem Alter zugeordnet. Oft dürfen Kinder gar kein Fleisch essen. Sie dürfen nicht zu viel Energie aufnehmen, damit sie nicht zu ausgelassen oder unruhig werden. Nach dem alten Gesetz darf auch keiner jene Tier- oder Pflanzenart essen, mit der die Person totemistisch verbunden ist, denn das wäre, als würde sich diese Person selbst essen. Einer Reihe von Nahrungstabus unterliegen alle, die durch eine Initiation gehen, oder Mädchen, die in die Geschlechtreife kommen. Schwangeren Frauen ist es zum Beispiel auch untersagt, Eier und das Fleisch von Schlangen und Echsen zu essen. Meine Überlegungen dazu: Das Ei gilt als das ursprünglichste Fruchtbarkeitsymbol der Welt und alte Schöpfungsmythen unterschiedlicher Völker erzählen, dass ein Reptilien-Ei die Urzelle der Welt gewesen sei. Dabei handelte es sich entweder um das Ei einer Schlange oder einer Echse, in Legenden auch Drache genannt. Eine Aboriginal-Geschichte berichtet, dass die Regenbogenschlange, das höchste und erste aller schöpferischen Traumzeitwesen, aus einem großen Ei herausgekommen sei. Und mit der Schlange kam das Urwasser, aus dem, mit Hilfe der Sonne, alles Leben entstand. Die Elemente Wasser und Feuer galten als das schöpferische Ur-Paar der Welt, die sich in der Regenbogenschlange vereinen. Das Wasser-Feuer-Prinzip, das dem chinesischen Yin-Yang-Prinzip entspricht, wird allgemein auf das Ei übertragen. So repräsentiert das Eiweiß das Urwasser, die kühle, feuchte Yin-Kraft und der Eidotter die Sonne, die warme, trockene Yang-Kraft. Dass Reptilienkräfte als Ureltern der Welt gelten, ist im Grunde gar nicht so abwegig, wenn wir uns die naturgeschichtliche Entwicklung ansehen. Es war schließlich der Reptilienstamm, aus dem sich erst Vögel und dann Säugetiere entwickelt haben. Es gibt auch Schöpfungsmythen, die von einem Vogelei erzählen, aus dem der erste Schrei der Welt ertönte, womit auf das erste Wort hingewiesen wird. Es sind Schöpfungsmythen von Kulturen, die bereits patriarchalisch orientiert waren. Aber die Reptilien waren zuvor da. In den anfänglichen Ursprungslegenden wird die Reptilienkraft mit der weiblichen Urkraft assoziiert. Und da jede gebärende Frau sozusagen den alten Schöpfungsvorgang vollzieht, mag die Nahrungsaufnahme von Echsenfleisch und Eiern für die schwangere Frau *zu starke Medizin* sein, wie Aboriginals es zum Ausdruck bringen.

Solange Aboriginals allein über ihr traditionelles Territorium zu bestimmen vermochten, war es auch tabu, in der Region von Fruchtbarkeitsplätzen zu jagen oder Nahrung zu sammeln. Es war verboten, an diesen Orten der Natur irgendetwas wegzunehmen. Es waren sozusagen Erholungszentren der Natur, wo sich jede vorhandene Spezies voll zu entfalten vermochte. Fruchtbarkeitsplätze sind Orte, in die in der Traumzeit bestimmte Urkräfte beziehungsweise Ursamen bestimmter Naturarten in die Erde eingegangen und, im Unterschied zu gentechnisch erzeugten Produkten, aus sich selbst Leben zu reproduzieren fähig sind. Auf die Computersprache übertragen hieße dies: Die kreativen Traumzeitwesen haben dem großen Speicherwerk Erde die ersten genetischen Codes einprogrammiert. Und als die natürliche Reproduzierung nachließ, wurden Fruchtbarkeitsrituale notwendig, um die alte ursprüngliche Information, die aus irgendeinem Grund gestört war, wieder zu aktivieren. Das ist den Aboriginals möglich gewesen, da sie in die inneren Geheimnisse der Natur beziehungsweise der Wechselwirkung zwischen Mensch und Natur eingeweiht waren.

Heilpflanzen

Die australischen Ureinwohner lebten früher in größeren Familiengruppen zusammen, die etwa 20 bis 50 Personen umfassten. In jeder dieser Gemeinschaften gab es zumindest eine Person, meistens war es eine der älteren Frauen, die sich besonders gut in der Buschmedizin auskannte und die umfangreiche Kenntnisse über die Wirkkraft und Zubereitung der Heilpflanzen besaß. Auch heute noch sind die meisten Aboriginals mit den wichtigsten Pflanzen im lokalen Bereich und deren Verwendungsart vertraut. Sie wissen, von welchen Bäumen und Sträuchern die Früchte oder Wurzeln essbar sind und welche Rinden, Blätter oder Säfte als Medizin verwendet werden können. Über die traditionellen Hausmittel Bescheid zu wissen, bedeutet schließlich bessere Überlebenschancen im Notfall. Bereits Kinder werden von ihren Müttern und Tanten nicht nur mit der Nahrungsauffindung vertraut gemacht, sondern auch in die Busch-Apotheke eingeführt. Viele Pflanzen und Tiere, die für sie Nahrung sind, besitzen gleichzeitig Heilungspotential.

Jede Volksgruppe hat ihre eigenen überlieferten Rezepte und Anwendungsarten. Dazu kommt, dass ein und dieselbe Pflanzenart auf verschiedenen Territorien unterschiedlich stark in ihrer Wirkung sein kann. Das hängt sowohl von den Mineralien ab, die die Qualität des Bodens und des Wassers bestimmen, woraus die Pflanze ihre Nährstoffe bezieht, als auch von den Pflanzenarten rundum, mit denen die Heilpflanze eine Lebensgemeinschaft bildet und die aufeinander einwirken.

Die meisten Heilpflanzen haben eine desinfizierende, reinigende oder kräftigende Wirkung. Die Medizin wird auf einfache Weise gewonnen und ist auch einfach in der Anwendung. Die gebräuchlichsten Herstellungsmethoden sind das Abkochen von Baumrinden, Wurzeln und Blättern. Der Sud wird dann entweder getrunken oder äußerlich für Waschungen benutzt. Die Waschmedizin ist eine der häufigsten Anwendungsarten, da den Aboriginals die Heilwirkung über die Haut gut vertraut ist. Manche Pflanzenteile werden nur mit Wasser übergossen und in die Sonne gestellt. Bei Verkühlung, Kopfschmerzen oder Atemwegsentzündung werden schnell frische Blätter oder Gräser einfach zwischen den Händen zerdrückt oder zerrieben und der aromatische freiströmende Duft aus der hohlen Hand inhaliert. Das Trinken von heißen Getränken bei einer Verkühlung ist nicht bekannt, da Aboriginals glauben, dass sie durch heiße Getränke Kraft verlieren. Hat jemand Fieber, also einen erhitzten Körper, erhält dieser kühle Nahrung und frisches Quellwasser. Hat dagegen jemand Durchfall, das heißt, dass er viel Wasser verliert, wird ihm wärmebildende Nahrung gegeben, um im Körper wieder die nötige Balance zwischen kühlen und warmen Körpersäften herzustellen.

Blätter werden auch zerquetscht, gekaut oder im Feuer leicht angebräunt und dann auf schmerzende Körperstellen oder Wunden aufgelegt. Manchmal verwenden die Aboriginals frisch gepflückte, ein andermal getrocknete Pflanzen. Gelegentlich werden Holz und Blätter verbrannt und die Asche als Heilmittel benutzt. Eine solche Asche wird beispielsweise in Wunden hineingerieben, um den Heilungsprozess zu beschleunigen. Oder die Asche wird mit etwas Wasser vermischt und dann wie eine Heilpackung angewandt.

So einfach diese Methoden auch sind, sie erfordern eine exakte Kenntnis der benutzten Pflanzen. Vor allem ist es bei der Herstellung notwendig, über die Dosierung genau Bescheid zu wissen. Die größte Erfahrung haben die alten Leute. Jedenfalls ist es nicht angeraten, leichtfertig zu experimentieren, da viele der australischen Buschpflanzen giftig sind und jede Überdosierung oder falsche Anwendung gefährlich sein kann. So mancher der ersten Abenteurer und Siedler hat sich aus Unkenntnis der australischen Botanik vergiftet. Hautverätzungen, Blindheit oder gar Tod waren mitunter die Folge. Vor ein paar Jahren hörte ich im nördlichen Buschland von drei Touristen, die wegen solcher Unkenntnis eine traurige Erfahrung machen mussten. Sie hatten abends im Busch campiert und Tee auf einem kleinen Feuer zubereitet. Sie süßten ihr Getränk mit Zucker, hatten aber keinen Löffel griffbereit. Einer von ihnen griff nach einem Stück Baumrinde, das am Boden lag und rührte damit den Tee um. Nachts krümmten sie sich vor Bauchschmerzen. Zwei der Touristen starben. Der Dritte schaffte es, in ein Krankenhaus zu kommen und beschrieb die Rinde, die ihnen zum Verhängnis geworden war. Sie stammte von einem Ironwood Tree (Erythrophleum chlorostachyum), einer Eukalyptusart. Alle Bestandteile dieses Baumes gelten als höchst giftig. Vermutlich bröckelte die Rinde beim Umrühren ab und vergiftete das Getränk.

Von den Ureinwohnern wird der Ironwood sehr geschätzt. Einerseits eignet sich das harte Holz besonders gut, um Speere, Wurfhölzer, Bumerangs oder Grabstöcke herzustellen, andererseits besitzt der Baum außergewöhnliche Heilkräfte. Man muss nur damit umgehen können und die richtige Dosierung kennen. Die grünen Blätter und inneren Teile der Rinde werden in Wasser gekocht. Dann wird die Flüssigkeit, der hohe antiseptische Wirkkraft zugeschrieben wird, zur äußeren Behandlung von Hautverletzungen und Schnittwunden verwendet, aber niemals innerlich eingenommen. Bei Muskelschmerzen, Kopfschmerzen und auch Wunden auf der Haut werden die Blätter über einem Feuer erhitzt und dann auf die betreffende Körperstelle aufgelegt. Und wenn jemand an Verstopfung leidet, wird die Person *geräuchert*. Das heißt, Holz, Rinde und Blätter des Baumes werden in einer Erdmulde angebrannt, bis sich Rauch entwickelt, dann legt sich die Person so darüber, dass die betroffene Körperstelle die heilende Kraft über den Rauch aufnehmen kann.

Doreen, eine Jawoyn-Frau im mittleren Alter, die am Katherine Fluss lebt und mich während einer Wanderung durch den Busch im Nitmiluk-Nationalpark mit ihren großen Kenntnissen über Buschpflanzen beeindruckte, wies auch auf die Wurzel des Blutholzbaumes hin, aus der Klebstoff gewonnen wird, nachdem sie über Feuer erhitzt wurde. Eine Masse, die aber nicht gekaut werden darf, denn »wenn du es tust, bekommst du deinen Mund nie mehr wieder auf«, sagte Doreen mit lachenden Augen und einem trockenen Humor, wie er Aboriginals allgemein zu Eigen ist.

Doreen zeigte und erklärte mir einige der bekanntesten Busch- und Heilpflanzen in ihrer Region. Weitere der folgenden Informationen stammen von verschiedenen heilkundigen Aboriginals, die den Jawoyn, Pitjantjara (Pitjantjatjara) und Aranda (Arrernte) angehören. Und einige Ergänzungen wurden dem kleinen *Bush Medicine Identikit* von Glenn Wightman und Lynette Mills und den Aufzeichnungen von Dr. Axel Kottmann entnommen.[*]

Akazien

In Australien gibt es viele Akazienarten, wie zum Beispiel die Wattle- und Mulgabäume oder Witchettybüsche. Heilkraft ist in deren Rinde, Harz, Blättern und Wurzeln vorhanden, Wurzeln und Rinde mancher Akazienarten enthalten Gerbsäure. Die Bestandteile werden zerstoßen und mit Wasser aufgegossen. Ein gutes Mittel gegen Erkältung und Husten.

Mit heißen Aufgüssen aus der Rinde der Acacia Estrophiolata (Wattle) werden entzündete Wunden behandelt. Und das eingeweichte Harz dieser Akazienart gilt als gutes Einreibemittel bei Krätze. Die Blätter des Witchettybusches werden oft bei Verstopfung gekaut.

---

[*] Vgl. Literaturverzeichnis, S. 208.

Im Nordwesten von Australien gibt es einen Wattlebaum (Acacia Leptocarpa), der bei entzündeten Augen hilft. Seine zerdrückten Blätter werden eingeweicht und die Flüssigkeit dann zum Waschen der Augen benutzt. Von der schnurartigen Rinde der Acacia Cuthberthsoni, ebenfalls ein Wattlebaum, werden breite Streifen abgezogen und als Stirnbänder bei Kopfschmerzen umgebunden.

Doreen zeigte mir einen Wattlebaum, der an Flüssen wächst und dessen Samenschoten benutzt werden, um Fische zu fangen. Die ins Wasser geworfenen Samenhülsen haben eine betäubende Wirkung auf die Fische, die aber dadurch für den Menschen nicht ungenießbar werden. Aboriginals benutzen Rinde und Wurzeln dieser Akazienart als Waschmedizin, um Wunden zu desinfizieren.

Im zentralen sandigen Buschland von Australien gibt es eine Akazienart (Acacia Tetragonophylla), die *Dead Finish* genannt wird. Die gemahlenen, nahrhaften Samen dienen entweder zur Herstellung von Fladenbrot oder werden mit Wasser zu einem Brei vermischt gegessen. Das Wasser, in dem Teilchen der inneren Rinde eingeweicht wurde, dient als Trinkmedizin bei Husten. Fast jeder Tourguide, der an einem solchen Akazienbusch vorbeikommt, zeigt den Touristen, wie die grünen, etwa einen Zentimeter langen Nadeln rundum in eine Warze gesteckt werden, sodass sie aussieht wie ein kleines Nadelkissen. Angeblich trocknet nach einer solchen Behandlung die Warze ein.

Billy-Goat-Pflaume (Terminalia Carpentariae)
Die pflaumenartigen, gelblich grünen Früchte, die von manchen auch wilde Pfirsiche genannt werden, helfen mit ihrem reichen Vitamin-C-Gehalt, der 60-mal höher ist als der einer Orange, das Immunsystem zu stabilisieren. Auch die innere, rötliche und klebrige Rinde ist von großem Heilwert. Sie wird zerstoßen und in etwas Wasser eingeweicht, bis sich eine dickflüssige Masse bildet, und dann auf den Körper aufgetragen. Das soll das allgemeine Wohlbefinden stärken. Bei müden Füßen oder Juckreiz kann die innere Rinde auch direkt in die Haut eingerieben werden. Doreen sagte mir, dass sie die innere Rinde nicht nur zur Herstellung einer antiseptischen Waschmedizin benütze, sondern auch zum Färben von Flechtarbeiten.

30

Bottlebrush (Callistemon)

Die roten oder rosaroten Blüten, die die Form einer Flaschen-
bürste haben und in ihren Blütezeiten eine wahre Augenfreude
sind, werden von den Ureinwohnern gerne wegen des süßen Nek-
tars ausgelutscht. Um daraus ein süßliches Getränk zu erhalten,
werden die Blüten mit Wasser übergossen. Nach Doreens Aussage hat das Getränk auch eine beruhigende Wirkung.

Buschlilie (Crinum Angustifolium)

Die zwiebelartige Knolle, die bis zu zwei Kilogramm wiegen
kann, gilt im nördlichen Australien als *starke Medizin*. Das heißt,
dass sie besonders wirkungsvoll ist. Die Knolle, in kleine Stücke
zerschnitten, wird etwa einen Tag lang in Wasser eingeweicht,
das bei Hautentzündungen als Waschmedizin angewandt wird
und als Einreibemittel bei inneren Gelenk- und Hüftschmerzen
hilft. Bei tieferen Wunden werden die weichen Knollenstücke
auf die Wunde gelegt, bevor ein Verband darüber kommt.

Emu-Beeren (Grewia Retusifolia)

Die Wurzel wird in Wasser weich gekocht und die rötliche Flüssigkeit als Waschmedizin bei offenen Wunden und Hautinfektionen benutzt. Bei Magenverstimmung werden ein paar Blätter gekaut, die auch als Tabakersatz Verwendung finden.

Erdnussbaum (Sterculia Quadrifida)

Dieser einheimische australische Baum wird bis zu 15 Meter
hoch und seine nussig schmeckenden Fruchtkerne gelten als be-
liebte Buschnahrung. Der Baum besitzt aber auch ein großes
Heilungspotential. Die erhitzten Blätter helfen schnell, Schmerzen und Juckreiz zu reduzieren, wenn sie direkt auf Stich- oder
Bissstellen, die von Meerestieren oder Insekten stammen, aufgelegt werden. Feine Abschabungen der inneren Rinde werden in
Wasser gekocht, die abgekühlte Flüssigkeit wird dann abgeseiht
und als Augentropfen verwendet.

Eukalyptusbäume

Die meisten Arten der Eukalypten haben eine antiseptische,
desinfizierende, reinigende Wirkung. Die Blätter werden zer-

drückt und die freigesetzten aromatischen Düfte bei Verkühlung oder Kopfschmerzen eingeatmet. Antiseptisch wirkt auch das Harz mancher Eukalyptusarten, das bei Halsentzündungen oder Durchfall hilfreich ist. Die heilende Kraft wird der Gerbsäure im Harz zugeschrieben.

Papierrindenbaum (Melaleuca)
Vom Papierrindenbaum gibt es verschiedene Arten, aber charakteristisch ist ihnen die samtige, weiche Rinde, die schichtenweise wie Papier abgezogen werden kann. Dieser Eukalyptusbaum wächst in sumpfigen Regionen oder entlang tropischer Flussläufe. Verwendet werden die Spitzen der jungen Blätter, deren aromatischer Duft ausströmt, sobald die Blätter in der Hand zerdrückt werden. Entweder wird der heilende Duft dann direkt aus der Hand eingeatmet oder die Blätter werden mit heißem Wasser aufgegossen und der Dampf inhaliert. Zerdrückte Blätter werden auch in Wasser gekocht und die abgekühlte Flüssigkeit als Waschmedizin bei Kopfschmerzen und Fieber und zum Einreiben von Brust, Stirn und Schulterblättern, bei Muskelschmerzen oder körperlicher Erschöpfung angewandt. Wer vom Husten geplagt wird, kann ebenso ein wenig von der Flüssigkeit trinken.

River Red Gum (Eucalyptus Camaldulensis)
Während die äußere Rinde sehr hell ist und eine weiße bis leichtrosa Färbung besitzt, ist die innere Rinde dunkel. Die innere Rinde wird in Wasser gekocht, bis rötlicher Klebstoff austrat. Mit der abgekühlten Waschmedizin werden Hautabschürfungen und Hautentzündungen behandelt.

Stringybark (Eucalyptus Tetrodonta):
Aus den jungen Blättern dieses Eukalyptusbaumes, der bis zu 25 Meter hoch werden kann und eine auffallende, fasrige, schnurartige, dunkle Rinde besitzt, wird, mit Wasser vermischt, eine Waschmedizin hergestellt, die bei Hautverletzungen und Fieber hilft. Diese Flüssigkeit kann auch als Trinkmedizin bei Verkühlungen getrunken werden. Verwendung findet ebenso die innere, fein geschabte Rinde. Sie wird zerstoßen, in Wasser eingeweicht und abgeseiht zur Spülung von Mundentzündungen benutzt. Im

Weiteren wird die weich gemachte Rinde direkt auf Wunden aufgelegt und mit der samtweichen Rinde des Papierrindenbaumes
umwickelt und mit einer Naturfaser festgebunden. Manchmal
werden die Blätter über einem Feuer erhitzt und bei Muskelschmerzen auf die betroffenen Körperstellen gedrückt.

White Ghostgum (Eucalyptus Papuana)
Dieser weißstämmige Eukalyptusbaum verbreitet eine eigene
magische Atmosphäre, von der viele Australienbesucher in den
Bann gezogen werden. Vor allem, wenn das Schneeweiß des
Stammes im starken Farbkontrast zu dem kräftigen Rostrot der
Felsen und dem kitschigen Tiefblau des Himmels steht. Das Harz
dieses Baumes wird in Wasser eingeweicht oder gekocht. Diese
Waschmedizin hat eine starke desinfizierende, reinigende Wir-
kung, sie wird auch als Einreibemittel bei Muskelschmerzen
oder Muskelkrämpfen benutzt.

Fächerpalme (Livistona Humilis)
Die fächerförmigen Blätter dieser nur bis zu etwa fünf Meter
hoch wachsenden Palme erreichen etwa ein Ausmaß von 80 mal
50 Zentimeter. Die Palme liefert nicht nur Material zum Flechten
von Körben, Taschen und Netzen, sondern auch ein weißes, im
Inneren wachsendes Gemüse, das von der Palmspitze stammt
und als Buschmedizin verwendet wird. Es wird zerstoßen, einige
Stunden eingeweicht und schließlich in Wasser gekocht. Die abgekühlte Flüssigkeit wird als Gurgelwasser bei Halsschmerzen
oder Mundinfektionen solange verwendet, bis die Entzündung
zurückgegangen ist. Doreen wies auch darauf hin, dass das Palm-
gemüse lecker schmeckt und als *Bushtucker* (Busch-Schmaus)
beliebt ist. Außerdem werden die Blätterbüschel von Tänzern getragen, die Brolgas (eine Mischung aus Storch und Flamingo)
darstellen.

Feigenbäume
Die Blätter oder Zweige mancher Feigenarten enthalten einen
milchigen Saft, der bei kleinen Wunden, Krätze oder Warzen aufgetragen wird. Von vielseitigem Nutzen ist der Ficus Opposita,
dessen Blätter rau wie Sandpapier sind. Diese werden zerstoßen

und in Wasser eingeweicht. Die Flüssigkeit wird äußerlich bei juckender Haut, Krätze oder Windpocken angewandt. Bei Durchfall werden Abschabungen von Wurzel und innerer Rinde in Wasser gekocht und kleine Mengen davon eingenommen.

Grasbaum (Xanthorrhoea Resinosa)
Grasbäume besitzen einen palmenartigen, dunklen Stamm, auf dem wie eine Krone ein Grasbüschel sitzt, das aus der Ferne wie ein zerzauster Haarschopf ausschaut. Mit ihren hochragenden speerartigen Blüten erinnern sie an einen Aboriginal-Krieger. Grasbäume zählen eigentlich zu den Liliengewächsen und die weichen Blattenden, die Schösslinge und der süße Blütennektar waren stets willkommene Nahrung. Heute steht die Pflanze unter Naturschutz. Das Harz des Grasbaumes soll ein ausgezeichnetes Mittel bei Brustschmerzen und Lungenerkrankungen sein. Das wurde auch seitens westlicher Ärzte bestätigt.

Grassamen (Hirseart)
In ihnen steckt die vitale Energie der Erde. Es heißt, dass die Grassamen-Urahnen Heilkraft besaßen. Grassamen-Nahrung gilt allgemein als Stärkungsmittel.

Grüne Pflaume (Buchania Obovata)
Die grünen Früchte und Wurzeln dieses wilden Pflaumenbaumes sind wertvoller Bushtucker. Heilqualität haben die Blätter sowie die innere und äußere Rinde. Die innere Rinde wird in Wasser aufgekocht, dann abgekühlt und abgeseiht. Die Flüssigkeit wird bei Zahnschmerzen zum Mundspülen benutzt, darf aber nicht geschluckt werden. Die Flüssigkeit wird auch äußerlich bei Hautverletzungen verwendet. Bei Brust- oder Rückenschmerzen werden die Blätter über Feuer erhitzt und dann auf die schmerzende Stelle gedrückt.

Kurrajong (Brachychiton Diversifolium)
Der Kurrajong-Baum gilt als wichtiger Wasserspeicher. Bei großer Trockenheit werden seine wasserhaltigen Wurzeln angezapft. Der Baum besitzt aber auch Heilqualität. Die innere Rinde wird zerstoßen und in Wasser eingeweicht. Die abgeseihte Flüssigkeit

wird zum Augenwaschen benutzt, und die innere Rinde jüngerer Bäume zur Herstellung von *Dillybags* (Netztaschen, in denen Früchte oder Medizin gesammelt wird) verwendet.

Mangroven (Avicennia Marina)
Die *Weiße Mangrove* wächst in Küstengebieten, entlang von Wasserläufen oder Flüssen, die Salzwasser tragen. Diese Pflanze besitzt eine Heilkraft, die bei Stichen von Meerestieren hilft. Die Blätter und dünne Abschabungen der äußeren, weichen, hellgrauen Rinde werden gekaut und dann auf die betroffene Stelle aufgetragen oder eingerieben, um die Schmerzen zu lindern. Um einen optimalen Heilungsprozess zu fördern, muss diese Behandlung so lange fortgeführt werden, wie die Schmerzen bestehen. Wir sehen, dass zwar jede Region ihre eigenen Gefahren hat, aber gleichzeitig ein helfendes Heilmittel in der Nähe zu finden ist.

Bei Verbrennungen, Hautinfektionen oder -verletzungen wird trockenes, älteres Mangrovenholz verbrannt, die übrig gebliebene Asche mit etwas Wasser (am besten Meerwasser) vermischt und dieser Aschebrei auf die betroffenen Stellen so lange täglich aufgestrichen, bis sich der Heilerfolg zeigt. Von Mangroven, die an Süßwasserflüssen zu finden sind, werden Rinde und Wurzeln jüngerer Pflanzen zerstoßen, um damit Fische zu betäuben.

Milchholzbaum (Alstonia Actinophylla)
Die Blätter werden angesengt und zum Qualmen gebracht. Der Rauch soll Muttermilch in Fluss bringen. Mit dem Saft des Baumes werden auch Wunden behandelt.

Pandanus (Pandanus Spiralis)
Der Stamm der Pandanusbäume ist viel verzweigt und auf jedem Zweigende sitzt ein grünes Büschel langer, bandähnlicher Blätter, aus denen Matten und Korbwaren hergestellt werden. Bei Kopfschmerzen wird ein solch langes Blattband von seiner stacheligen Oberfläche befreit, sanft geglättet und eng um den Kopf gebunden. Das weiße, weiche Ende an der Blattwurzel ist beliebter Bushtucker, wird aber auch als Medizin verwendet. Bei Halsentzündungen kauen die Ureinwohner dieses Blatteil so lange in gewissen Abständen, bis die Schmerzen gelindert sind. Dieses wei-

che Stück an der Blattwurzel wird ebenso in Wasser gekocht und die abgekühlte und abgeseihte Flüssigkeit tropfenweise bei Augenentzündungen angewandt. Das Innere der wachsenden Baumspitzen wird zerstoßen und mit Wasser aufgegossen. Die Flüssigkeit dient als Gurgelwasser bei Mundentzündungen und Zahnschmerzen. Doreen machte mich zusätzlich darauf aufmerksam, dass das Holz der Pandanusbäume, die an Flüssen wachsen, als Feuerholz benutzt wird, da es langsam brennt und das Feuer lange anhält. Der Rauch von Pandanusblättern, die in einem Erdloch angesengt werden, soll zur Stärkung von Kleinkindern beitragen.

Pinien (Callitris Columellaris)
Die Blätter und das Holz von den Zweigen werden in Wasser gekocht oder nur aufgegossen. Die hergestellte Waschmedizin hilft bei Fieber und Verkühlungen. Und das Harz ist ein linderndes Mittel bei Halsschmerzen. Eine weitere herkömmliche Methode bei Schwäche und Erkältungen ist die Rauchmedizin aus Pinien. Die Zweige mit ihren feinen Blättern werden in einem Erdloch angebrannt, bis sich starker Rauch entwickelt. Dann legt oder stellt sich die kranke Person über das qualmende Loch und absorbiert auf diese Weise die Heilkraft der Pinie.

Quandong (Santalum)
Die roten Quandong-Früchte zählen für die Ureinwohner zu den wertvollsten Nahrungsmitteln, die der australische Busch liefert. Um ein Mittel gegen Verstopfung herzustellen, werden Blätter und zerstoßene Rinde der Quandong-Spezie Santalum Lanceolatum in Wasser gekocht, dann wird von der Flüssigkeit getrunken. Der eingeriebene Sud aus den Wurzeln hilft bei Rheuma und eine Waschmedizin aus den Rindenstücken lindert Juckreiz. Im Weiteren lassen sich mit dem Rauch von Quandong-Blättern Mücken vertreiben.

Roter Buschapfel-Baum (Syzygium Suborbiculare)
Von diesem Baum, der eine Höhe von zehn Meter erreichen kann, werden die reifen, roten Früchte in Wasser gekocht und die abgekühlte Flüssigkeit bei Verkühlung und Husten getrunken. Während dieses von der Frucht gewonnene Getränk auch bei

36

Verstopfung helfen soll, wirkt die Flüssigkeit, in der die Blätter gekocht wurden, bei Durchfall. Die Blutung offener Wunden geht zurück, wenn frische, erhitzte Blätter des Buschapfelbaumes direkt aufgelegt werden. Obendrein wird damit eine Schwellung vermieden. Zur äußeren Behandlung von Magenschmerzen und Wunden werden Rinde und Blätter aufgelegt. Nicht zuletzt besitzt auch das Fruchtfleisch Heilqualität. Es wird gekaut und ein kleines Stückchen davon in ein hohles Zahnloch gestopft, um den Schmerz zu lindern. Das Kauen von Fruchtfleisch und Fruchtkern hilft, Entzündungen im Mund entgegenzuwirken.

Schlangenrebe (Tinospora Smilacina)

Die Blätter dieser widerstandsfähigen Kletterpflanze werden erhitzt und bei Kopfschmerzen auf die Stirn gedrückt. Ebenso erhitzt werden lange Stücke von dieser holzigen Rebe, die ohne Verzweigung sind. Auf diese Weise weich und schmiegsam gemacht, lassen sie sich leicht um schmerzende Körperteile herumgewickeln. Dieser kraftvollen Rebe werden besonders heilvolle Qualitäten zugesprochen. Auch die Wurzel besitzt Heilkraft. Sie wird erhitzt, dann zerstoßen und bei Stichen der gefährlichen Steinfische oder Stachelrochen, die sehr schmerzhaft sind, und bei Schlangenbissen aufgelegt.

Seifenbaum (Alphitonia Excelsa)

Seine ovalen, etwa zehn Zentimeter langen Blätter werden mit etwas Wasser zwischen den Händen gerieben, worauf sich Schaum bildet. Dieser hat eine desinfizierende, reinigende Wirkung und wird auf infizierte Hautstellen aufgetragen. Der Blätterseifenschaum wird vor allem bei tropischen Infektionen angewandt. Im tropischen Queensland im Nordosten von Australien werden Rinde und Wurzel benutzt, um daraus eine Einreibemedizin herzustellen, die allgemein bei Körperschmerzen helfen soll. Ferner werden die jungen Blätterspitzen bei Magenverstimmungen gekaut.

Spinifexgras (Spinifex Longifolius)

Das stachelige Spinifexgras, das charakteristisch für das Busch- und Steppenland Zentralaustraliens ist, hat sich als ungeeignetes

Futtermittel für Rinder herausgestellt. Doch für das Ökosystem des Landes ist es von großem Wert. Die kleinen Grasinseln bieten vielen kleinen Tieren wie Eidechsen und Insekten Unterschlupf und die sich vernetzenden Wurzeln geben dem sandigen Wüstenboden eine gewisse Stabilität und helfen damit, Erosionen vorzubeugen. Aboriginals schätzen das igelartige Gras auch als Heilmittel. Der Saft aus den jungen Sprösslingen wirkt antiseptisch und schmerzlindernd. Er soll bei Augenleiden und Zahnfleischbluten helfen. Die Grasspitzen oder jungen Gräser werden zerquetscht und in erwärmtem Wasser eingeweicht. Die gewonnene Waschmedizin hilft bei Verbrennungen und Hautverletzungen. Und mit dem Rauch aus Spinifexgras werden Kinder nach ihrer Geburt gereinigt und gestärkt.

Tamarinde (Tamarindus Indica)
Die Frucht ist reich an Vitamin C, was der allgemeinen Widerstandsfähigkeit dient. Bei Verkühlung wird aus den Früchten, die aus den Schoten herausgenommen werden, ein erfrischendes und stärkendes Getränk gewonnen, indem sie in Wasser eingeweicht werden. Der Tamarindensaft soll auch bei Verstopfung helfen.

Zitronengras (Cymbopogon Procerus)
Mit diesem wild wachsenden Gras, das nach Zitrone duftet, wird der Körper eingerieben, um ihn vor Insekten zu schützen. Frische oder getrocknete Blätter werden etwas zerdrückt und ein bis drei Tage in Wasser eingeweicht. Manchmal wird das Wasser aufgekocht und dann abgekühlt. Diese Flüssigkeit wird äußerlich als antiseptisches Mittel bei Schnittverletzungen oder bei Verkühlung, Fieber und Kopfschmerzen angewandt, aber auch als Tee getrunken. Die beste Wirkkraft besitzen frische, junge Blätter. Der aromatische und heilsame Duft des Zitronengrases kann auf einfache Weise helfen, indem das Gras ein wenig in der Hand gedrückt und der Duft dann aus der hohlen Hand inhaliert wird.

Die Heilpflanzen der Aboriginals sind zwar seitens der Wissenschaft bislang wenig erforscht, doch sind bereits einige Heilpräparate aus australischen Pflanzen bei uns in Umlauf, wie zum Beispiel ein **Papaya**-Konzentrat, das als Krebsheilmittel aner-

38

kannt wurde. Ursprünglich wurden die Blätter und Stiele der Papayapflanze, die vorwiegend im Nordosten Australiens gedeiht, stundenlang in Wasser gekocht, der Sud abgegossen und dann täglich davon getrunken.

Als wahres Allheilmittel haben sich die ätherischen **Teebaum-**(Tea-Tree)-Öle herausgestellt, die heute aus den Apotheken und Reformhäusern kaum wegzudenken sind. In Australien sind sie in fast jeder Hausapotheke zu finden. Tea-Trees sind Myrtengewächse, eine Pflanzenfamilie, zu der viele Eukalyptusarten zählen. Die Heilkraft von Eukalypten ist schon seit langem von Ärzten nachgewiesen und ist ein wesentlicher Bestandteil bekannter Einreibemittel. Teebaumöle werden vielseitig angewandt. Sie können in die Haut einmassiert, in das Badewasser gemischt, inhaliert, tropfenweise mit oder ohne Wasser eingenommen und als Waschmedizin oder Duftöl verwendet werden. Sie haben eine antiseptische, reinigende aber auch eine belebende Wirkung und können das Immunsystem und die Seele stärken. Sie helfen bei Verkühlung, Müdigkeit, Glieder- und Muskelschmerzen, Fieber, Insektenstichen, Entzündungen, Fußpilz, Warzen oder Depressionen. Tea-Tree-Öl wird inzwischen auch kosmetischen Produkten wie Seifen und Shampoos beigemischt.
Es gibt verschiedene Teebaumarten, die jeweils ihre spezifische Wirkkraft besitzen. Cajeput hilft besonders bei Atemwegserkrankungen, ist schmerzstillend und beruhigend. Niaouli ist besonders wundheilend und insektenabweisend. Cajeput und Niaouli sind Melaleuca-Arten, Papierrindenbäume, also Eukalypten. Manuka ist vor allem nervenstärkend, hautpflegend, eignet sich besonders gut zum Desinfizieren und gilt als natürliches Antibiotikum. Und Kanuka soll vorzüglich bei Rheuma sein, viel Energie geben und die Lebensfreude anregen. Ich persönlich gebe ein paar Tea-Tree-Tropfen auf Socken, die ich über Nacht anziehe, wenn ich mich einmal nicht ganz wohl fühle. Die Inhaltsstoffe der Teebäume ziehen dann die Giftstoffe über die Fußsohlen aus dem Körper.

Eine hilfreiche Medizin aus dem australischen Busch sind die **Blütenessenzen,** mit den englischen Bachblüten vergleichbar, die über den Ätherkörper wirken. Jede Pflanze besitzt ihre spezifische Schwingung oder Wellenlänge, die sich auf den Menschen, der sie einnimmt, überträgt. Jede Pflanze hilft auf ihre eigene Weise, um mit einem bestimmten psychischen Problem oder mit einer bestimmten Stresssituation besser fertig zu werden.

Aboriginals haben seit jeher Blütenessenzen benutzt, um bei emotionalen Störungen die Seele wieder ins Gleichgewicht zu bringen. Die blühenden Pflanzen Australiens zählen zu den ältesten der Welt und besitzen enorme Kraft, was nicht zuletzt auf den mineralreichen Boden zurückgeführt werden kann. Buschessenzen helfen, dem Leben mehr Klarheit und Qualität zu geben, sich selbst und das Leben zu bejahen, Zugang zur eigenen Intuition zu finden und wirken unterstützend, um von destruktiven Mustern, Ängsten und Unsicherheiten loszulassen. Sie bringen grundsätzlich Körper, Geist und Seele in Balance.

Tiere mit Heilqualität

Nicht nur Pflanzen, auch bestimmte Tiersubstanzen werden von den Aboriginals für Heilungsprozesse benutzt. Einen besonderen Heilwert haben die Grünen Ameisen. Ihre Nester, die auf Bäumen zu finden sind, werden eingesammelt, zerquetscht, mit Wasser vermischt und entweder als Brei auf Stirn und Brust aufgetragen oder dünnflüssiger gemacht, abgeseiht und als Getränk eingenommen. Grüne Ameisen, die eine antiseptische und schleimlösende Wirkung haben, sollen vor allem bei Erkältung, Husten, Brustschmerzen, Entzündungen im Mund und Zahnschmerzen helfen, gelten aber auch allgemein als Stärkungsmittel. Das Getränk aus Grünen Ameisen ist bei Aboriginals auch wegen seinem zitronenartigen und erfrischenden Geschmack beliebt.

Doreen, die ein wenig verkühlt war, fand schnell ein Nest mit Grünen Ameisen, das an einem Blatt klebte. Sie pflückte das Blatt und zerdrückte es samt dem Nest ein wenig zwischen den Handflächen und inhalierte den ausströmenden Duft ein. Ameisennester, im Feuer angesengt, zerrieben und mit etwas Wasser vermischt, werden als Mittel gegen Durchfall eingenommen. Und bei schmerzenden Augen soll es helfen, wenn die Asche eines verbrannten Ameisennestes aufgelegt wird.

Auch Ameisenhügel gelten als stärkend und heilend. Der Ameisensäure wird vor allem heilende Kraft bei Rheuma nachgesagt. Der Lehm von Termitenhügel wird gegessen, um die Darmwände einzuschmieren. Und Ameiseneier und -larven gelten als reiche Vitaminspender. Aboriginal-Frauen haben sich früher nach einer Geburt über einem Ameisenhügel, über dem ein Gerüst aus Zweigen errichtet wurde, einem Reinigungsritual unterzogen, wobei der Qualm bestimmter Kräuter unterstützend wirkte.

Das Fett einiger Tiere wird zur Herstellung heilender Salben verwendet. Besonders beliebt ist das Echsen-Öl, das nicht nur die Haut geschmeidig macht und sie vor dem Austrocknen schützt, sondern auch bei Verspannungen und Muskelschmerzen hilft. Das Echsen-Öl hat offensichtlich auch Tiefenwirkung, da es angeblich zu einer schnelleren Heilung von Knochenbrüchen beitragen soll.

Starke Heilkraft wird ebenso dem Krokodil- und Emu-Fett nachgesagt. Es soll Müdigkeit schnell vertreiben und schwache Menschen, die damit eingerieben werden, rasch wieder auf die Beine bringen.

Mit Schildkröten-Öl wird der Haut ein langer Feuchtigkeitsgehalt gegeben, um sie vor der sengenden Sonne zu schützen.

Tierfette werden allgemein bei Entzündungen, Wunden und Verbrennungen benutzt.

Bei schweren Wunden und Verbrennungen wird eine dicke Schicht aus zerdrückten Mottenlarven aufgestrichen und darum ein Verband angelegt. Diese Larvenpaste soll auch bei Augenleiden Hilfe leisten. Aboriginals reiben sich auch die Stirn damit ein, wenn sie Kopfschmerzen haben.

Wunden werden im Weiteren mit Spinnweben oder zerquetschten Buschkakerlaken, die eine schmerzbetäubende Wirkung haben sollen, bedeckt. Die Flüssigkeit der Kakerlaken wirkt schmerzlindernd bei Schlangen- oder Quallenbissen, die an Australiens Küsten nicht ungefährlich sind. Auch der Kot bestimmter Vogelarten wird fein zerrieben und in Wunden gestreut, um die Heilung zu beschleunigen. Interessant ist die Behandlungsart von Skorpionstichen. Der Skorpion, der den schmerzenden Stich verursacht hat, wird eingefangen, getötet, zerquetscht und damit die Wunde behandelt. Bestätigt ist, dass die Wunden der Aboriginals schnell heilten, solange sie nach ihrer alten Tradition lebten. Dagegen ist ihre Wundheilung heutzutage eher schleppend zu nennen.

Die Heilkraft aus der Erde

Die Erde ist unsere Mutter. Diesen Satz habe ich oft aus dem Mund von Aboriginals gehört. Die Erde nährt, gibt Leben und besitzt große heilende Kräfte, die Aboriginals weitgehend zu nutzen verstehen. Bei rheumatischen Beschwerden graben sie sich in heißen Sand ein. Und mit heißen Sandpackungen werden Wunden behandelt. Bevorzugt wird der Sand aus Flüssen, der besonders mineralreich ist. Wer einen verdorbenen Magen hat, isst weißen, gesäuberten Ton. Zerriebener Ton wird auch mit etwas Lehm von Termitenburgen und mit Wasser vermischt gegessen. Das gilt als ein erfolgreiches Mittel gegen Durchfall. Weißer Ton wird im Weiteren von schwangeren Frauen und schwachen Menschen zur Kräftigung eingenommen. Und Männer, die sich entkräftet gefühlt haben, sollen von ihren Stein-Tschuringas, heiligen Objekten, in denen die Kraft der Ahnen lebt, Steinstaub abgekratzt haben, um sich damit zu stärken. An vielen Kultstätten der Aboriginals sind Schabstellen im Fels zu finden. Allgemein heißt es, die Ureinwohner hätten hier nur ihre Werkzeuge geschliffen, sonst hätte das keine Bedeutung. Aber diese Schabstellen befinden sich stets an Orten von besonderer Kraft. In Europa ist es üblich gewesen, zur Kräftigung Steinmehl, das von Menhiren (Langsteinen) oder Schalensteinen stammte, vermischt mit Wasser einzunehmen. Ich erinnere mich an so manche Kirchenmauer, die abgeschabte Stellen aufwies. Auch im alten Ägypten hat man Obelisken, die auf kraftvollen Plätzen standen, abgekratzt, um für Kranke einen Stärkungstrunk herzustellen.

Die größte Heilkraft, die Aboriginals der Erde zuschreiben, steckt im roten, eisenhaltigen Ocker, der aus der Tiefe zeremoniell ausgegraben und vielfältig verwendet wird. Die Ureinwohner rieben Haarschnüre mit Tierfett und Ocker ein, die sie um schmerzende Körperteile wickelten. Dann wurde auf den betroffenen Körperteil rituell eingesungen. Sie *redeten* sozusagen mit dem schmerzenden Körperteil oder Organ, eine aufmunternde Aufforderung, wieder gesund zu werden.

Mit Ocker, dem Tierfett beigemischt ist, werden bei Zeremonien die Körper der Tänzer eingerieben, um sie stark und ausdauernd zu machen. Ein solches Gemisch trägt ebenso zu einer schnelleren Wundheilung bei oder hilft bei Muskelschmerzen. Der Heilungseffekt wird vor allem dem Hämatitanteil zugeschrieben, der eine blutstillende Wirkung hat. Im alten Ägypten wurde Hämatit als Heilstein und Schutzamulett benutzt, das man zuletzt den Toten mit ins Grab legte. Hämatit galt in der Antike als Blutstropfen der Götter, die vom Himmel herabfielen und in die Tiefe der Erde drangen. Dieses Blut der Götter machte die Erde göttlich. Es war das Blut der Götter, das die Erde mit dem Himmel verband.

Das Blut der Erde und Ocker sind für die Aboriginals identisch. Sie haben für sie großen zeremoniellen Wert. »Ocker ist das Blut, das unsere Gefühle zurückbringt – unsere Erinnerung an den Traum«, sagte Bill Neidje, ein Älterer der Gagadju-Aboriginals, mit dem ich mich persönlich sehr verbunden fühle. Bill Neidje ist im Norden Australiens als Geschichtenerzähler, aber auch durch seine mahnenden Worte gegen den Uranerzabbau, der in seiner Heimatregion stattfindet, bekannt geworden. Der Traum ist für die Ureinwohner jene Zeit, in der die großen Schöpferwesen der Erde Form und Gehalt gaben und das Liedernetz, ein Netz heiliger Wege, eingerichtet haben. Die Schöpfung ist jedoch ein immer während Vorgang, der wie der Blutkreislauf des Menschen niemals zum Stillstand gelangen darf, es sei denn, er stirbt. So ist es auch mit der Erde. Deshalb darf der Traum niemals zum Stillstand gelangen, denn das wäre das Ende unseres Planeten.

»Große Kraft steckt in der Erde«, sagte Agnus, ein Gesetzesmann im Nordwesten von Australien zu mir. Wenn er auch mir als Frau gegenüber schweigsam war, was sein Totem und seine Geschichte betraf, so sprach er dennoch offen um seine Sorge über die Erde, deren Inneres »die *Whitefellas* (so nennen Aboriginals die

Weißen) gefühllos aushöhlen. Sie suchen nach Diamanten, Gold, Silber und Eisen … Dabei sehen die Whitefellas nicht, dass im Inneren der Erde die *spirits* (Naturwesen) durcheinander geraten. Das Innere der Erde ist der Lebensraum vieler *spirits,* doch dieser wird immer mehr zerstört, weshalb ihre alte gewohnte Ordnung zerbricht. Das ist der Grund, dass sich die Natur so sehr verändert. In früheren Zeiten kannten wir keine Zyklone im Landesinneren. Zyklone haben nichts im Land zu suchen, denn sie sind mit dem Wasser verbunden. Aber heute verwüsten die Zyklone auch Regionen, die weit von der Küste entfernt sind … Diese *spirits* im Inneren der Erde haben zurzeit große Probleme, das Gleichgewicht der Natur, das die Whitefellas gestört haben, wieder herzustellen. Wir Aboriginals haben große Sorge um die Erde – und wir reden mit den *spirits,* um sie zu beruhigen, aber es wäre leichter, würden auch die Whitefellas um die innere Ordnung Bescheid wissen und die *spirits* verstehen. Aber vielleicht werden sie eines Tages das Land verstehen wie wir. – Vielleicht werden sie es eines Tages verstehen müssen.«

Dass Agnus, Bill Neidje und viele andere Ältere so besorgt um den heute so desolaten Zustand der Erde sind, hat noch andere Gründe. Das Magnetfeld unserer Erde ist unter anderem von der magnetischen Kraft der Erze im Inneren der Erde abhängig. Das heißt, je weniger Erze in der Erde verbleiben, desto schwächer wird das Magnetfeld, das einen entscheidenden Einfluss auf die Lebensqualität und Lebensbedingungen auf Erden hat, wie zum Beispiel auf die Größe der Lebewesen, ihre Biorhythmen und nicht zuletzt auf die Entwicklung einer Kultur. Und je schwächer das Magnetfeld wird, desto mehr schlafft die Spannkraft des Menschen ab, desto müder und antriebsloser wird er.

Große magnetische Kraft besitzt Eisenerz, das in den Pilbara im Westen Australiens in enormen Mengen abgebaut wird. Zwei Kilometer lang sind die mit Eisenerz voll beladenen Züge, die täglich mehrmals ihre energiegeladene Fracht an die Küste bringen. Die Frage stellt sich, wie lange solche Mengen der Erde entnommen werden können, bevor das Magnetfeld der Erde umschlägt? Es gab bereits wissenschaftliche Berichte, die darauf hinwiesen, dass sich das Magnetfeld der Erde zu verändern beginnt. Hört das eigentlich irgendjemand, der dafür Verantwortung trägt?

Die Mineralien im Inneren der Erde stehen nicht zuletzt im Verbund mit unserem Nervensystem – allen voran das Uranerz. Und je mehr von den kraftvollen Mineralien und Erzen der Erde entnommen wird, desto verwundbarer wird nicht nur die innere Struktur, das innere Kraftsystem der Erde, sondern auch das Nervensystem der Menschen, das in das gesamte Netzwerk Natur miteingebunden ist.

Ältere Aboriginals führen die schwachen Nerven, Ängste, Depressionen, nervliche Überbelastung, Gereiztheit, die zunehmenden Agressionen und nicht zuletzt auch das Kriegsgerassel, das zurzeit in vielen Regionen der Erde ausgebrochen ist, auf den zunehmenden Mangel an Nervenkraft der Erde zurück, denn Mensch und Natur reflektieren einander – sind einander ihr Spiegelbild. Ihrer Meinung nach atmet die Erde aus, was die Menschen leben, denken und fühlen.

In früheren Zeiten wurde die Kraft der Erde an vielen Plätzen aller Kontinente mit Hilfe von Langsteinen (Menhirs) *aufgefangen,* um die pulsierende, lebensaufbauende Energie auf den Lebensraum einer bestimmten Menschengruppe auszustrahlen. Auf diese Weise ließ sich die Lebensqualität und das Wohlbefinden der Menschen erhöhen. Dass auch Aboriginals einst den Brauch der Steinsetzungen praktizierten, ist heute weitgehend vergessen worden, denn viele dieser alten Kultstätten sind zerstört. Charles Mountford, dessen Aufzeichnungen über das alte Wissen der Aboriginals heute von großem Wert sind, da die jüngeren Generationen vieles von den uspünglichen Weisheiten ihres Volkes nicht mehr in Erinnerung haben, erwähnte in seinem Buch *Brown Men and Red Sand,* dass er während einer Wanderung durch die Mann Ranges im Herzen Australiens einige Menhire am Boden liegen sah. Der Aboriginal-Mann, der Mountford begleitet hatte, nannte sie *Signalsteine,* was deutlich auf die ausgehenden Impulse hinweist. Er sagte bedauernd, dass sich keiner mehr um diese Steine, in denen ein großes Schöpferwesen lebt, beziehungsweise große Kraft gespeichert ist, kümmern würde. Das hätte schlimme Folgen für sein Volk gehabt, denn solange dieser Ort gehütet und die Steine sorgsam und mit großem Respekt behandelt wurden, seien die Menschen in diesem Land gesund und stark gewesen. Ihre Beine waren kräftig und sie vermochten, weite Strecken zu wandern, ohne müde zu werden. Ihre Arme und Hände seien damals auch ruhig gewesen und ihre Speere hätten niemals ihr Ziel verfehlt. Damals seien alle Menschen glücklich gewesen. Aber seitdem die Signalsteine vom eigenen Volk vergessen wurden und unbeachtet herumliegen, hätten sie ihr Glück und ihre Kraft verloren. Von dieser Zeit an seien die Männer zu müde geworden, um auf die Jagd zu gehen und die Frauen machten sich nicht mehr die Mühe, Grassamen zu suchen, denn sie fingen an, nur noch jene Nahrung zu sich zu nehmen, die sie auf Rinderfarmen und Missionsstationen erhielten.

Viele mögen denken, dass Steine eine tote starre Masse sind. Ich habe früher wohl nicht anders gedacht. Erst seit meinen intensiven Recherchen im Zusammenhang mit sakralen Stätten und meinen Besuchen unzähliger Kult- beziehungsweise Kult-Ur-Stätten auf allen Kontinenten machte ich mit der Zeit die Erfahrung, dass von solch kultischen Steinen, die zum Beispiel in Malaysia *batu hidup – lebende Steine* genannt werden, recht deutliche Signale ausgehen. Ich lernte sie mit meinen Händen, Füßen oder meinem ganzen Körper wahrzunehmen. Manchmal spürte ich auf solchen Reaktionszonen mein Herz schneller schlagen, ein heftiges Pulsieren in der Schilddrüse, eine Bewegung in der Wirbelsäule, eine Spannung in der Bauchmuskulatur oder einfach eine Sensation auf der Haut. Im weiteren Erfahrungsprozess lernte ich, die Signale zu unterscheiden. Sie alle enthalten ihre spezifischen Informationen, die sich durch gefühlsmäßige Empfindungen oder durch innere Bilder mitteilen können.

Flüsternde, redende, signalisierende Steine waren in vielen Kulturen der Welt Mittelpunkt religiöser Verehrung, wie zum Beispiel der Omphalos in Griechenland oder die Kaaba, der Schwarze Stein in Mekka, den jeder gläubige Muslim mindestens einmal in seinem Leben sehen sollte. Die römische Kirche wurde auf Petrus, dem Felsen gegründet. Und in der Bibel hat Jakob seinen Kopf auf einen Stein gebettet, als er von der Himmelsleiter träumte. Eine solche Leiter, die Erde und Himmel verbindet, stellte auch jeder Hermes-Stein auf luftigen Bergeshöhen dar. Er war von wegweisender Bedeutung, kennzeichnete jene Kreuzungspunkte, wo zwei oder mehrere Kraftlinien zusammentrafen, die erst von den Pilgern, später auch von Händlern und Siedlern benutzt wurden. Der gesamte Globus wird netzartig von kraftvollen Wegen, die Chinesen Drachenwege und Aboriginals Liederpfade *(Songlines)* nennen, durchzogen. Viele Aboriginals bezeichnen sie auch als Geschichtswege, da sie mit ihren Schöpfungsgeschichten untrennbar verbunden sind. Bevor die Europäer, die diese subtilen Wege nicht zu sehen und ihre Lieder nicht zu hören vermochten, den roten Kontinent in Beschlag nahmen, wurden die sakralen Wege ebenso als Handelswege benutzt. Verschiedene Volksgruppen, die alle ihre eigenen Territorien hatten, trafen sich in der Regel an den Kreuzungspunkten ihrer Geschichts- oder Liederpfade, wo sie nicht nur Waren wie Ocker, Federn oder Muscheln, sondern auch ihre Geschichten und Lieder austauschten. Nur wer die Geschichte oder das Lied jenes Landes, das er zu durchqueren wünschte, kannte, durfte passieren. An diesen Kreuzungspunkten kraftvoller Liederwege wurden als Respektsbeweis gegenseitiger Landesrechte und um den Frieden zu stabilisieren, gemeinsame Zeremonien *(Corroborees)* durchgeführt. Noch heute wird in die Mitte des runden Corrorree-Grundes ein Pfahl errichtet, der mit Ocker bemalt ist. Ein solcher Pfahl im Mittelpunkt des Kreises entspricht dem Omphalos der Griechen, der steinernen Hermessäule, dem schwarzen Stein der Muslime oder der Himmelsleiter der Christen. Die Zeremonien, mit denen die Ureinwohner Australiens ihre Schöpfungsgeschichte einst regelmäßig wiederholten und damit die Kraft der Erde stets aufs Neue anregten, stärkten im Gegenzug ihre Gemeinschaft und die Lebenskraft jedes Einzelnen. Der zunehmend schlechter werdende Gesundheitszustand der Aboriginals wird von den Älteren darauf zurückgeführt, dass die Jungen immer weniger an ihren sakralen Erdzeremonien interessiert sind.

Wasser, Quelle der Lebenskraft

»Von welchen Wassern kommst du?« Das war die erste gegenseitige Frage, trafen früher Aboriginals auf ihren Wanderrouten aufeinander. Das macht deutlich, wie wichtig dieses flüssige Element einst den Ureinwohnern gewesen ist, als sie noch völlig von den Ressourcen der Natur abhängig waren. Wer in den zentralen Wüstenregionen Wasser vergeudete, wurde dafür schwer bestraft. Wasser ist aber heute noch in Australien, vor allem im Outback, das sich endlos auszustrecken scheint, das Kostbarste, das die Erde freigibt, um zu überleben. So war es für die wandernden Aboriginals stets wichtig zu wissen, aus welcher Richtung der nächste Regen kommen wird und welche Wasserlöcher gefüllt sind.

Die im Land herumziehenden Ureinwohner suchten stets ihre Lagerplätze in der Nähe eines Wasserlochs oder Billabongs (wassertragender Flussabschnitt). Wasserlöcher befinden sich in der Regel entlang der Traumzeit- oder Liederwege, wobei jeder Teilabschnitt eines Weges, wie zum Beispiel die Strecke zwischen zwei Wasserlöchern, einer Strophe eines Liedes entspricht. Die Wegabschnitte durften nur von jenen benutzt werden, die mit der entsprechenden Strophe vertraut waren. Je mehr Strophen einer kannte, umso weiter war er im wahrsten Sinn des Wortes entlang des verzweigten Weg- beziehungsweise Liedernetzes gekommen. Alle Strophen, das heißt das ganze Lied, kannten nur die Alten und Weisen. Und heute gibt es nur noch wenige, die des ganzen Liedes – der gesamten Vernetzung – kundig sind.

Wasser gilt den Aboriginals als Quelle aller Lebenskraft. Einer kranken oder schwachen Person wird Wasser aus einem nahen heiligen Wasserloch gebracht. Solches Wasser hat heilende Kraft und wird mit der Kraft der Regenbogenschlange assoziiert, dem höchsten Schöpferwesen aller Aboriginal-Völker. Die Regenbogenschlange kam ursprünglich vom Meer und schuf auf ihren langen und verschlungenen Wanderwegen Flüsse, Quellen und Wasserlöcher. Die Aboriginals sagen, dass alle heiligen Quellen durch unterirdische Wasserströme, den Wegen der Regenbogenschlange, miteinander in Verbindung stehen.

Das Wasser, dem die Regenbogenschlange innewohnt, das also besonders große Kraft besitzt, dürfen nur Kranke und Schwache trinken. Für Gesunde wäre es dagegen gefährlich. Damit ist gemeint, dass eine gesunde, starke Person dadurch überaktiv zu werden droht, was sich in Überreizung oder Streitsucht auswirken könnte. Mit dem heilenden Wasser wird der Kranke auch gewaschen.

48

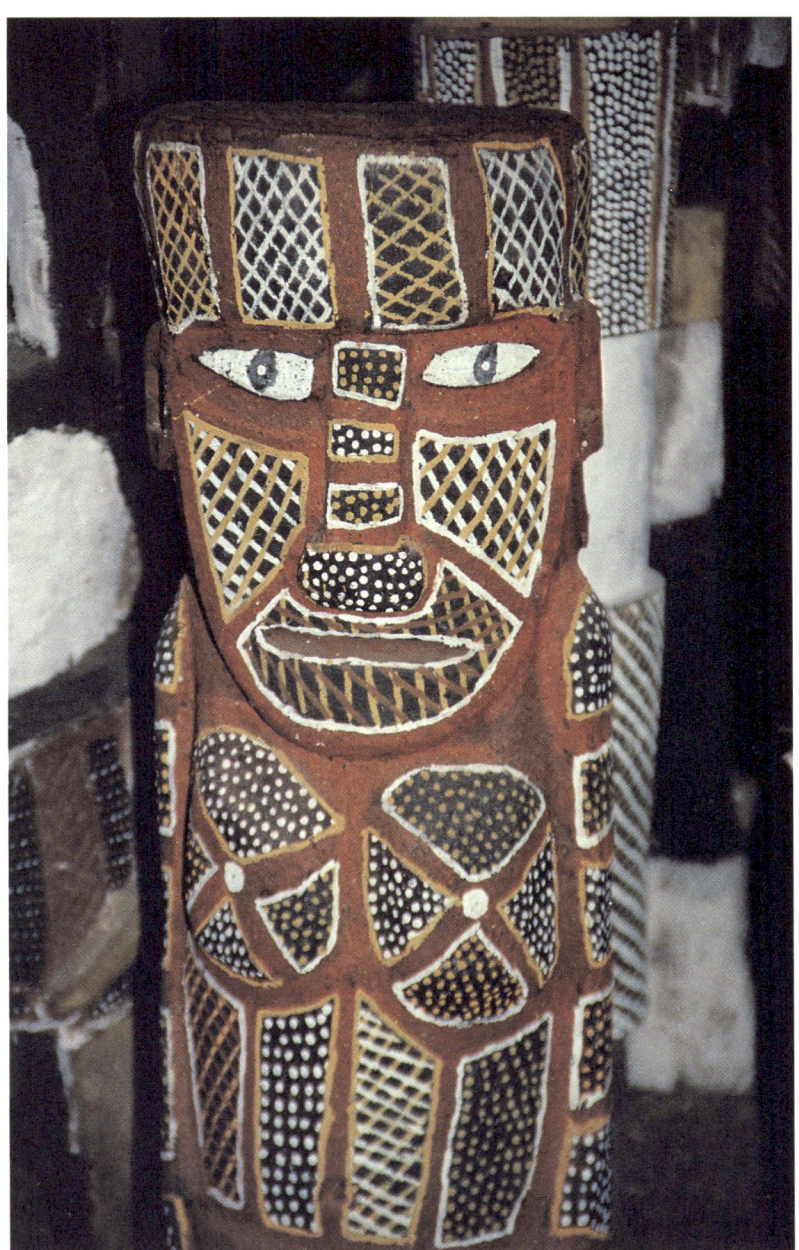

Pukamani-Pfahl, bemalt mit den vier Kultfarben.

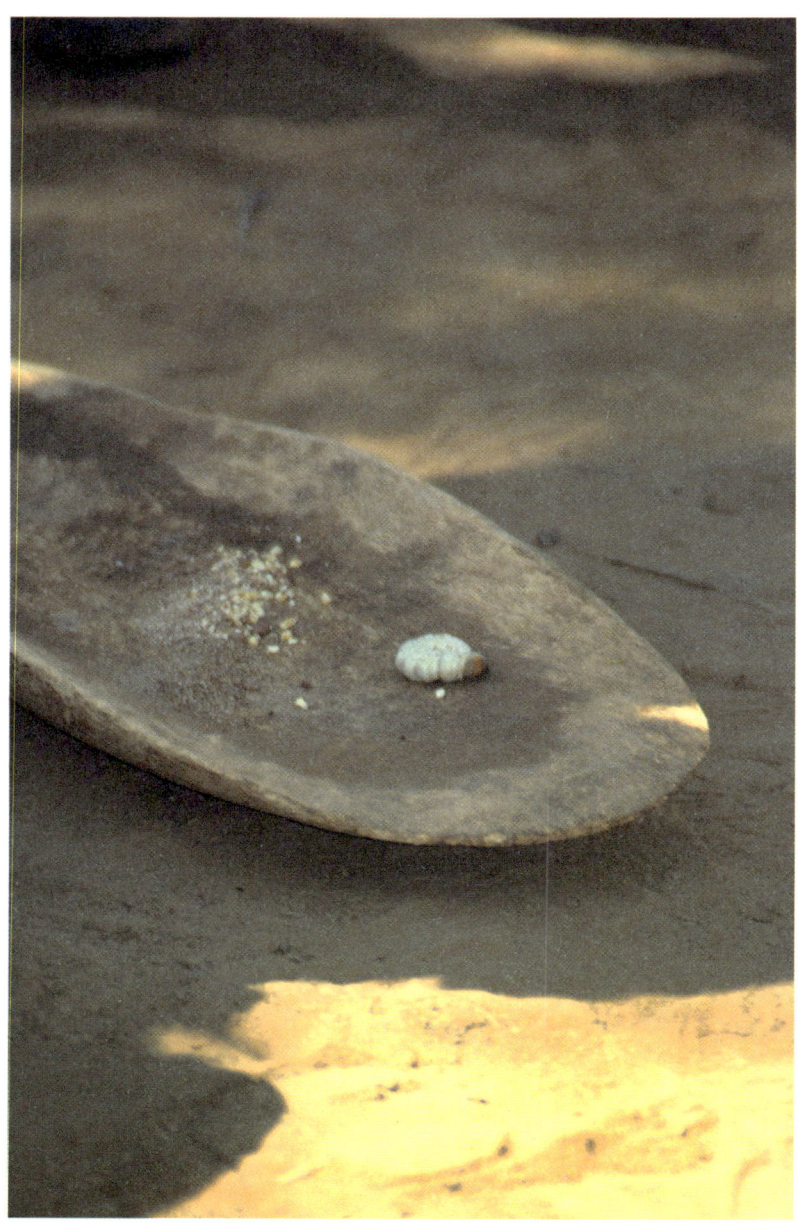

Raupen, *Witchetty Grubs* genannt, zählen zu den bushtucker-Delikatessen.

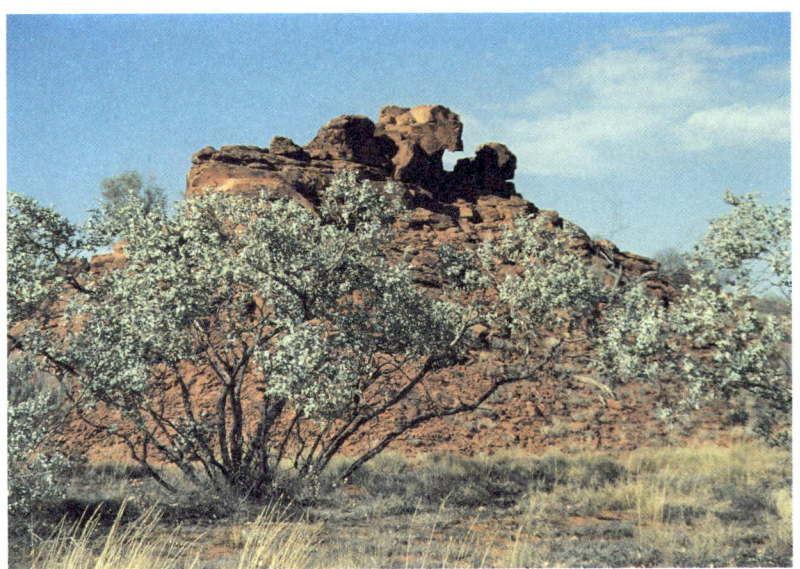

Die Samen der Blue Mallee-Sträucher (Eukalyptusart) zählten zu den wichtigen Kraftspendern im zentralen Buschland.

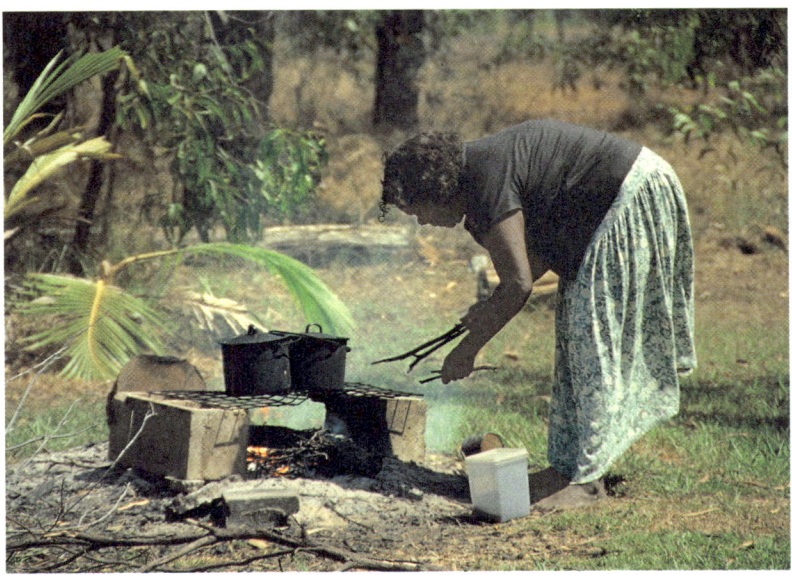

Noch immer kochen Aboriginal-Frauen gerne im Freien.

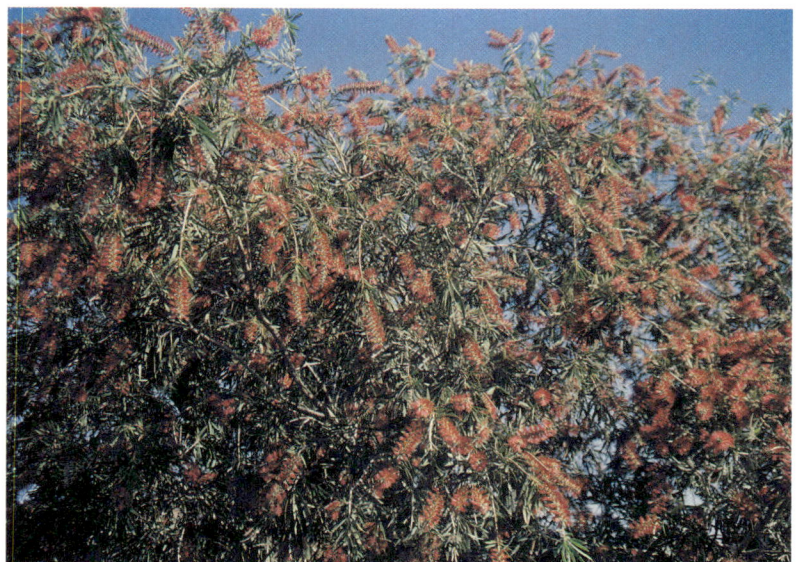

Die *Flaschenbürsten* (Grevilllea-Art) besitzen süßen Nektar und wirken beruhigend.

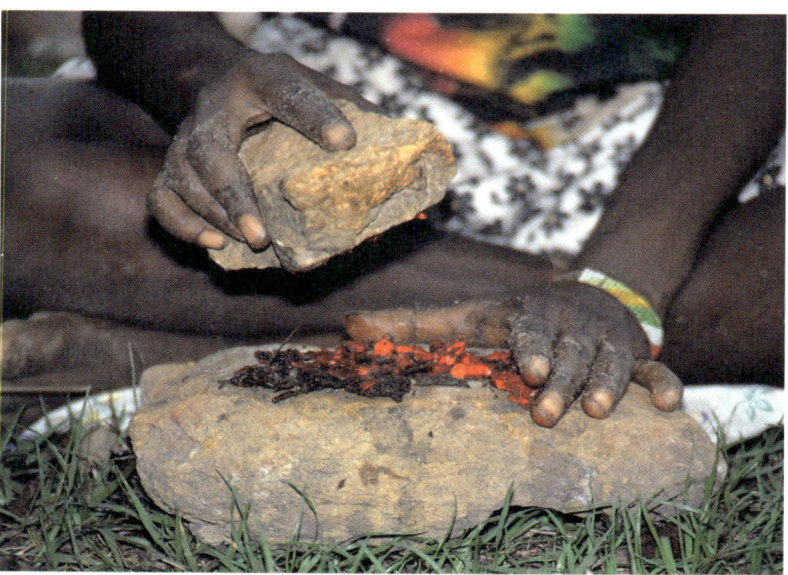

Rot ist die Farbe der Lebensenergie. Kraftvoll wie das Land sind die Farben, die der australische Busch liefert.

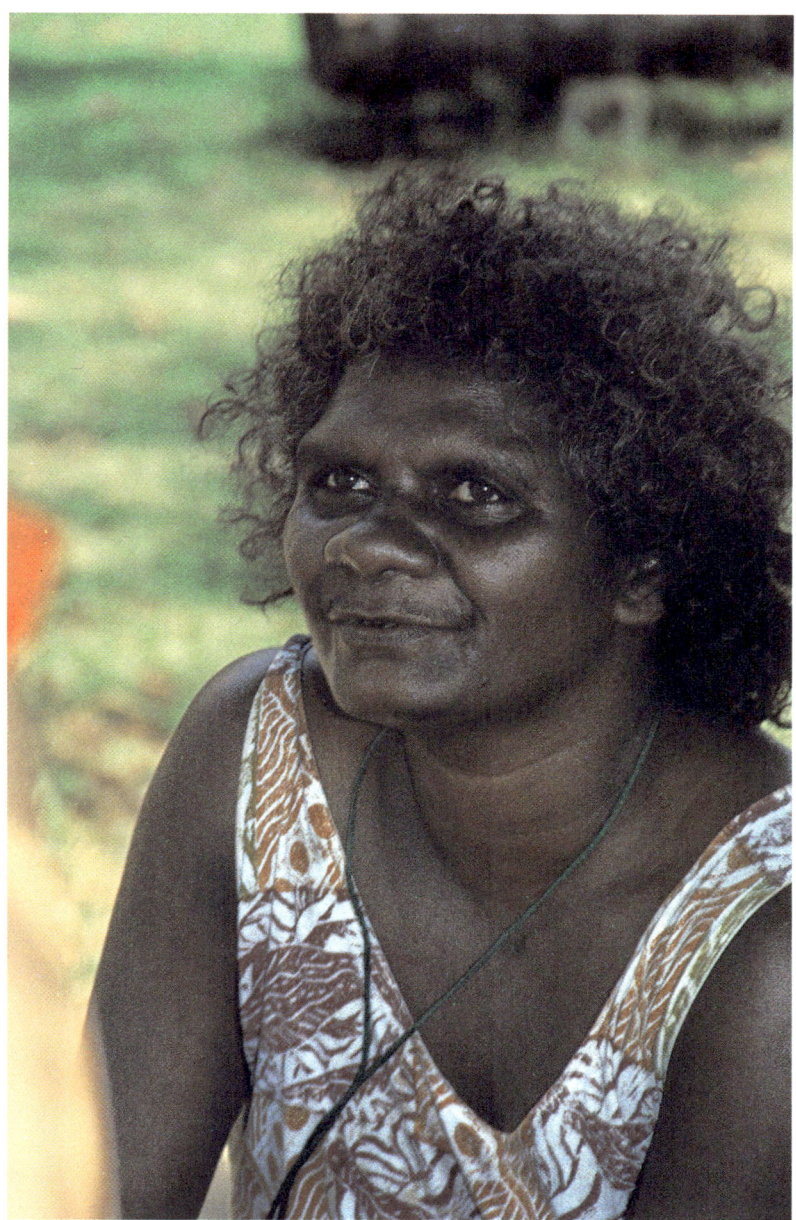

Die Handhabung der Buschmedizin liegt meist in den Händen der älteren Frauen.

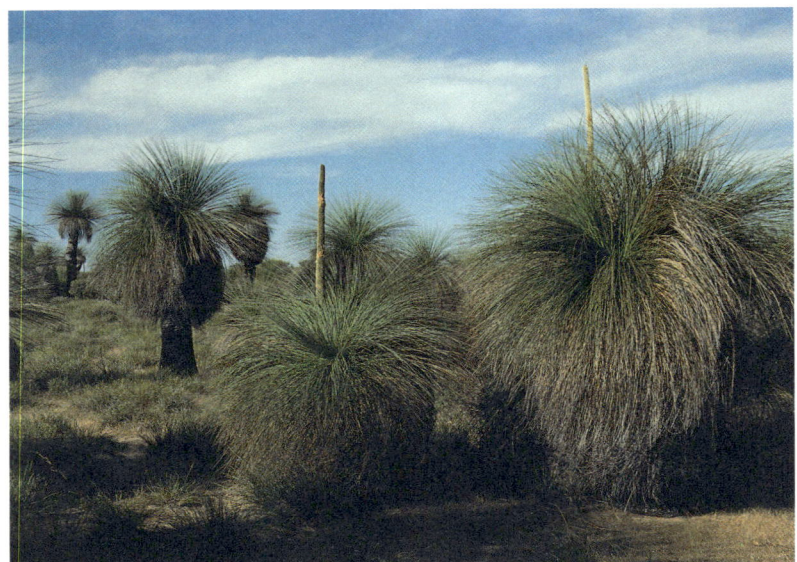

Grasbäume sind Wasseranzeiger und deren Harz ein ausgezeichnetes
Mittel bei Brust- und Lungenerkrankungen.

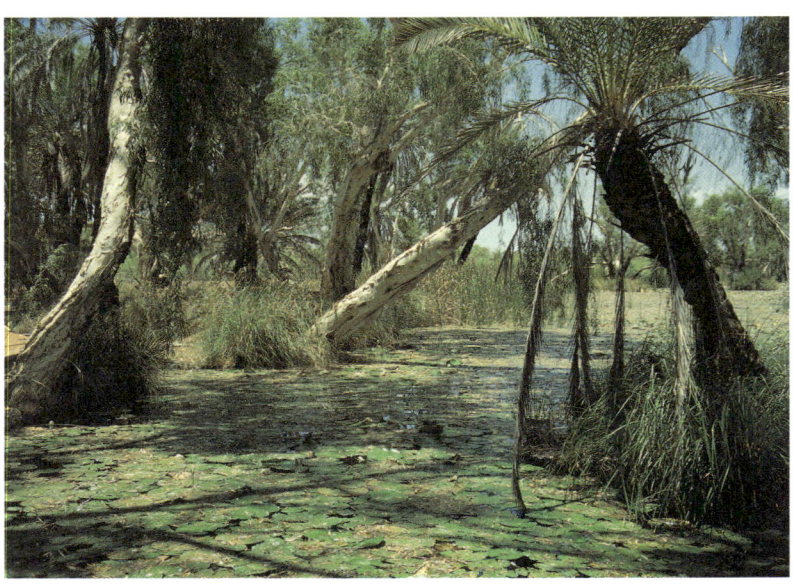

Papierrindenbäume (Melaleuca) wachsen in sumpfigen Regionen oder an
Flussläufen im Norden Australiens.

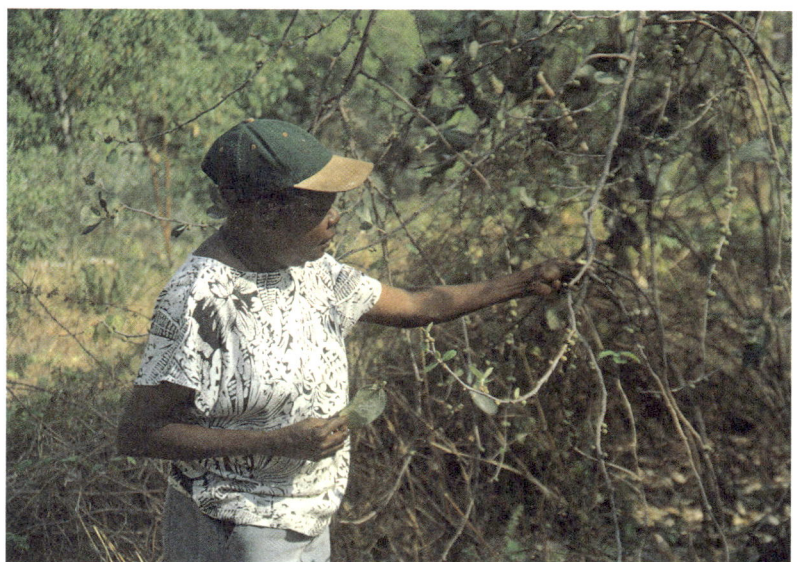

Doreen hat ein Nest mit grünen Ameisen entdeckt.

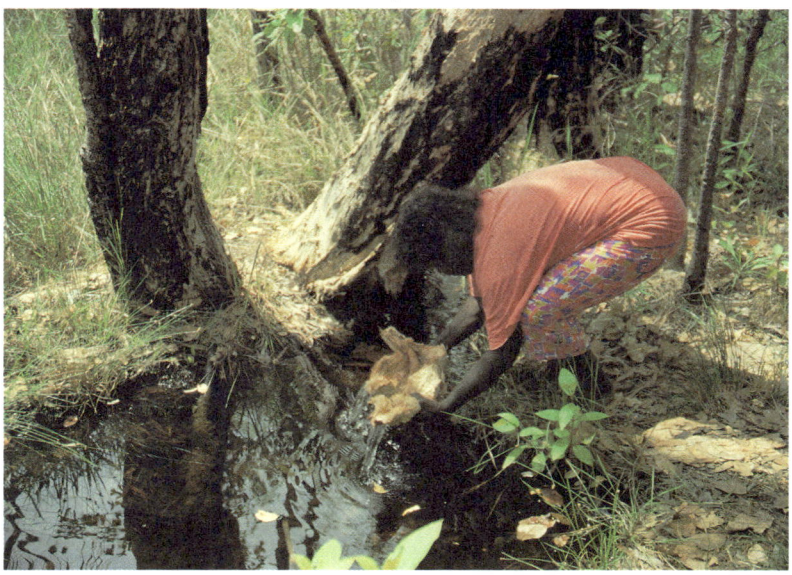

Die abgezogene, samtweiche Rinde des Papierrindenbaumes lässt sich vielseitig verwenden: als Bratfolie, Wasserbehälter, Verpackungs- oder Verbandsmaterial.

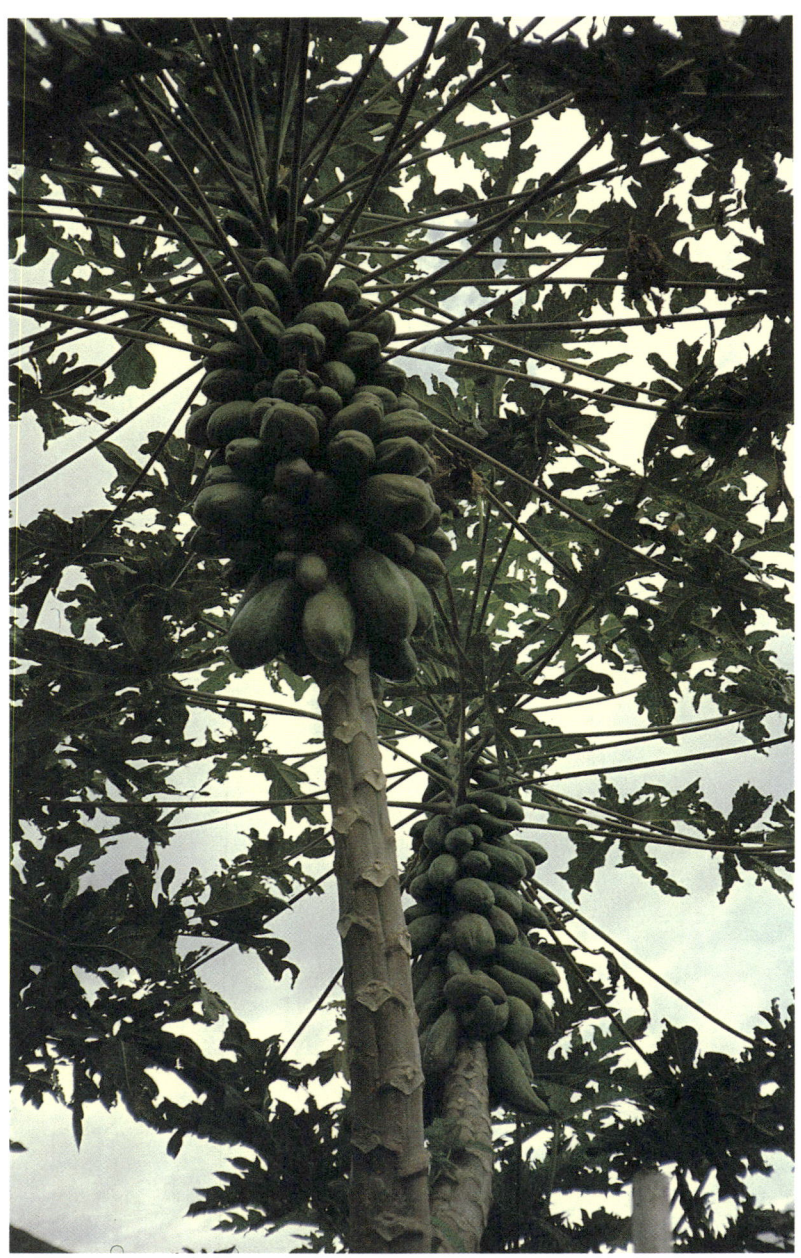

Die Papayapflanze besitzt krebsheilende Wirkstoffe.

Um Wasser, das nicht ganz sauber ist, trinkbar zu machen, wird es mit etwa einem Viertel Anteil an Holzasche gemischt und etwa eine halbe Stunde lang ruhig gestellt. Dann ist es keimfrei und trinkbar. Heiß gemachte Getränke halten Aboriginals auch heute noch deshalb für ungesund, da sie das Blut träge machen und den Menschen die Kraft nehmen. Das deckt sich mit der Ansicht von Hippokrates, dass warme Getränke elende Nerven und ein weichliches Fleisch machen, die Gesundheit schwächen und das Blut verschwenden. Reines Wasser gilt in der Aboriginal-Tradition als das beste und gesündeste Getränk und zählt als wichtige Heilmedizin. Kein Wunder, denn Wasser regelt den gesamten Körperhaushalt, löst Giftstoffe auf oder scheidet sie aus und kann den Zuckergehalt bei Diabetes regulieren.

Auch im europäischen Mittelalter galt frisches Quellwasser als wertvolles Heilmittel, das bei Fieber, Blasen- und Nierenentzündungen, Magenbeschwerden, Durchfall, Gicht, Hautausschlag oder Verbrennungen half. Wasser reinigt die Säfte des Körpers, gibt damit dem Menschen ein Gefühl von innerer Leichtigkeit und vermittelt ein frohes Gemüt. Menschen, die reichlich natürliches Wasser trinken, sind in der Regel viel gesünder als jene, die wenig trinken. Wasser kann auch als billigstes Nahrungsmittel betrachtet werden, da es mit seinem Mineralienanteil den Hunger stillt. Wasser, das direkt aus der Erde, also direkt von der Quelle oder aus einem Brunnen stammt und noch die volle pulsierende, lebendige Kraft besitzt, hat dabei den höchsten Wert. Mit dem Pulsieren ist die lebendige Kraft gemeint, die das Wasser in Schwingung versetzt.

Aus wissenschaftlicher Sicht sind es Wassermoleküle, die in Großfamilien leben und die in charakteristischen Eigenfrequenzen schwingen, wie es in einem Bericht des Physikers Prof. A. Kiss heißt. »Einzelmoleküle drehen sich untereinander mit bestimmten Drehzahlen. Wenn elektrische Ladungen schwingen, strahlen immer elektromagnetische Wellen ab.«[*]

Die ursprüngliche lebendige Kraft des Wassers, das aus der nährenden Tiefe kommt, geht jedoch in unseren modernen Was-

---

[*]   Zit. aus: *Johann Grander: Naturforscher und Erfinder,* vgl. Literaturverzeichnis, S. 208.

seraufbereitungsanlagen, in denen das natürliche Lebenselexier chemisch gereinigt wird, um es bakterienfrei zu machen, weitgehend verloren. So ist unser Leitungswasser eher kraftlos zu nennen und ohne großen Nährwert. Es ist mehr oder weniger eine fast tote Flüssigkeit, in dem die Wassermoleküle kaum noch in Bewegung sind. Dazu kommt, dass bei einem zu großen Anteil an Schwermetallen, Blei, Nitraten oder Cadmium unser Trinkwasser sogar gesundheitsschädlich sein kann, da es Schadstoffinformationen enthält, die sich auf den Menschen, der es trinkt, übertragen. In dem Buch *Umweltmedizin* von Dr. Michael Treven* wird die Aussage von Dr. Wolfgang Ludwig aufgegriffen, der zu bedenken gibt, dass schadstoffbelastetes Wasser zwar auch eine Schwingung aufweist, aber die Wellenlänge eine andere ist. Eine Schwingungsfrequenz, die trotz der Einhaltung vorgegebener Grenzwerte der Gesundheit abträglich sein kann. Auch moderne Forscher haben bereits erkannt, dass zellspezifische Informationen vom Wasser – welcher Art auch immer – weitergeleitet werden. Dass Wasser lebt und als Lebensträger vielfältige Informationen enthält, wird allein schon an den Eisblumen, die im Winter an unseren Fenstern in unterschiedlichster Form wachsen, anschaulich gemacht.

Nachdem offenbar Schadstoffinformationen vom Wasser gespeichert und abgestrahlt werden, muss es auch möglich sein, gesundheitsfördernde Informationen zu übertragen, die das Wasser vitalisieren. Das war der Gedanke von Johann Grander, einem österreichischen Erfinder, der sich mit dem Zusammenwirken verschiedener Magnetismen und dem Element Wasser beschäftigte. Heute werden seine Wasserbelebungsgeräte weltweit anerkannt und verkauft.

Die Qualität des natürlichen Wassers hängt natürlich in erster Linie von den Kräften ab, die das Wasser speisen. Das sind einerseits die Mineralien in der Erde und andererseits die Energien aus dem Kosmos, die dem Wasser Kraft zuführen. Da ist vor allem die Sonne, die das Wasser vitalisiert, wobei im Sommer, wenn die Kraft der Sonne am stärksten ist, das Wasser an die Erdoberfläche

---

* Vgl. Michael Treven: Umweltmedizin. Huenstetten 1991.

50

gezogen wird, während im Winter, wenn die Sonne wenig Kraft hat, das Wasser sich eher in die Tiefe der Erde zurückzieht. Dieses Naturgesetz spiegelt sich in den Geschichten der Regenbogenschlange wider. Aboriginals erzählen, dass die Regenbogenschlange, die vor allem mit den beiden Elementen Wasser und Feuer im Verbund steht, in der heißen und regenreichen Jahreszeit nach oben dringt, um in den Wasserlöchern zu leben, während sie sich in der trockenen, kühleren Jahreszeit tief in die Erde zurückzieht. Aber auch der Mond hat großen Einfluss auf das Wasser. Bei Vollmond steigt das Wasser hoch (es ist die Zeit, in der am ehesten Flutkatastrophen stattfinden) und bei Neumond steigt es in die Tiefe. Bei Neumond kamen die alten weisen Frauen zu Heilungsritualen zusammen, wobei sie zum Beispiel das Wasser, das sich in Steinmulden natursakraler Orte angesammelt hatte, auf Warzen tupften, um diese Hautgewächse zu entfernen.

Aboriginals vergleichen oft die Funktion des Erdkörpers mit der Funktion des menschlichen Körpers. Da wundert es nicht, dass auch dem Wasser des Menschenkörpers – dem Urin – heilende Kraft zugeschrieben wird. Urin hat eine desinfizierende und reinigende Wirkung. Auch in der westlichen Welt erinnert man sich neuerdings wieder der heilenden Urin-Kuren.

Heilerische Qualität besitzen nicht zuletzt die warmen und heißen Quellen. Besonders beliebt bei Touristen ist das Thermalbecken von Mataranka (südlich von Katherine im Northern Territory), dessen Wasser konstante 34 Grad Celsius aufweist. Die türkisfarbene Quelle von Mataranka, die eine Heimstätte der Regenbogenschlange ist, soll unterirdisch mit Neuguinea verbunden sein.

Heiße Dämpfe steigen, vor allem in den kalten Wüstennächten des Winters sichtbar, aus den schweren, dunklen Quellen von Dalhousie im nördliches Südaustralien, inmitten einer weißen, salzhaltigen Landschaft auf, die von vielen Dingos bewohnt ist. Ein magischer, faszinierender Ort, der nur mit Allradantrieb erreichbar ist. Das heilerische Potential soll in der reichen und bestimmten Zusammensetzung der Mineralien liegen. Heiße Quellen entspannen zumindest und vermitteln ein wohliges Gefühl, und das ist bereits der erste Schritt zu jeder Heilung.

Der richtige Platz

Wie reglos sitzen Aboriginals oft unter einem Baum und mögen aufgrund ihrer bewegungslosen Haltung teilnahmslos wirken. Manchmal verhalten sie sich so ruhig, dass sie fast nicht wahrgenommen werden. Dennoch habe ich das Gefühl, dass sie alle Bewegungen um sich herum genau beobachten, wobei sie mit dem Platz auf dem sie sitzen, zu verschmelzen scheinen. Eines wurde mir im Kontakt mit australischen Aboriginals schnell bewusst: Sie sitzen nie *irgendwo* herum, sondern stets auf Plätzen, an denen die Erde kraftvoll pulsiert, wie beispielsweise in trockenen Flussläufen, an den Wurzeln kraftvoller Bäume oder im Schatten eines Felsens – aber nicht allein des Schattens wegens. Die richtige Platzwahl ist den Urbewohnern so wichtig wie der richtige Zeitpunkt, der sie auch heute noch auf ihre Walkabouts, ihre heiligen Wanderungen aufbrechen lässt, um Rituale an bestimmten Plätzen zu bestimmten Zeiten zu vollziehen. Während sie heute längere Strecken per Auto zurücklegen, da sie oft von ihrem traditionellen Land weit entfernt leben, sind sie früher entlang ihrer alten Geschichts- und Liederwege barfuß gelaufen, womit sie nicht nur durch die Bewegung ihre Durchblutung förderten, sondern auch die Kraft der Erde über die Fußsohle optimal aufnahmen. Und im Austausch mit der Natur haben sie wiederum mit ihren Fußspuren Kraftabdrücke auf der Erde hinterlassen. In australischen Outbackregionen benötigt es auch heute nicht viel, Asphalt und Kunststoff den Rücken zu kehren und die nackte Erde unter den Füßen zu spüren.

Die Tatsache, dass subtile, von der Erde und vom Kosmos ausgehende Kräfte alles Leben beeinflussen, war einst und ist noch vielerorts ein unumstößlicher Bestandteil der Weltensicht der Natur- und alter Kulturvölker. Dieses Wissen war nicht zuletzt Grundlage zur Errichtung sakraler Stätten, mögen es nun hinduistische oder altägyptische Tempel, nepalesische Pagoden, islamische Moscheen oder christliche Kirchen gewesen sein. Ein Wissen, das in Europa noch bis zum späten Mittelalter erhalten war, bevor die Wissenden u. a. aufgrund eines ausbrechenden Hexenwahns verfolgt und beseitigt wurden. Bald darauf erklärte man das materialistische Weltbild und das mechanistische Naturkonzept zum neuen Lebensmodell. Ein Weltbild, das uns in kürzester Zeit die ungesündesten, risikoreichsten, stressigsten und unsichersten Lebensbedingungen bescherte, die die Welt vermutlich je erfahren hat. Die Idee, dass die Erde eine leblose, tote Masse sei, hat schließlich die Menschen dazu gebracht, sich an ihr aufs Gröbste zu vergreifen.

Nur der moderne Mensch, der sich auf seinen sachlichen Verstand und angeblichen Weitblick viel einbildet, doch dabei die inneren Qualitäten der Natur aus den Augen verloren hat und sie aus Unkenntnis oder Ignoranz als nicht existent betrachtet, hat sich damit von der natürlichsten Quelle seiner Lebenskraft und von der Basis seiner Gesundheit und seines Wohlbefindens entfernt. Die Natur liefert im Grunde mit ihren elementaren Helfern wie Erde, Luft, Sonne und Wasser alles gratis, was der Mensch zum Leben braucht. Nur der dumme Mensch, der sich zivilisiert nennt, was so viel wie naturentfremdet bedeutet, hat sich mit seinem Ego, übertriebenem Konsumwahn und Streben nach Macht das schwere Korsett des Abmühens und Plagens angelegt.

Zur gleichen Zeit, als die Welt auf die Traumzeit und Liederpfade der australischen Aboriginals und auf ihr großes Wissen um innere Naturzusammenhänge aufmerksam wurde, zeigten westliche Menschen allgemein großes Interesse den letzten Erdenweisheiten unseres Planeten gegenüber. Es hat den Anschein, als hätte sich die Erde nach langem Schweigen entschieden, wieder zu sprechen – zumindest zu jenen, die hellhörig geworden sind.

Im Zuge dessen und aufgrund einer gewaltigen geistigen Umorientierung, die zurzeit unübersehbar stattfindet, sind viele Menschen plötzlich auf Harmonielehren wie beispielsweise das chinesische Feng Shui, das indische Vastu oder die europäische Geomantie gestoßen und beginnen langsam, ihre darin eingebetteten Weisheiten zu verstehen. Die Zusammensetzung der beiden Wörter Geo (Erde) und Mantie (innere Sicht, Seherfähigkeit) bedeutet, über die sichtbaren Formen einer Landschaft hinaus ihre innere Qualität wahrzunehmen. Während der moderne Mensch, der energetischen Vibrationen gegenüber unempfindsam geworden ist, in seinem Lebensraum nur Luft zu sehen meint, vermögen geschulte Geomanten darin feinstoffliche Energiestrukturen zu erkennen. Die Natur besteht nicht nur aus Erde, Bergen, Tälern,

Flüssen, Pflanzen, Bäumen, Erzen und heißem Magma – die Erde ist vor allem ein Energiereservoir, mit dem die Alten sorgsam umzugehen verstanden. Geomantie wird praktisch angewandt, um die lebensfördernden und heilenden Energien der Erde und des Kosmos sinnvoll zum Wohle der Menschen zu nutzen und damit die Lebensqualität zu erhöhen. Die Wissensbereiche der Geomantie sind breit gefächert und öffnen unzählige neue Tore zum Verständnis komplexer Lebenszusammenhänge.

Was Aboriginals und Geomanten gemeinsam haben, ist das Verständnis, dass die Erde ein lebendiger Organismus und ein dynamisches Gebilde ist, mit einem Kreislaufsystem, das von Sonne und Mond beeinflusst wird, mit einem Atem, der mehr als anschaulich durch Ebbe und Flut das Ein- und Ausatmen der Erde ins Bewusstsein bringt und mit pulsierenden Adern und Nervenbahnen, wie den Wasser-, Erz- und Ocker- und Kristalladern. Aboriginals nennen sie Liederpfade, da jeder dieser Wege einen bestimmten Schwingungsrhythmus, eine bestimmte Wellenlänge besitzt. Es sind Wege, die von ihren großen Schöpferwesen in der Traumzeit geschaffen wurden, um allem Wachstum und Lebensentwicklungen auf Erden die nötige Kraft zufließen zu lassen.

Der Glaube der australischen Ureinwohner, dass die Erde einen lenkenden und denkenden Geist besitzt, findet seine Entsprechung in der Aussage Platons, dass die Erde lebendig sei und eine Seele und Intelligenz habe. Die Griechen verehrten Gaia, Themis und Artemis als jene Göttinnen, die diese Intelligenz der Erde repräsentierten. Was die Beschaffenheit und das Wesen der Erde betrifft, hat sich gerade in den letzten Jahren ein großer Bewusstseinswandel vollzogen. Seitdem der britische Biologe James Lovelock die Gaia-Theorie weithin bekannt gemacht hat, wird die Vorstellung, dass die Erde ein lebendiges Wesen ist, selbst seitens der Wissenschaft nicht mehr so einfach belächelt. Im Gegenteil, Lovelock, der schließlich ein angesehener Wissenschaftler ist und für die Nasa im Zusammenhang mit der Mond- und Marserforschung gearbeitet hat, fand zunehmend offizielle Unterstützung. Das Thema *Lebendige Erde* ist sozusagen salonfähig geworden.

Die Energien der Natur können von sensiblen Menschen mit ihrem Körper, ihren Händen und Füßen oder über die Haut wahrgenommen werden. Sie sind heute auch mit technischen Geräten wie Geomagnetometer oder Hochfrequenzdedektor messbar geworden. Und seit Tausenden von Jahren haben Radiästheten bereits die Wünschelrute verwendet, um energetische Störfelder zu orten. Solche Störzonen sind Abnormalitäten im Magnetfeld der Erde. Über Grabenbrüchen, Erdspalten und geologischen Verwerfungen oder durch die Reibung unterirdisch fließender Gewässer tritt ein Übermaß an Erdenergien an die Erdoberfläche. Über Erz- und Kohlelager, Mineralienstätten, Gas- oder Ölfelder hält sich eine konstante Flächenstrahlung. Zwar benötigt der Mensch ein gewisses Maß an Erdenergie, die ja an sich lebensfördernd ist, aber zu viel davon kann sein Wohlbefinden beeinträchtigen oder gar seiner Gesundheit schaden, vor allem, wenn die Person regelmäßig über einer Stelle schläft, an der sich mehrere solcher starker Energiebahnen oder Reizzonen kreuzen. Dann kann die Strahlung zu aggressiv auf eine Person einwirken. Eine Person, die ihr Bett an einem solchen Platz stehen hat, wird dann nachts mit zu viel Energie aufgeladen, die sich vor allem dann im Körper staut, wenn sich diese Person nur wenig tagsüber bewegt. Menschen, die dagegen viel in freier Natur wandern, vor allem wenn sie es barfuß tun, so wie es Aboriginals seit Tausenden von Jahren praktiziert haben, vermögen diese aufgestaute Energie an die Erde zurückzugeben und bringen damit ihr persönliches Energiefeld wieder in die Balance.

In unserem technischen Zeitalter kann auch der so genannte *Elektrosmog* unser Raumklima und unseren Lebensraum stark belasten und schädigend auf unsere Gesundheit wirken. Unter Elektrosmog ist die Ballung künstlich erzeugter Energien gemeint, die durch die Abstrahlung elektrischer Geräte und Anlagen verursacht werden. Das können Fernsehgeräte, elektrische Wecker, Küchengeräte oder Computer sein. Besonders intensive Strahlungen gehen von Hochspannungsleitungen, Radar- und Funkanlagen, aber auch von Mikrowellen und selbst von der elektrischen Zahnbürste und von Handys aus. Eine zu starke Strahlungsbelastung kann *Elektrostress* verursachen und unser Immunsystem stören, Kopf- und Rückenschmerzen, Migräne, Schlaflosigkeit, Nervenentzündungen, psychische Disharmonien oder Allergien verursachen und auch an der Entstehung von

Krebs beteiligt sein. Seit künstlich erzeugte Strahlungen die natürlichen durchdringen, ist das Gespür für die subtilen Energien aufgrund der entstandenen Irritationen im Raumklima, vor allem in städtischen Ballungszentren, weitgehend verloren gegangen.

Australische Ureinwohner, die heute noch ihre eigenen inneren Sensoren besitzen, suchen sich dagegen stets den richtigen Platz zum Schlafen und Rasten aus, zumindest soweit ihr Lebensraum nicht verwaltungstechnischer oder sozialer Einschränkungen unterliegt. Die Rastplätze, die sie früher während ihrer Wanderungen durch das Land aussuchten, waren jedenfalls stets harmonische Plätze, das heißt Orte, an denen magnetische und elektrische Kräfte ausgeglichen waren. Diese polaren Kräfte werden in der chinesischen Harmonielehre mit dem Yin-Yang-Symbol zum Ausdruck gebracht. Manche Radiästheten mögen dabei von negativen und positiven Kräften sprechen, wobei jedoch die Gefahr besteht, dass darin eine Wertung gesehen wird. Ich verwende deshalb lieber das Yin-Yang-Modell, da sich damit eine Wertung vermeiden lässt. Jede Energiequalität hat schließlich ihren ganz bestimmten Sinn innerhalb der gesamten Erd-Kosmos-Vernetzung.

Unter den vielen Aboriginal-Kulturstätten, die ich in Australien besuchte, fanden sich eine ganze Reihe von Plätzen, die den Ureinwohnern früher während ihrer Wanderungen als Rastplätze gedient hatten. Ich kann mich nicht an einen einzigen erinnern, an dem ich nicht ein Gefühl der Entspannung und des Wohlbehagens empfunden hätte. All diese Plätze waren im harmonischen Ausgleich magnetischer und elektrischer Kräfte oder von einer leicht aufbauenden Energie. Eine weitere Bestätigung waren die Schwalbennester an vielen dieser Orte. Auch bei uns gelten Schwalben als Anzeiger für harmonische, friedliche und wohltuende Plätze. Schwalben würden nirgendwo nisten, wo nicht Frieden im Haus ist. Aboriginals wussten jedenfalls immer, an welchen Orten sie Ruhe und wahre Entspannung im Schlaf finden konnten. Die Erhaltung und Steuerung ihrer Lebenskraft und die Ausbalancierung polarer Kräfte zählte bei ihnen zu den wesentlichen Lebensaspekten – zumindest solange sie noch in ihrer alten Traditon lebten. Dass Aboriginals in der heutigen Zeit,

56

vor allem in den Städten, aber auch in den neuen Buschsiedlungen, die nicht auf ihrem traditionellen Land entstanden, oft ihr inneres Gleichgewicht verloren haben, mag unter anderem darauf zurückzuführen sein, dass sie heute an willkürlich ausgesuchten Plätzen, ohne Rücksicht auf die energetische Ortsqualität, angesiedelt wurden oder ihre Häuser stehen haben.

Die heiligsten Stätten der Aboriginals wie auch die der amerikanischen Indianer befanden sich über geologischen Bruchlinien, Verwerfungen oder auf radioaktivem Vulkangestein und besonders häufig in der Nähe von Uranerz- oder Edelmetall-Lagerstätten, wobei vor allem Gold einen hohen energetischen Reinheitsgrad besitzt. Die Strahlung von Uranerz, solange es im Inneren der Erde blieb, galt als Nervennahrung.

Im Zuge der Landrechtsansprüche, die die australischen Ureinwohner seit einigen Jahren auf ihr traditionelles Land erheben können, wurden Stimmen laut, die behaupteten, dass Aboriginals jene Plätze, die reich an Bodenschätzen sind, erst zu ihren heiligen Plätzen machen, um später daraus wirtschaftlichen Gewinn zu ziehen. Ein solches Denken ist aber nur Weißen zu Eigen und wird nun Aboriginals zugedacht. Naturvölker aller Erdteile haben ihre Kraft stets aus den strahlenden Schätzen der Erde geschöpft. Sie hatten verstanden, sich ihrer heilenden Energien zu bedienen, ohne dabei die Erde zu verletzen. Nur der moderne, technisch orientierte Mensch wühlt im Leib der Erde herum, um an ihre Schätze zu gelangen, deren Energie er erst mit Hilfe technischer Prozesse zu nutzen vermag.

Dass die inneren Schätze der Erde strahlen, darauf weisen in unserem Kulturbereich nicht nur Sagen und Mythen hin, sondern zum Beispiel auch die Bezeichnung für Mineraliensammler in der Schweiz, die dort *Strahler* genannt werden. Ein Mineraliensammler in den österreichischen Alpen sagte mir, dass er mit der Zeit so feinfühlig geworden sei, dass er von bestimmten Gesteinsarten wie ein Magnet angezogen werde.

In vielen Märchen und Legenden repräsentiert eine reine Jungfrau die strahlenden Schätze der Erde. Und der wertvolle Schatz, beziehungsweise die Jungfrau, wird von einem Drachen gehütet, was genau genommen heißt, dass er den Schatz in seinem Inneren bewahrt. Der Drache stellt ebenso die feinstoffliche Stromleitung dar, die sich dahinschlängelnde, fließende Kraft, die auf oder unter der Erdoberfläche den gesamten Globus durchströmt, wie die Regenbogenschlange es tut. Die gleichmäßig abstrahlende Kraft, die aus dem Inneren des Drachen oder der Großen Schlange kommt, fördert alles Leben und Wachstum auf Erden. Während Drache oder Schlange die fruchtbare, freiströmende Energie repräsentieren, die an das kosmische Energienetz angekoppelt ist, halten sich die so genannten *Erdstrahlen,* die aus der Tiefe der Erde kommen und aufgrund geologischer Abnormitäten durch Spalten, Verwerfungen und Brüche durch den an sich schützenden Erd- und Gesteinsmantel an die Oberfläche gelangen, in konstanter Form über einer Störzone.

Es heißt, der Drache liebt Edelsteine, doch er hasst Eisen. Die früheren Siedlungsgründer haben nämlich den Drachen sozusagen aufgespießt oder angestochen, indem sie auf dem fruchtbaren Lebensstrom, den die Sensitiven aufzuspüren fähig waren, Eisenpfähle, Lanzen oder Speere setzten, um die lebens- und wachstumsfördernde Kraft des Drachens oder der Schlange am Ort festzuhalten, damit sich diese dann auf den ausgewählten Lebensraum konzentriert. Damit wurde der Drache seiner Freiheit beraubt. Es waren die ersten Akte der Zähmung von Naturkräften. Diese Pfähle oder Lanzen markierten den Mittelpunkt des neuen Siedlungsraumes. Alte Marktsäulen sind noch Relikte, die an diese alten Ortsgründungsrituale erinnern.

Mit der Zeit drohte jedoch die gebändigte Kraft des Drachens, der nicht mehr frei strömen und aus sich selbst schöpfen konnte, zu erlahmen oder gar zu versiegen. Damals wussten aber die Menschen noch um das Geheimnis der Wechselbeziehung zwischen den Käften der Natur und ihren eigenen psychischen Kräften. In heiligen Ritualen wurde mittels konzentrierter Aufmerksamkeit und innerer Hingabe die Kraft der Erde angeregt und erneuert, worauf sie wieder stark genug war und im Gegenzug die Menschen und alle Lebewesen der betroffenen Region zu stärken vermochte. Die Kraft der Erde und ihre eigene Lebenskraft regelmäßig in einem dynamischen Ritual zu aktivieren, war und ist auch ein wesentlicher Bestandteil im Leben der Aboriginals – wenn sie die alten Zeremonien noch pflegen.

Yidumduma Bill Harney, Hüter der Wardaman-Tradition, sagte einmal: »Paranda (die Große Kraft) kommt zu uns, wenn wir singen und tanzen oder unseren Traum auf die Felsen malen.« Das Geheimnis eines Rituals ist nicht die äußere Handlung, sondern die innere Konzentration und Aufmerksamkeit, denn wo die Aufmerksamkeit hingeht, da geht auch die Kraft hin.

Die Natur und sein Lebensfeld aufs Neue zu beleben, geschieht, indem sich der Mensch emotional *hingibt* und damit in den schöpferischen Erneuerungsprozess einklinkt. Dabei wird er selbst ein Teil der Natur und des dynamischen, kosmischen Geschehens. Sich seiner eigenen schöpferischen Kraft bewusst zu sein, trug wesentlich dazu bei, dass sich die Ureinwohner gesund und lebenstüchtig zu halten vermochten.

Eine Welt ohne lebensaufbauende Impulse wäre für alle alten Völker eine Welt ohne Dynamik gewesen – eine Welt, zum Sterben verurteilt. Fehlte die pulsierende Lebenskraft, war das energetische Schutzfeld, die Aura eines Menschen und damit auch seine natürliche Widerstandskraft geschwächt. Doch Schwäche und Krankheit waren und sind aus der Sicht der Aboriginals ein Zeichen, dass die betroffene Person entweder mit sich selbst, mit anderen Personen, mit den Ahnen, Naturwesen oder geistigen Schöpfermächten nicht im inneren Einklang ist – Gründe, die den harmonischen Fluss der Lebenskraft blockieren können.

Bei meinen Recherchen im Zusammenhang mit den alten Kultstätten war es faszinierend herauszufinden, dass kein Ort wie der andere ist, dass jeder Platz seinen eigenen Charakter und stets seine ganz spezifische Atmosphäre besitzt, die natürlich der persönlichen Stimmung entsprechend empfunden wird. Ein Ort konnte belebend, aufwühlend, gedankenklärend, befreiend, beruhigend, ausgleichend oder beklemmend und beunruhigend wirken, aber fast immer in irgendeiner Weise inspirierend. An manchen Orten fühlte ich eine Schwere, als wollte sie mich tief in die Erde hineinziehen und an anderen Plätzen dagegen eine Leichtigkeit, dass ich meinte, kaum Gewicht zu haben. Je mehr ich in Orte hineinspürte, desto stärker prägte sich das Unterscheidungsvermögen aus und ich begann mehr und mehr meiner Intuition zu vertrauen. Landschaften wurden zum spannenden und erlebnisreichen Erfahrungsraum für mich. Da öffnete sich ein großes Tor, das mich in bis dahin unbekannte Dimensionen führte, wobei Subjektives und Objektives gänzlich miteinander verschmolzen. Die Welt wurde *ganz* für mich. Der angesammelte Erfahrungsreichtum mit sakralen Plätzen und Kult-Ur-Stätten half mir wesentlich, die Traumzeit-Stätten der australischen Aboriginals beziehungsweise ihre Vernetzung durch Liederwege besser zu verstehen.

So wunderte es mich nicht, dass jeder ihrer sakralen Plätze seinen eigenen Traum, seine ganz spezifische Geschichte hat, die dem Ort eingeprägt ist oder – aus der Sicht der Ureinwohner – von ihren Schöpferwesen dem Ort hineingelegt oder *hineingesungen* wurde. Jeder Ort hat damit seinen eigenen *Klang,* seine eigene Schwingungsfrequenz, seine eigene Vibration, auf die jeder Mensch mit seinem eigenen vibrierenden Lebensfeld, dem seine eigene Geschichte *eingesungen* ist, entsprechend reagiert.

Auch wenn jede Traumgeschichte eines Ortes anders ist, so gibt es doch bestimmte Handlungen der Schöpferwesen, die sich stets wiederholen und damit auf eine bestimmte Grundqualität eines Ortes hinweisen. Die sakralen Stätten der Aboriginals zeichnen sich vorwiegend als Plätze aus, auf denen die Schöpferwesen geboren oder gestorben sind, wo sie Rast gemacht, sich geliebt oder bekämpft hatten oder sich mit anderen Traumzeitwesen trafen.

Wenn wir uns in die Plätze und ihre Geschichten hineinfühlen, können wir ihre innere Qualität heraushören. Ein Ort, aus dem ein Traumzeitwesen hervorgegangen ist, weist auf seine Geburt, auf eine frische, junge Kraft hin, die etwa unserer Vorstellung von Frühlingskraft entspricht. Eine Kraft, die treibt und hochschießt, die aufbaut und das Wachstum fördert.

Ein Rastplatz deutet, wie bereits angesprochen darauf hin, dass gegensätzliche Kräfte im Ausgleich sind. Ein Platz, der zum Ruhen und Rasten einlädt, ein Ort, an dem sich ein Mensch entspannen und Muße pflegen kann, was die Ureinwohner ausgiebig taten, wenn sie von der Jagd oder Sammeltätigkeiten zurückkamen.

Dagegen sind an jenen Orten, an denen Traumzeithelden miteinander gekämpft hatten, turbulente Energien zu spüren, die den Geist konfus oder gar verwirrt machen können. Hier wirken

Kräfte, die hin- und herziehen, es sind Orte, an denen kaum einer Ruhe finden wird. In unseren alten Volkserzählungen wird oft von ähnlichen Naturplätzen gesprochen, an denen Menschen plötzlich ihre Orientierung verloren hatten.

Orte, die als Begegnungsstätten von Traumzeithelden beschrieben werden, sind Orte, die der Kommunikation förderlich sind. An solchen Plätzen tauschten sich später die Mitglieder verschiedener Volksgruppen miteinander aus und feierten Zeremonien, die dem gemeinsamen Frieden dienten. Auch auf unseren alten Urwegen gab es so genannte *Thing-Stätten* an besonderen Wegkreuzungen, wo sich die Vertreter verschiedener Volksgruppen trafen, um Bünde zu schließen oder um Rat und Gericht zu halten.

Orte, von denen es heißt, dass sich hier schöpferische Wesen geliebt hatten, lassen auf ein dynamisches Energiefeld schließen, an dem maskuline und feminine Energien zusammenkommen. An solchen Stätten fand vermutlich ritueller sexueller Austausch statt. Geschlechtsverkehr galt Naturvölkern nicht nur als eine vergnügliche Lebenserfahrung, sondern auch als ein körperlicher Reinigungsakt, da dabei ungesunde und kranke Partikel aus dem Körper ausgestoßen werden.

Auch in unseren Breitengraden waren Fruchtbarkeitszeremonien üblich, deren Höhepunkt gemeinsame sexuelle Vereinigungen in freier Natur waren, um damit die Kräfte der Natur anzuregen. Dass die sexuelle Energie offenbar eine treibende, belebende Kraft für Pflanzen ist, beziehungsweise eine unsichtbare Brücke zwischen Mensch und Natur darstellt, zeigte ein interessanter Pflanzentest, den der amerikanische Chemiker und Wissenschaftler Marcel Vogel durchführte, der als Kristall-Experte für IBM in der Forschung tätig und stets an Experimenten mit der psychischen Energie interessiert war. Er hatte Ärzte und Psychologen zu einem außergewöhnlichen Experiment mit einer Pflanze eingeladen, die an einem Lügendedektor angeschlossen war und für gewöhnlich Signale auf bestimmte Empfindungen oder Gedanken von Menschen gab. Marcel Vogel forderte die Testpersonen auf, sich über verschiedene Themen zu unterhalten, um herauszufinden, worauf die Testpflanze am stärksten reagiere. Doch die Ärzte standen dem Pflanzentest recht skeptisch gegenüber und machten eher lustlos mit. Dementsprechend lustlos reagierte die Pflanze. Sie gab kaum Signale von sich. Doch als einer vorschlug, sie könnten doch über Sex reden, begann die Feder des Schreibers munter auf und abzuhüpfen. Daran wurde die Vermutung geknüpft, dass bereits der Gedanke an Sex eine anregende Schwingung auslösen muss, die sich auf Pflanzen überträgt. Unter diesem Gesichtspunkt betrachtet, werden die alten Fruchtbarkeitsriten der Naturvölker etwas verständlicher. Auf dieses Beispiel weise ich manchmal in meinen Publikationen hin, da es auf die inneren phantastischen Zusammenhänge zwischen Mensch und Natur aufmerksam und selbst größte Zweifler nachdenklich macht.

Der sexuelle Trieb, der nicht zuletzt benutzt wird, um sich mit der Natur auszutauschen, wurde von Naturvölkern nie unterdrückt. Naturvölker schämten sich nie ihrer nackten Körper, womit christliche Missionare ihre Probleme hatten. Eine ihrer ersten Tätigkeiten war die äußere Umerziehung, das Anziehen der nackten Wilden, in der Vorstellung, dass die ungläubigen Naturmenschen, sobald sie die abgetragenen Kleider der Weißen tragen, automatisch deren zivilisiertes Gedankengut und den christlichen Glauben übernehmen. Es sind die aufgezwungenen, engen Häute der Weißen, die bei Temperaturen um die 40 bis 48 Grad Celsius, wie sie im Northern Territory im Sommer auftreten, die Atmung über die Haut erschweren. Solange ihre nackten Körper von Luft und Wind gereinigt wurden, kannten sie keine großen Hautprobleme. Heute ist Krätze unter den Aboriginals recht verbreitet.

Große Bedeutung hatten bei den Aboriginals die Sterbeplätze ihrer Traumzeitwesen, an denen deren spezifische Kraft in die Tiefe eingegangen ist. Der Tod ist ein Transformationsvorgang und jeder Initiand geht mit seiner Einweihung eine Verwandlung durch. An Sterbeplätzen wird der Initiand von der Großen Schlange oder von einem Riesen verschlungen, der ihn als Wissenden wieder ausspuckt. Die Energie, die den Sterbeplätzen der Traumzeitwesen innewohnt, lässt sich in etwa mit jener Kraft vergleichen, die im mystischen Christentum von der Schwarzen Madonna, der alten Weisen Frau repräsentiert wird. Sie ist die Wegweiserin und jene, die durch den Tod zu neuen Ufern führt.

Während auf Geburtsstätten die schöpferische Kraft aus dem Inneren der Erde nach oben dringt und damit erhebend wirkt, ist auf Sterbeplätzen eine Kraft wirksam, die nach unten in die Tiefe steigt oder zieht, also ein Platz, der der inneren Versenkung förderlich ist.

Dass jeder Ort seine eigene Ausstrahlung, seinen eigenen Charakter besitzt, lässt sich vom Verstand her nur schwer erklären. Geomanten, die bestimmte Orte genau studiert haben, bringen die Qualität und Intensität mit dem Zusammentreffen verschiedener Faktoren in Zusammenhang. Das spürbare Raumklima eines lokalen Feldes wird mit geologischen Abnormitäten im Erdinneren, austretenden Gasen oder mit unterirdischen Wasserströmen in Beziehung gesetzt, wobei es im Weiteren auf die Fließrichtung der Gewässer, ihre Temperatur und auf ihren Mineraliengehalt ankommt. Dann spielt der Pflanzenwuchs eine Rolle und die Art der Symbiose, die die Pflanzen untereinander bilden. Vor allem aber kommt es auf die Bodenbeschaffenheit an. Ein felsiger Granitboden gibt zum Beispiel eine stark pulsierende Yang-Strahlung ab, die körperlich stärkt und auch geistig beflügeln kann, während im Vergleich dazu ein Moorboden mit seiner Yin-Qualität besänftigt und sich für Meditationen gut eignet. Eine erhöhte Radioaktivität wird oft auf Vulkan- und Granitgestein und an vielen Megalithstätten und anderen sakralen Urzeitplätzen gemessen. Das Raumklima hängt natürlich auch vom Reinheitsgrad der Luft, der Temperatur und vom Wechselspiel von Licht und Schatten ab.

Besonders geprägt wird die Raumqualität von den vorherrschenden Elementen eines Ortes oder einer Region. Wald- und Moorlandschaften werden zum Beispiel stark vom Element Erde bestimmt, das ein Gefühl von innerer Verwurzelung und Tiefe vermittelt. Bergkuppen, Bergkämme oder weite Wiesenlandschaften werden vom Element Luft beherrscht, das beschwingend, bereinigend und inspirierend wirken kann. Das Element Wasser ist überall da vorhanden, wo Wasser in jeder Form auftritt – oberhalb oder unterhalb der Erde. Das können Wasserfälle, Seen, Flüsse, Meeresnähe oder auch unterirdische Wasser wie blinde Quellen sein, die als Wassersäule hochsteigen, aber nicht an die Oberfläche gelangen, oder artesische Wasserblasen, wie sie im zentralaustralischen Bereich vorkommen, die selbst Wüsten- und Steppenräume energetisch mitprägen. Und das Element Feuer ist überall da zu finden, wo sich die Natur von der *wilden Seite* zeigt. Nicht nur intensive Sonneneinwirkung, auch steil abstürzende Felshänge sind zum Beispiel Anzeiger des feurigen Elements.

Doch kein Ort wird allein von einem einzigen Element geprägt. In der Regel ist es ein Zusammenspiel von zwei oder mehr Elementen. Ein Ort, an dem alle vier Elemente zusammentreffen, ist zum Beispiel das GAP von Alice Springs, eine natürliche Öffnung, die die MacDonnel Ranges in die östliche und westliche Region teilt und die den ersten Pionieren den Zugang zum Norden möglich machte. Noch heute führt hier die Hauptverkehrsader zwischen Süd- und Nordaustralien hindurch. Ich habe längere Zeit direkt am GAP gewohnt und fühlte mich von Anfang an von diesem Platz magisch angezogen. Ein Ort, der den Aboriginals von großer heiliger Bedeutung war und an dem Männer ihre sakralen Objekte in einer Höhle aufbewahrten. Dieser Teil des Felsens fiel jedoch dem Eisenbahnbau zum Opfer. Ich bin oft im trockenen Flussbett des Todd Rivers gesessen, der sich vor Urzeiten seinen Weg durch die Felsenkette hindurchgebahnt hatte. Es war das weiche Wasser, das den harten Stein formte. Am GAP kommen mächtige Energieströme zusammen wie die Traumwege der Raupe, die für Tiefe und Transformation steht, des Dingo, der die ziehende, treibende oder stürmische Kraft repräsentiert und der Kulai, wie die Regenbogenschlange hier genannt wird, die dem Todd River, beziehungsweise unterirdischen Wasserströmen innewohnt.

Die Erde ist hier das grundlegende Element, spürbar im Sand und Wurzelbereich der Eukalyptusbäume, die im Flussbett wachsen und ihre Kraft aus der Tiefe der Erde beziehen. Das wässrige Element wird durch das artesische Wasser, von dem Alice Springs seine Lebenskraft bezieht, vertreten. Das feurige Element ist in den schroffen, roten, steil abfallenden Felshängen zu finden und das luftige Element macht sich auf der Höhe des Felsenkammes und als Wind, der mitunter heftig durch die Felsenöffnung jagen kann, bemerkbar. Einmal hatte ich hier ein recht eigenartiges, magisches Erlebnis. Es war ein stürmischer Tag und ich saß an der Durchbruchstelle der Felsenkette, in der Mitte des trockenen Flussbettes, wo sich die Ost-West-Linie und Nord-Süd-Linie schneiden, als ich plötzlich einen Dingo vor mir sah, der mit dem Wind um die Wette heulte.

Oft wird von *guten* oder *schlechten* Plätzen gesprochen, doch die Natur kennt keine Wertung, nur Anziehung und Ausdehnung, Beziehung und Spannung. Mit *gut* und *schlecht* wird jedoch auf das Prinzip der Polarität verwiesen, das allen Erscheinungsformen zugrunde liegt. Und so wie jede Batterie eine Plus- und Minusseite hat, besitzt auch jeder Landschaftskörper und jeder Ort in sich eine Yang-Yin-Polarisierung. Orte, die mehr Erd- und Wasserelemente aufweisen und sich sanft, weich oder besinnlich machend anfühlen, haben eine überwiegende Yin-Qualität. Dagegen sind Plätze, an denen die Elemente Luft und Feuer dominieren und die sich hart, pulsierend, dynamisch und energetisierend anfühlen, stark von der Yang-Qualität geprägt. Auch im Pflanzen- und Tierreich gibt es Anzeiger, die auf die jeweilige Qualität eines Ortes hindeuten. In unseren Regionen weisen zum Beispiel Eichenbäume und wilde Bienen auf starke Yang-Plätze und Lindenbäume oder Ameisenhaufen auf starke Yin-Plätze hin.

Den beiden gegensätzlichen Urkräften, die im gemeinsamen Schaffen alles Leben und Wachstum bewirken, wird oft ein femininer und maskuliner Charakter zugedacht. Doch darin liegt eine Wertung, die sich eher nach dem sozialen Wertesystem einer Kultur richtet. Die australischen Ureinwohner kennen zum Beispiel Plätze, die nur von Männern, und solche, die nur von Frauen besucht werden und wieder andere, die von allen benutzt werden dürfen. Auch in unserer alten Tradition wurden Eichenplätze als Männerplätze und Lindenplätze als Orte der Frauen betrachtet. Der Trennung von Männer- und Frauenplätzen liegt zweifellos das Wissen zugrunde, dass jeder Ort seine spezifische Wirkkraft besitzt, die nicht allen gleich gut tut, und nicht jeder auf gleiche Weise die Kraft eines bestimmten Ortes spürt und empfängt, da jede Person ihrem Naturell nach anders gepolt und programmiert ist.

Doch die herkömmliche Harmonielehre, die auf kosmische Gesetze zurückgeht, kennt keinen weiblichen oder männlichen Pol, sondern nur einen elektrischen und einen magnetischen, beziehungsweise aufbauende und abziehende Kräfte. Die von den australischen Ureinwohnern vorgenommene Unterteilung in Frauen- und Männerplätze hat meiner Betrachtung nach vornehmlich rituellen Charakter und ist wohl mehr auf die Rollenverteilung im Alltag und das soziale Ordnungssystem zurückzuführen, das nicht immer auf die Traumzeit zurückgeht, sondern auch Veränderungen im Laufe der Epochen erfahren hat, wie aus so manchen Erzählungen herauszuhören ist.

Dass den Frauen die Männerplätze und den Männern Frauenplätze gefährlich werden könnten, wie Aboriginals es oft zum Ausdruck bringen, wird damit begründet, dass in den alten Tagen so manch sakrale Stätte magisch präpariert und mit Schutzgeistern besetzt wurde, wie es auch im alten Ägypten, zum Beispiel an Grabstätten, Brauch gewesen war. Das heißt: Diese Plätze waren durch psychische Kraft programmiert und abgeschirmt und konnten auf Uneingeweihte eine unangenehme und mitunter gefährliche Auswirkung haben. Ein berühmtes Beispiel ist das Grab des jungen ägyptischen Pharaos Tutanchamun. Fast alle, die an seiner Graböffnung beteiligt waren, starben kurze Zeit darauf an einer Krankheit oder infolge eines Unfalls.

Im Zuge der Errichtung von Nationalparks, in denen viele Traumzeitstätten der Ureinwohner liegen, haben die traditionellen Hüter gefährliche Plätze entschärft. Das heißt aber nicht, dass alle ihre Plätze durch psychische Einwirkung gefährlich waren. Die Gefährlichkeit von Männer- oder Frauenplätzen lässt sich im Allgemeinen auch aus geomantischer Sicht erklären: Starke Yang-Plätze könnten aufgrund ihrer besonderen dynamischen, feurigen Kraft Frauen, die eine überwiegende Yin-Energie besitzen, bei längerem Verweilen sozusagen umpolen oder nervliche Überreizungen oder gar Aggressionen hervorrufen. Es ist möglich, dass sanftere Naturen solch starke Energien nicht verarbeiten, das heißt nicht weiter- oder ableiten können – das ist vergleichbar mit einer Schwachstromleitung, die plötzlich mit Starkstrom versorgt wird. Vielleicht hatten Aboriginal-Männer auch Bedenken, dass Frauen kämpferisch und streitlustig oder gar unfruchtbar werden könnten, nähmen sie zu viel maskuline (Yang-)Energie auf.

Dagegen kann ein zu langes Verweilen auf femininen (Yin-) Plätzen Kraft abziehen, was bei längerem Aufenthalt zu Depressionen führen und Männer weich und weniger aktiv machen könnte. Möglich, dass Bedenken bestanden, dass Frauen auf Männerplätzen vermännlichen und Männer auf Frauenplätzen verweiblichen.

Eine strikte Unterscheidung zwischen physisch stärkenden Männerplätzen und besänftigend wirkenden Frauenplätzen machte wohl Sinn, solange die persönlichen Kraftfelder der Männer und Frauen den herkömmlichen Naturgesetzen entsprechend gepolt waren. Doch nicht nur das Raumklima hat durch das Einwirken künstlicher Energien Irritationen erfahren, sondern auch die Energiefelder der Menschen haben sich aufgrund neuer Lebens- und Denkweisen verändert. Seitdem auch Frauen *die Hosen anhaben,* sie in Kriegsjahren und als Pioniersfrauen *ihren Mann* stehen mussten, hat sich das traditionelle Rollenspiel von Mann und Frau kräftig verschoben. Viele Frauen haben Männerrollen übernommen oder führen Männerarbeiten aus. Und so gibt es heute etliche Frauen, die eine starke maskuline Energie besitzen und im Gegensatz dazu unzählige Männer, die eine betont weibliche Seite ausleben.

Die Unterscheidung von femininen Frauen und maskulinen Männern passt deshalb im energetischen Sinn nicht mehr so ganz in unsere Zeit. Männliche Frauen werden sich daher eher, ihrem Naturell entsprechend, auf Yang-Plätzen besser fühlen oder von diesen automatisch angezogen werden, obwohl ihnen zum inneren Ausgleich Yin-Plätze gelegentlich dienlicher sein würden. Wer immer sich mit dem Energiemilieu eines Ortes auseinandersetzt, benötigt ein sensibles Gespür dafür, um dessen Qualität und die richtige Energiedosierung für sich herauszufinden. Es ist wie mit der Medizin: Sie kann heilen, aber bei einer zu hohen Dosis auch Schaden anrichten.

Als ich bestimmte Plätze mehrmals besuchte, fiel mir auf, dass die Intensität ihrer Kraft jedes Mal anders war, sie sich entweder stärker oder schwächer anfühlte. Natürlich hängen solch unterschiedliche Wahrnehmungen von der eigenen physischen

Kondition und psychischen Verfassung ab. Die Strahlungsintensität eines Ortes ist aber auch naturgegeben nicht immer gleich. Sie variert zum Beispiel zwischen Tag und Nacht, zwischen trockenen und feuchten Tagen. Bei Sonnenaufgang oder vor Entladung eines Gewitters, aber vor allem bei Sonnenwenden und Tagundnachtgleichen ist die vorhandene Energie wesentlich stärker zu spüren. Und während sich bei Vollmond die elektrische Kraft des Himmels besonders bemerkbar macht, ist bei Neumond die Anziehungskraft der Erde sehr stark.

Eine natürliche Ortsqualität kann auch durch geringste Eingriffe gestört werden, wie durch die Errichtung einer Mauer, eines Zaunes, das Setzen von Eisenpfählen und natürlich erst recht durch große Eingriffe wie Kanal- und Straßenbauten oder die Errichtung einer Eisenbahnlinie.

Die Energieintensität eines Platzes kann anhand der Bovis-Skala, einem Messband, das auf den Physiker Bovis zurückgeht, ermittelt werden. Der durchschnittliche Energiewert der Erde liegt bei 6 500 bis 7 000 Einheiten, die auch der Durchschnittsmensch aufweist. Bei recht dynamischen Personen können auch Werte von 8 000 bis 9 000 Einheiten gemessen werden und kraftvolle Orte können bis zu 20 000 Einheiten und noch mehr aufzeigen. Menschen, deren Energiewert unter 6 500 Bovis-Einheiten liegt, sollten dringend etwas tun, um ihre Lebenskraft und damit ihre Widerstandskraft zu stärken, damit sie nicht vom geringsten Windhauch umgeblasen werden.

Helfen könnte da zum Beispiel das Aufsuchen kraftvoller Naturplätze. Ich habe bei Workshops, die ich leitete, festgestellt, dass fast alle Teilnehmer nach dem Besuch solch dynamisch pulsierender Orte mindestens 500 bis 1 000 höhere Bovis-Einheiten aufzeigten als davor.

Manche meinen, dass das Erspüren von Energien reiner Unsinn sei. Doch fast jeder Mensch hat in seinem persönlichen Umfeld einen bestimmten Platz, an dem er sich besonders wohl fühlt und den er entweder bewusst oder unbewusst stets benutzt oder gerne aufsucht. Das kann ein bestimmter Baum im Park oder eine Waldlichtung sein, eine Ecke im Garten, im Haus oder in der Wohnung.

Es sind Orte, mit denen die Person aufgrund ihres eigenen pulsierenden Lebensfeldes oder ihrer eigenen Wellenlänge in besonderer Resonanz steht. Zwischen einer Person und dem Ort, von dem sie sich angezogen fühlt, scheint eine Art magische Brücke zu bestehen, auf der entlang die Wellen, die von beiden Seiten, beziehungsweise von beiden Energiefeldern ausgehen, einander treffen.

Orte der Kraft sind in der Regel außerordentliche Plätze, die allein schon durch ihr äußereres Erscheinungsbild auffallen. Das können ungewöhnliche Fels-, Berg- und Landschaftsformationen, Vulkane, Höhlen, Quellplätze, Thermalquellen, ein besonderer Baumwuchs oder andere Wachstumsabormitäten sein. Orte der Kraft sind Plätze, die beeindrucken und selbst sachliche Menschen oft berühren, die dann plötzlich in sich eine innere Tiefe spüren, die überhaupt zu besitzen sie nach außen hin leugnen.

Aber nicht jeder Ort, an dem sich kraftvolle Energieströme kreuzen oder von denen starke Signale ausgehen, ist ein sakraler Ort. Und nicht jedes Wasserloch und nicht jeder spektakuläre Felsüberhang ist eine Traumzeit-Stätte. Ein kraftvoll signalisierender Ort ist erst dann ein sakraler Ort, wenn eine geistig-spirituelle Komponente hinzukommt. An einem Ort der Kraft greifen Raum und Zeit ineinander, ein Phänomen, das dazu beiträgt, dass sich die Grenzen des gewöhnlichen Alltags beziehungsweise anerzogene Denkweisen, die Geist und Materie trennen, auflösen. So ist es kein Wunder, dass sich an solchen Plätzen oft ein anderes Zeit- und Raumgefühl einstellt und nicht selten eine veränderte Schwerkraft wahrgenommen wird, was eine entsprechende Auswirkung auf Psyche und Geist haben kann.

Es sind Plätze, an denen auch Aboriginals leichter mit ihren Ahnen und Schöpferkräften in inneren Kontakt kommen können, um bestimmte Botschaften oder Heilungshinweise zu erhalten. Selbst Ungeübte können an solchen Kraftstätten besondere Inspirationen empfangen.

Im Christentum werden Orte besonderer Kraft durch die Himmelsleiter oder das Schwert des heiligen Michaels symbolisch dargestellt, der im herkömmlichen Sinne nicht den Drachen tötet, sondern die Anbindung an die Erde, die durch den Drachen repräsentiert wird, anschaulich macht.

Unter bestimmten kosmischen Einflüssen wie einer besonderen Planetenkonstellation, können zu bestimmten Zeiten an solchen Orten, die eine Brücke zwischen Himmel und Erde darstellen, Lichtphänomene auftreten oder Wunder geschehen – das kann eine Spontanheilung sein oder ein sich langsam aufbauender Heilungsprozess. Ich habe bei einigen Führungen zu Orten der Kraft Teilnehmer in meinen Gruppen gehabt, die mir mitteilten, dass sie plötzlich keine Knie-, Kopf- oder Rückenschmerzen mehr hatten, und sich die meisten von ihnen irgendwie leichter und freier fühlten.

Eine Stätte der Kraft ist in jedem Fall ein Ort der Wandlung. Aboriginals haben die Energien eines Ortes niemals konsumiert, sondern sich mit ihnen ausgetauscht. Geben und Nehmen müssen nach Auffassung der Ureinwohner stets im Einklang sein. Sobald sich ein Mensch mit einem Ort der Kraft bewusst austauscht, wird ihm klar, dass er selbst ein Ort der Kraft ist und als solcher Energie aufzunehmen, zu speichern oder abzugeben vermag.

Früher war es auch in unseren Regionen üblich, sich auf den Besuch einer sakralen Stätte vorzubereiten. Man stellte bereits vor dem Besuch seine Gedanken und Empfindungen darauf ein und vollzog ein Reinigungsritual, um seine Aura, das psychisch-mentale Energiefeld, in Ausgleich zu bringen. Um das zu bewirken, schlüpften Menschen zum Beispiel zwischen engen Felswänden hindurch, was die Aura glättete oder sie tauchten in ein Wasserbecken ein.

Das Weihwasserbecken am Eingang jeder Kirche, das sich im Wurzelbereich, dem Yin-Pol der sakralen Stätte, befindet, erinnert noch an diesen Brauch. Von dort bewegt sich der Gläubige langsam dem geistigen Heiligtum, das der Altarbereich darstellt, zu. Und Muslime waschen sich heute noch vor dem Betreten einer Moschee Gesicht, Hände und Füße. Ein äußeres Ritual, mit dem gleichzeitig durch das Insichgehen eine innere Reinigung vollzogen wird. Hier kommt das hermetische Prinzip *Wie innen so außen, wie außen so innen* zur Wirkung. Und es ist nicht zuletzt der innere geistige Reinheitszustand eines Menschen, der

ausschlaggebend für seine Gesundheit und seine Widerstandsfähigkeit ist.

Aboriginals, die im zentralen Australien auf ihren Wanderwegen selten Wasser im Überfluss hatten, haben sich mit Sand
gereinigt oder mit ihrem Rücken an einen Baumstamm gesetzt,
um ihre unreinen Energien dem Baum zu übergeben, die in der
Tiefe der Wurzeln dann gereinigt und gefiltert werden. Auch bei
uns erinnert man sich im Zuge eines neu erwachenden Natur-
bewusstseins wieder an den alten Brauch, einen kräftigen Baum
zu umarmen, wenn man sich kraftlos fühlt. Auf meinen Reisen
sah ich mancherorts so genannte *Fieberbäume,* starke Bäume,
die mit Socken oder Stoffbändern, die von Kleidungsstücken
kranker Menschen stammten, voll behangen waren. Dem alten
Glauben zufolge übernimmt der Baum die Krankheitspartikel
aus den Stoffen, und sobald er diese gereinigt hat, wird der
Mensch, der diese Stoffe zuvor trug, gesund.

Um sich einem sakralen Ort anzukündigen und diesem Respekt
zu erweisen, nehmen Aboriginals Erde mit der Hand auf und
streuen diese in alle vier Himmelsrichtungen. Damit verbünden
sie sich mit dem ganzen Raum um sie herum. Auch unsere Alten
haben heiligen Plätzen gegenüber Respekt gezeigt, und das erwarten Aboriginals gleichfalls von Touristen, die ihre Traumzeitstätten, ihre heiligen Plätze besuchen, in denen ihre Träume verankert sind.

Ihr Traum wird zwar einer vergangenen Schöpfungsperiode
zugeordnet, ist jedoch auch stets Gegenwart. Der Traum ist ihre
Geschichte, ihre kulturelle Grundlage und ihr spiritueller Reichtum. Und er ist das Gebot, sich sowohl umeinander und als auch
um das Land zu kümmern. Das ist ihr heiliges Gesetz, welches
von Generation zu Generation weitergegeben wird, um das Land
und seine Menschen gesund und stark zu halten. Der Traum ist
die Quelle ihrer gesamten Lebens- und Heilkraft, und wo immer
einem Ort ein Traum innewohnt, kann er jederzeit aufgerufen
werden, um sich mit ihm zu verbinden.

Unterstützende Heilmittel und Rituale

Blut und die Kraft des Lebens

Blut spielt im zeremoniellen Leben der Aboriginals eine große Rolle. Wie das Blut der Erde besitzt auch das Blut von Tier und Mensch magische und stärkende Kraft. Junge Männer spenden rituell ihr Blut, um alte Männer damit zu vitalisieren. Das Einreiben des Körpers mit dem Blut eines Menschen oder mit dem Blut einer Echse gilt als heilend und kräftigend. Erinnern wir uns nur der Nibelungensage, in welcher der Held Siegfried im Blut des Drachen badet, um unverwundbar zu werden. Blut hatte in allen Kulturen stets eine magisch-kultische Bedeutung. In Geheimbünden wurde im rituellen Austausch Blut gegeben, um einen inneren Verbund zu bekräftigen. Und das Alte Testament ist voll mit Passagen, die von Blutopfern handeln. Bei den Juden war es das Blut des Lammes, das geopfert wurde, und das Blut Jesu wird heute symbolisch während des Rituals der Heiligen Wandlung von den Priestern getrunken.

Jeder Blutstropfen enthält den genetischen Code, das gesamte Lebensprogramm eines Menschen oder Tieres. Das heißt: Mit der zeremoniellen Aufnahme des Blutes findet genau genommen die Identifikation mit der Person oder dem Tier statt, von der oder dem das Blut stammt. Und so bedeutet auch das rituelle Trinken des Jesu-Blutes eine symbolische Identifikation mit der göttlichen Energie – der heilspendenden Lebenskraft.

Als ein wahres Lebenselexier galt den australischen Ureinwohnern eine Mischung aus Blut und Steinmehl, das von heiligen Steinen stammt. Die Murinbada (Murrinpatha)-Aboriginals im westlichen Top End von Australien kennen eine Geschichte über die Regenbogenschlange Kunmanggur, die ihr Blut, ihre heilerische Kraft, der Erde übergab, wo es sich in Gestein verwandelte. Es ist der Blutstein oder der Ocker, dem die heilmachende Kraft der Großen Schlange innewohnt.

Dass die Kraft der Schlange mit der Kraft des Lebens identisch ist, wird aus einer Beschreibung von John Cawte in seinem Buch *Healers of Arnhem Land* deutlich. Er erzählt, was einer

72

Schlange in der alten Tradition widerfährt, wenn sie einen Menschen beißt. Zunächst wird die Person unter einen Schatten spendenden Baum gebracht und ruhig gelagert. Die Schlange wird gefangen und auf dem Baum mit einem Zweig festgehalten. Dann wird sie *besungen* und ihr mitgeteilt, das gestohlene Blut zurückzugeben. Dem Denken der Ureinwohner zufolge ist der Gebissene krank, da die Schlange das Blut des Menschen abgesaugt hat. Blut ist gleichbedeutend mit Lebenskraft und die muss der Gebissene zurückerhalten. Wird er wieder gesund, wird die Schlange freigelassen. Stirbt er, stirbt auch die Schlange. Das heißt: Strömt die Lebenskraft des Menschen aus, verlischt damit die Schlange.

Für die Ureinwohner repräsentiert die Regenbogenschlange jene Große Kraft, von der vor allem die älteren Aboriginals mit großem Respekt oder nur leise sprechen. Deshalb darf an Wasserlöchern, in denen die Regenbogenschlange wohnt, ihr Name nur flüsternd oder gar nicht erwähnt werden, denn es könnte die Gefahr bestehen, von ihr verschlungen zu werden. Die Große Kraft wird von Aboriginals auch gerne als die Innere Geschichte bezeichnet, oder auch als Heilige Flamme, die uns an das ewige Licht der Christen erinnert, das im Tabernakel am Hauptaltar der Kirchen brennt. Und wir sollten nicht vergessen, dass der Altar der Christen aus den sakralen Steintischen der Heiden hervorging, denen die große göttliche Kraft innewohnte, wie die Regenbogenschlange dem Ocker.

Für die Aboriginals ist jedenfalls die Große Kraft so selbstverständlich wie der Atem, den der Mensch zum Leben braucht. Ohne diese Kraft oder diese *Innere Geschichte,* die in allem lebt, was auf Erden existiert, wäre kein Mensch bewegungs- oder handlungsfähig, er könnte nicht denken, nicht sprechen und nicht gehen. Und keine Pflanze könnte wachsen und gedeihen. Ohne diese Kraft gäbe es keine natürliche Nahrung, keine Fruchtbarkeit und keine Vermehrung aus eigenem Antrieb.

Diese Kraft, von der hier die Rede ist, kann nicht künstlich erzeugt werden. So mögen Gentechniker in ihrem ausschweifenden Tatendrang neue Produkte auf den Markt bringen, aber diesen wird die natürliche, aus sich selbst entfaltende Kraft fehlen. Ein Punkt, der natürlich der Wirtschaft zugute kommt. Nehmen wir zum Beispiel genmanipuliertes Saatgut, das nicht mehr aus sich selbst zu keimen vermag und vor jeder Aussaat stets neu gekauft werden muss, womit eine lange Kette der Abhängigkeit und Bevormundung entsteht …

Für die Große Kraft, die die obere und untere Welt, die Welt der Schöpferwesen und die Welt der Menschen miteinander verbindet, benutzen Aboriginals heute im Allgemeinen das englische Wort *Power.* Doch jedes Aboriginal-Volk hat seiner eigenen Sprache gemäß sein eigenes Wort oder seinen eigenen Begriff dafür. Im Arnhem Land wird sie von den Gunwinggu-Aboriginals *Djang* genannt, am Lockhart River *Kunta,* von den Warlbiri-Aboriginals in der Tanamiwüste *Kurunba,* von den Pitjantjara-Aboriginals im zentralen Australien *Kuran* oder *Wayrull* im Westen Australiens. Und Chinesen nennen diese besondere Kraft *Chi.* In Indien wird sie *Prana* und von den Melanesiern und in Borneo *Mana* genannt. In alten hebräischen Texten wird dafür das Wort *Ruach* verwendet. *Ruach-adonai* ist die Kraft des Herren, die Gott an die Menschen weitergab, damit sie mit ihm in Verbindung bleiben und seinem Willen (Naturgesetzen) folgen. Nur von Menschen, die sich von der Natur innerlich entfernt haben, wird diese Kraft übernatürlich genannt. Den Naturmenschen dagegen ist sie ganz natürlich.

Aber selbst in der westlichen Welt wird diese dynamische Lebensessenz und universale Kraft nicht von allen ignoriert und nicht allen ist sie ein unfassbarer Begriff. Wilhelm Reich (1897–1957) entdeckte das *Orgon,* wofür er allerdings letztendlich gerichtlich verfolgt wurde, da diese Entdeckung zu außergewöhnlich und nicht im Einklang mit der dominierenden Schulwissenschaft stand. Für Reich war Orgon jene Energie, die im gesamten Universum und in jedem Materieteilchen enthalten ist. Eine Substanz, nach der die Wissenschaftler im Grunde schon seit langem emsig suchen, die sie aber nicht akzeptieren können, solange sie nicht von einem Geist und Materie trennenden Weltbild loslassen.

Jedenfalls haben zwischenzeitlich russische Wissenschaftler das Bioplasma, eine ätherische Substanz, entdeckt und in der modernen Wissenschaft bringen Begriffe wie Quintessenz und

Lichtphotonen eine Annäherung an jene Große Kraft, die allen alten Völkern der Erde heilig gewesen war. Heilig bedeutet gleichzeitig *heilend* und heilend ist, was *ganz* macht. Und Ganzheit ist jene Einheit, in der sich die beiden polaren Kräfte, wie sie durch Himmel und Erde vertreten werden, harmonisch vereinen. Das Geheimnis allen Wohlbefindens besteht darin, diese gegensätzlichen Kräfte, die am Beginn der Erdenschöpfung aus einer gemeinsamen Quelle hervorgingen, in Balance zu halten. Ohne Anerkennung der lebensaktivierenden Energie, die zwischen Geist und Materie steht und wirkt, wird uns das wesentliche Prinzip traditioneller Heilungs-Systeme, wie sie den Aboriginals bekannt sind, unverständlich bleiben.

Dass den Aboriginals das Blut als Sitz der Lebenskraft gilt, mag noch vor kurzer Zeit so mancher als rückständig oder zu phantasievoll betrachtet haben. Doch die Resultate neuer wissenschaftlicher Forschungen bringen eine zusehende Annäherung an die innere Sichtweise alter Völker. In einer Ausgabe der *Weltspirale* (April 1998), einer unabhängigen Monatszeitschrift für Religion, Geisteswissenschaft und Fortschritt, wies Willi Augustat auf die wissenschaftliche Erforschung von Bakterien und Viren hin. Zum Beispiel wurden Experimente mit Informations- und Energieübertragung über elektromagnetische Wellen durchgeführt. Dabei haben Wissenschaftler»festgestellt, dass die im menschlichen Blut befindlichen Immunzellen *Licht*-Quanten enthalten, mittels deren Lichtstrahlung (Pulsation) schädliche Viren bekämpft werden«. Es ist die schwingende, bewegende und damit lebendige Kraft des Lichtes, die dem Begriff Lebenskraft entspricht. Lebenskraft ist demnach als Lichtschwingung zu verstehen.

Dr. Peter D'Adamo, der das menschliche Blut aufs Genaueste erforscht hat, nennt es eine vitale Kraft, die eine Schlüsselfunktion zum Mysterienbereich Gesundheit – Krankheit besitzt. Blutanalysen geben Aufschlüsse über den Gesundheitszustand eines Menschen. Je gesünder ein Mensch, desto höher ist der Anteil an Lichtquanten. Und je kränker ein Mensch, desto höher ist der Schattenanteil. Traditionelle Heiler können solches sehen. In den Kimberleys sagte ein Buschdoktor: »Die gesunden Teile eines Körpers strahlen anders als die kranken.«

Immerhin sieht es so aus, als würden sich in naher Zukunft an-
bahnende Krankheiten anhand von Lichtquanten-Messungen im
Blut lange vor ihrem Ausbruch feststellen lassen, da jeder physischen Manifestation einer Krankheit ein energetischer Plan vo-
rangeht, der sich erst einmal schwingungsmäßig abzeichnet. Dabei können die Licht/Schatten-Felder der Immunzellen erste
Hinweise auf eine Unordnung geben.

Das Blut scheint allgemein Geheimnisträger des Lebens zu
sein. Aboriginals, die in das große Wissen eingeweiht sind und
ihre Geschichte bis in ihre Traumzeit, ihre große Schöpfungs-
epoche, zurückverfolgen können, behaupten, dass nicht nur die
Große Kraft oder Innere Geschichte, sondern auch die Erinnerung des Menschen an seine Vorfahren und ihre Verbindung
mit ihnen im Blut gespeichert ist. Diese Behauptung findet Unterstützung in den Aussagen von Blutforschern wie Dr. Peter
D'Adamo, dass Blut die genetische Erinnerung enthält, die
Äonen zurückgeht. Die Entwicklung der Blutgruppen wird mit
der mehrmals in der Evolution des Menschen stattgefundenen
gravierenden Veränderung seiner Lebensart und der damit ver-
bundenen Nahrungsaufnahme und den veränderten Umweltbe-
dingungen in Beziehung gesetzt. So soll jede Blutgruppe andere
Anpassungsfaktoren aufweisen, die sich aufgrund bestimmter
Lebenskonditionen entwickelt haben. Jede der heute bekannten Blutgruppen lässt sich nach neuesten Erkenntnissen auf eine
bestimmte Zeitepoche der Menschheitsgeschichte zurückverfolgen.

Die Blutgruppe 0 gilt als die älteste. Ihre Entstehung wird auf
etwa 40 000 Jahren v. Chr. datiert. Die Menschen waren damals
Jäger und Sammler, die anfingen, neue Überlebensfähigkeiten
im Kampf gegen die Naturgewalten und wilde Tiere zu entwickeln. Sie waren von robuster und widerstandsfähiger Natur. Eigenschaften, die bis heute in dieser Blutgruppe genetisch erhalten blieb.

Etwa vor 25 000 Jahren, im Neolithikum, entwuchs aus der
Blutgruppe 0 die Blutgruppe A. Es war die Zeit, die auf lange
Migrationen folgte. Menschengruppen aus Afrika zogen nach
Norden und auch asiatische Volksgruppen waren im Aufbruch.
Die Jäger suchten nach neuen Jagdgründen oder die Menschen

mussten wegen heftigem Klimawechsel ihre gewohnte Region verlassen. Im Übergang vom Nomadentum zu einem eher sesshaften Leben wurde den Menschen die Scholle wichtig und Ackerbaukulturen und Vorratshaltung entstanden. Das Leben in Siedlungen verlangte einen anpassungsfähigen Gemeinschaftsgeist. Personen mit der Blutgruppe A haben im Allgemeinen nicht die Ellenbogennatur der Gruppe 0 und suchen eher den kooperativen Weg.

Die Blutgruppe B soll vor ungefähr 15 000 Jahren in den kaukasischen und mongolischen Gruppen zum ersten Mal in der menschlichen Entwicklungsgeschichte aufgetaucht sein. Es waren Hochland- und Steppenbewohner, die einerseits kriegerische Reitervölker hervorbrachten, andererseits Tierzucht betrieben und vom Fleisch domestizierter Tiere und ihrer Milchprodukte lebten. Ursprünglich barbarischer Natur haben sie sich in eine mehr gezähmte Lebensweise integriert und damit eine gewisse Balance zwischen zwei Extremen finden müssen.

Die jüngste Blutgruppe wird AB bezeichnet und ist wirklich jung zu nennen, da sie erst vor etwa 1000 Jahren zum ersten Mal auftauchte. Sie soll durch den Einfall von Barbarenhorden, wie Attila, dem Hunnenkönig und seiner Mannen, d.h. durch die Vermischung mit der europäischen Zivilisation entstanden sein. Die AB-Blutgruppe ist sehr selten und etwa nur bei fünf Prozent der Menschheit zu finden. Die Vermischung der A- und B-Erbinformationen zeigt entweder eine komplexere Form der Anpassungs- und Widerstandsfähigkeit oder beide Blutgruppen können sich gegenseitig im Wege stehen.

Interessant sind die Ergebnisse wissenschaftlicher Blutgruppen-Studien, die einen Zusammenhang zwischen einer bestimmten Blutgruppe und der Anfälligkeit für bestimmte Krankheiten sehen. Dabei wurde auch festgestellt, dass Menschen ihrer Blutgruppe entsprechend einer bestimmten Nahrungszusammensetzung bedürfen, da jeder Mensch seiner spezifischen Erbgut-Information nach die ihm zugeführte Nahrung unterschiedlich verbrennt und verdaut, was darauf hinweist, dass sich Diäten und Gesundheitsregeln nicht verallgemeinern lassen. Über dieses Thema hat Dr. Peter D'Adamo einen aufschlussreichen Führer zur Blutgruppen-Diät geschrieben. Seiner Ausführung nach benötigen Menschen der Blutgruppe 0, deren Blut-Vorfahren von der Jagd lebten, mehr Fleischnahrung als alle anderen Blutgruppen. Auch Fische und Meerestiere zählen zu ihrer empfohlenen Diät. Gemüse und Getreide sind für sie eher eine Nahrungsergänzung, wobei sie besser von Weizen Abstand halten sollten, auf den sie eine starke Reaktion zeigen. Im Gegensatz dazu können Menschen mit der Blutgruppe A, die in der Regel wenig Magensäure besitzen, Fleisch nur schwer verdauen. Auch Milchprodukte vertragen sie nicht besonders gut. Ihre verträglichste Nahrung ist Getreide und Pflanzenkost, da ihre Blutgruppen-Vorfahren sozusagen die ersten Vegetarier waren. Sie sind auch gute Verwerter von Sojaprodukten. Personen mit der Blutgruppe B vertragen wiederum Milchprodukte ausgezeichnet und auch Fleischnahrung zählt zu ihrer verträglichen Diät, lebten ja ihre Vorfahren von der Tierzucht. Die empfohlene Nahrungsmittel-Zusammenstellung der Blutgruppe B umfasst die größte Vielfalt. Nicht verträglich sollen für sie jedoch Erdnüsse, Mais oder Weizen sein. Für Träger der AB-Blutgruppen gelten im Grunde die empfohlenen Diäten und Vorsichtsmaßnahmen der Blutgruppen A und B. Im Allgemeinen gelten Menschen der Blutgruppe AB als physisch stärker als die der A-Gruppe, was auf ihr Erbe, das ihnen die wilden Reiterstämme mongolischer Steppen hinterlassen haben, zurückgeführt wird.

Mit solchen Blutgruppen-Unterscheidungen und der Verbindung zu dem Gesundheits- beziehungsweise Krankheitszustand der Menschen können wir vielleicht etwas besser die Ernährungsregeln der Aboriginals verstehen, die stets wussten, dass eine bestimmte Nahrung, die einer bestimmten Menschengruppe gut tut, für eine andere nicht verträglich ist, da jeder Mensch andere Anlagen und eine andere Aufnahmefähigkeit besitzt.

So sind es moderne, wissenschaftliche Forschungen und Analysen der Blutgruppen, die darauf verweisen, dass wir aufgrund der spezifisch-genetischen, in unserem Blut gespeicherten Informationen mit unserem Urerbe und unseren Vorfahren und deren Fähigkeiten, sich der Umwelt anzupassen, untrennbar verbunden sind. Das bringt uns den Einsichten der Aboriginals, die noch Erinnerungen an den Traum, an die Schöpfungsperiode ihrer großen Ahnen besitzen und über das Blut ihre persönliche Entwicklungsgeschichte und damit Zugang zu den tiefsten Mysterien des Lebens zu kennen scheinen, ein gutes Stück näher.

Unsere Blutgruppen gehen jedenfalls weiter in die Menschheitsgeschichte zurück als unsere heutigen Rassen und ethnischen Gruppen. »Blut ist die Verbindungslinie zu unseren Urahnen«, sagen die Aboriginals, die ihre wahre Blutverwandtschaft nicht mit ihren leiblichen Eltern im Verbund sehen, sondern mit jenen, die das gleiche *alte Blut* haben. Es waren die Urahnen, die ein bestimmtes Erbe in jedem von ihnen hinterließen. »Ein Erbe, das unserem Blut eingeprägt ist.« Die Blutgruppen scheinen die wahren Verbindungslinien zu unserem genetischen Ur-Erbe zu sein. Das bedeutet, dass Menschen aller Rassen viel mehr in ihrem Inneren miteinander verbunden sind als äußere Merkmale darauf schließen lassen.

Der reinigende und schützende Rauch

Rauch ist nicht nur ein Mittel, das Mücken vertreibt. Aboriginals betrachten Rauch vor allem als Medizin, die eine desinfizierende und reinigende Wirkung hat. Die Rauchmethode wird zum Beispiel bei Atemswegs- oder Hautentzündungen, aber auch generell bei Unwohlsein angewandt. Die einfachste Art ist das Ausheben eines Erdloches, worin Blätter, Hölzer oder Gräser, denen Heil- und Schutzkraft zugesprochen wird, angesengt werden, bis sich Rauch entwickelt. Dann hockt oder legt sich die kranke Person mit dem betroffenen Körperteil über das qualmende Loch oder stellt sich darüber, sodass der Rauch den ganzen Körper umhüllt und ihn wie eine Schutzhülle umgibt.

Bei einer anderen Methode wird über einem leicht glühenden Feuer aus qualmenden Pflanzenteilen ein niedriges, hölzernes Gerüst errichtet, auf das sich der Kranke legen kann.

Die Ureinwohner sagen, Rauch vertreibe den *kranken Geist*. Darunter sind Krankheitspartikel zu verstehen, beziehungsweise auch krank machende Gedanken oder Empfindungen, die von dem abziehenden Rauch weggetragen werden. Rauch hat damit in erster Linie einen heilenden Loslöse- oder Befreiungsaspekt.

79

Westliche Ärzte standen der Rauch-Medizin stets skeptisch gegenüber, da sie ihrer Meinung nach ungesund für die Lungen ist. Doch Aboriginals waren stets von der großen Kraft, die vom Rauch heil machender Pflanzensubstanzen ausgeht, überzeugt, wobei sie mehr den feinstofflichen Bereich sehen, der von der westlichen Medizin völlig außer Acht gelassen wird.

Der Rauch wird auch als vorbeugende Schutzmaßnahme und zur Stärkung benutzt. Alte Frauen sind überzeugt, dass Rauchrituale die Glieder eines Menschen stark machen, sodass er lange zu gehen vermag, ohne müde zu werden. Der Rauch soll ebenso Mütter und Kinder kräftigen. So werden neugeborene Babys und ihre Mütter einem Rauchritual unterzogen, wobei Blätter wie beispielsweise vom Conkerberrybusch verwendet werden. Besondere Kraft wird ebenso dem Rauch aus Spinifexgras zugesprochen.

Frauen kennen eine Reihe von Pflanzen, die nur von ihrem Geschlecht benutzt wurden, darunter sind auch angeblich empfängnisverhütende Pflanzen. Zum Beispiel soll der Rauch von der Rinde des Ironwood-Baumes Frauen, die sich keine Kinder mehr wünschen, steril machen. Die einst durch das Land ziehenden Aboriginal-Gruppen versuchten die Anzahl ihrer Nachkommen unter Kontrolle zu halten. Zu viele Kinder wären den Frauen während langer Wanderungen eine zu große Belastung gewesen. Dazu kommt, dass sich vor allem in den zentralen Regionen Australiens eine zu große Menschenanzahl ungünstig auf das sensible Ökosystem ausgewirkt hätte. So weist auch heute noch das zentrale Buschland Australiens im Vergleich zu den Küstenregionen nur eine geringe Einwohnerzahl auf. Auf einer Fläche von 2,3 Millionen Quadratkilometer leben nur etwa 160000 Einwohner, wobei Alice Springs, im Zentrum des australischen Outbacks liegend, mit 27000 Einwohnern der größte Ort ist.

Die Schutzwirkung, die dem Rauch zugeschrieben wird, hat in der modernen Zeit so manchen Aboriginal zum Kettenraucher gemacht, um sich vor bösen Geistern und magischen Angriffen zu schützen. Eine Anschauung, der ich auch in Afrika und Asien des Öfteren begegnet bin. Das ist eine eigenartige Verschmelzung von Moderne und Tradition, deren heil-machender Effekt

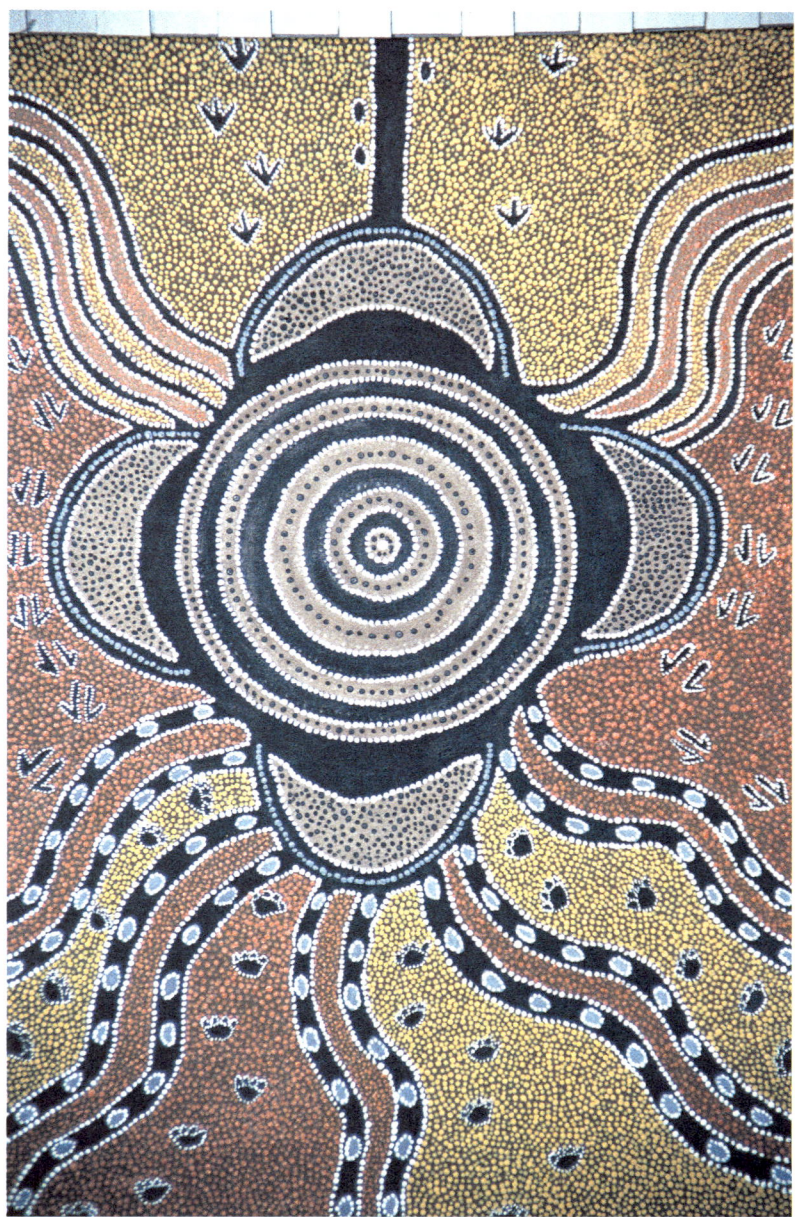

Wege der Kraft, die einem Energiezentrum zufließen oder daraus hervor-
strömen. (Malerei aus Zentralaustralien)

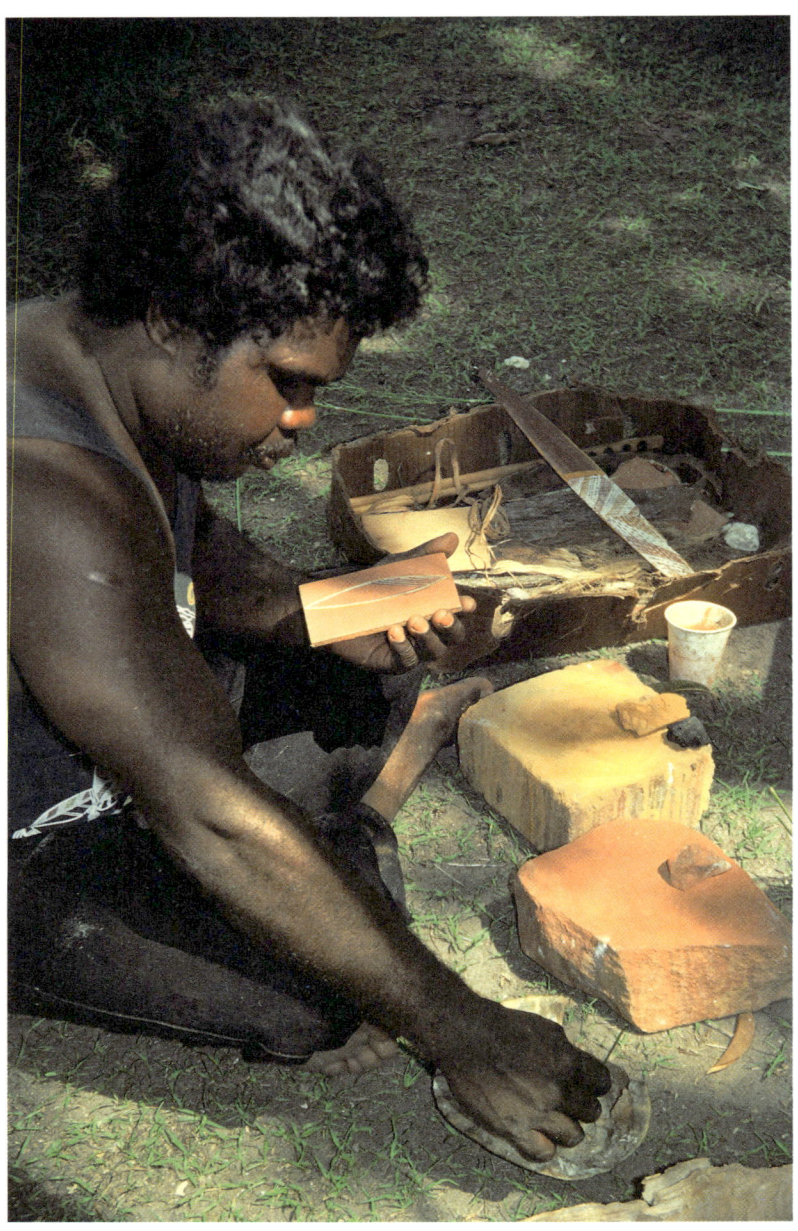

Ocker ist auch Grundlage der traditionellen Malfarben.

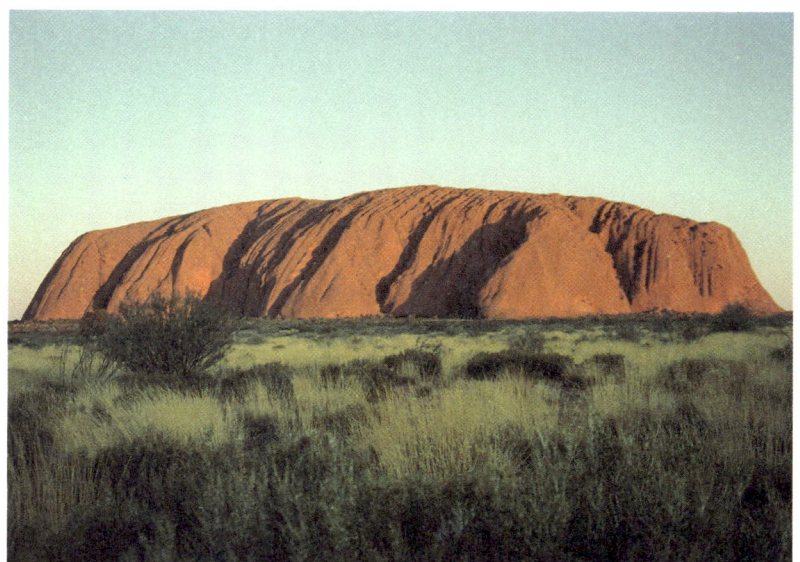

Weithin breitet sich das Spinifexgras aus. Im Hintergrund Uluru (Ayers Rock), das höchste Heiligtum aller Aboriginals.

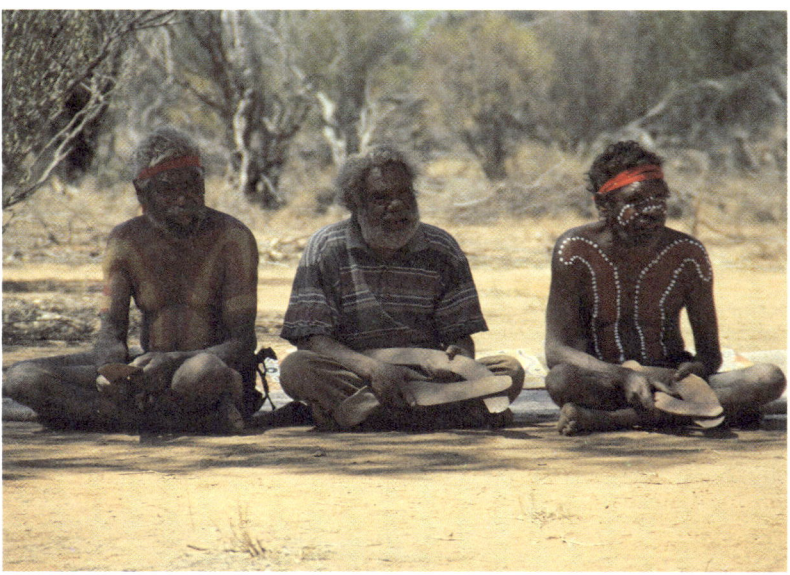

Vor allem die älteren Aboriginals machen sich große Sorgen um den desolaten Zustand, indem sich bereits die Erde befindet.

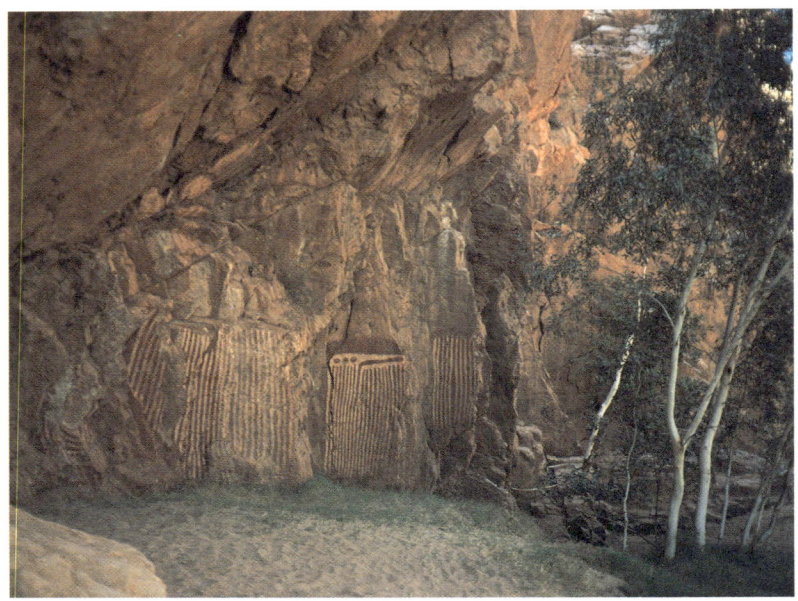

Emily Gap bei Alice Springs, Zentralaustralien

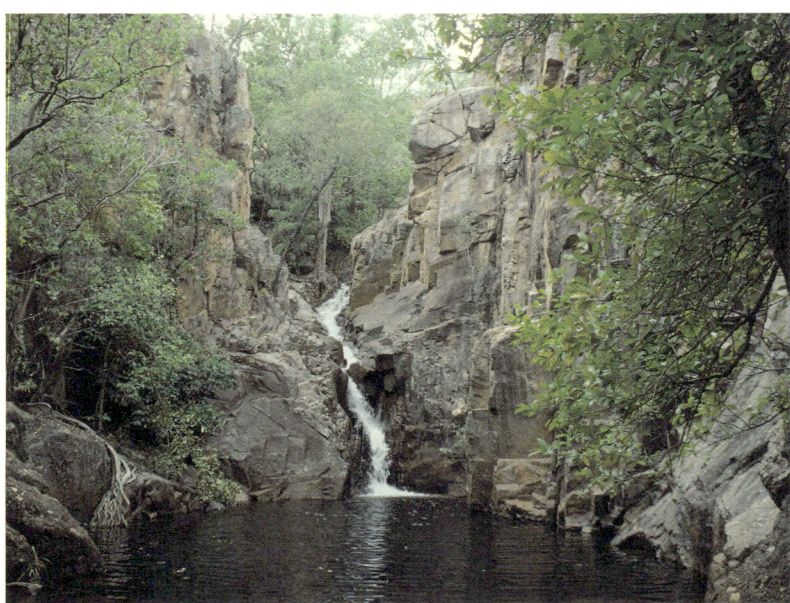

Rockhole, Kakadu, Northern Territory

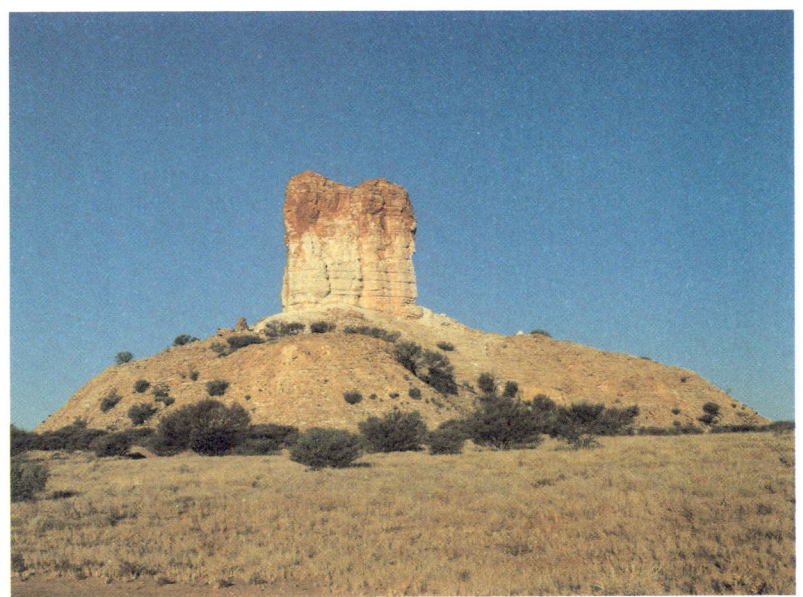

Chambers Pillar, Zentralaustralien

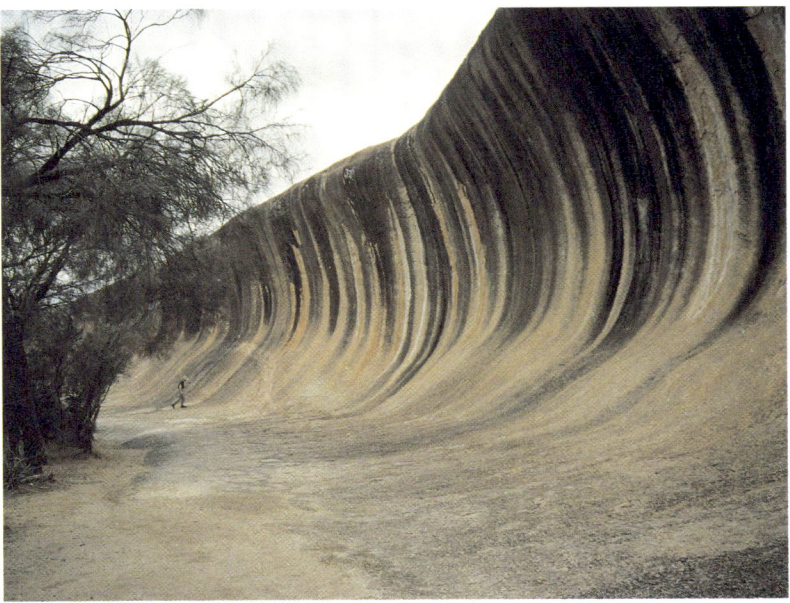

Wave Rock, Westaustralien

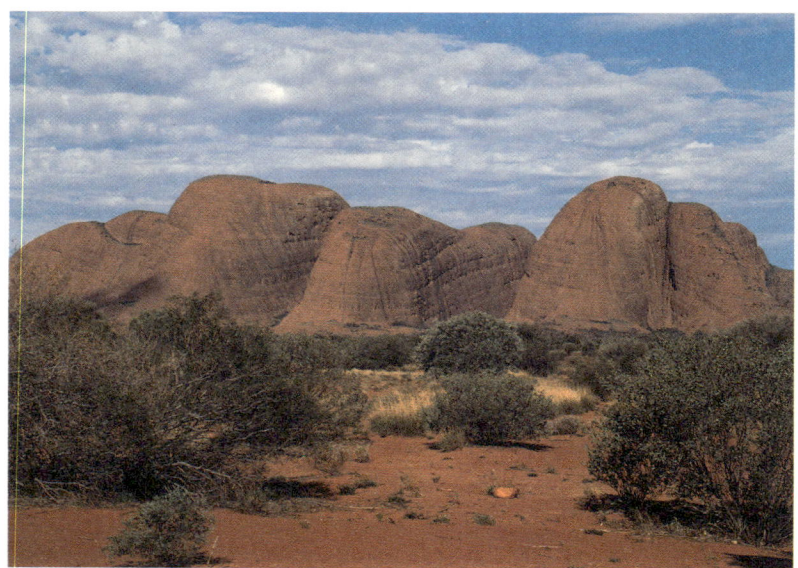

Kata Tjuta (Olgas), Zentralaustralien

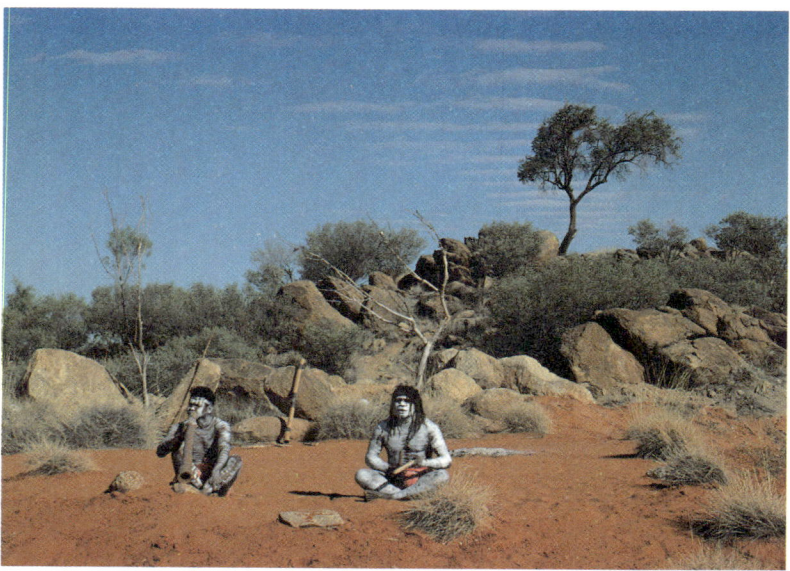

Die kulturelle Grundlage der Ureinwohner ist der *Traum,* der in Liedern, Geschichten und Tänzen wiedergegeben wird. (Corroboree im Red Centre Resort, Alice Springs, NT)

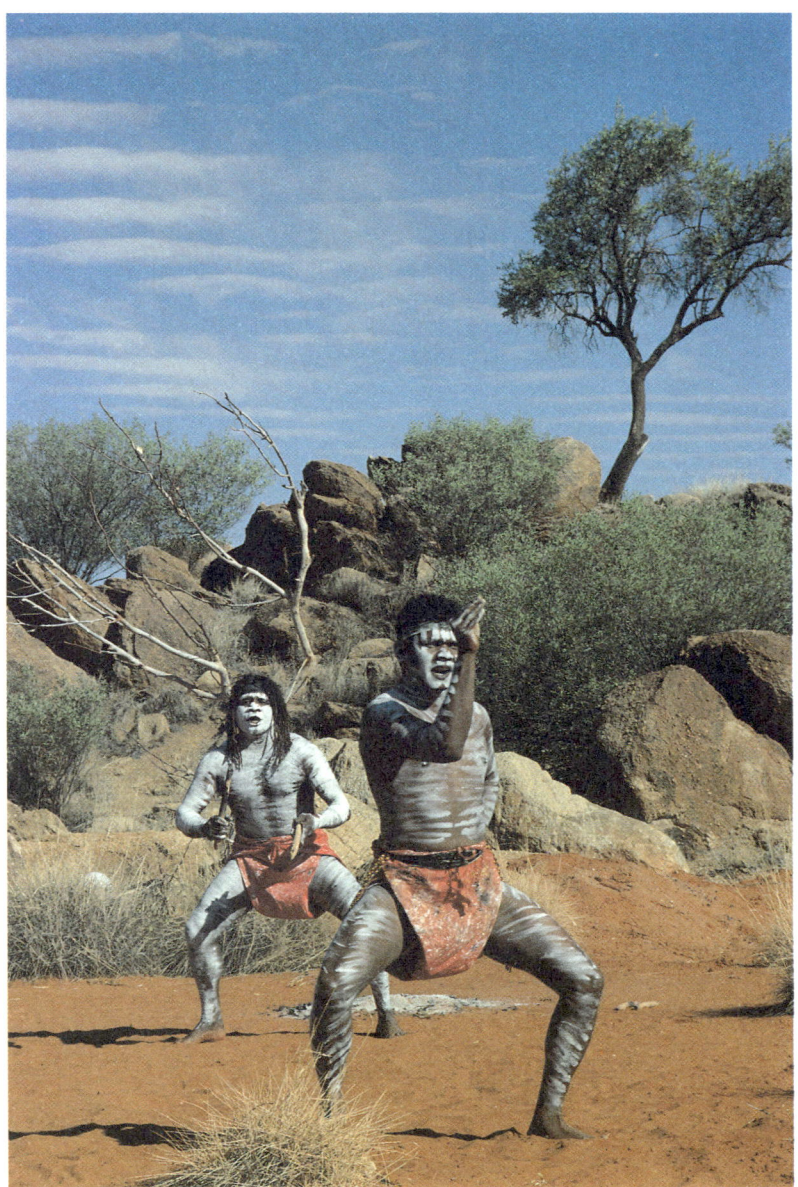

Auf einem traditionellen Zeremonienplatz der Ureinwohner werden Ausschnitte ihrer Schöpfungsgeschichten dargestellt. (Red Centre Resort, Alice Springs)

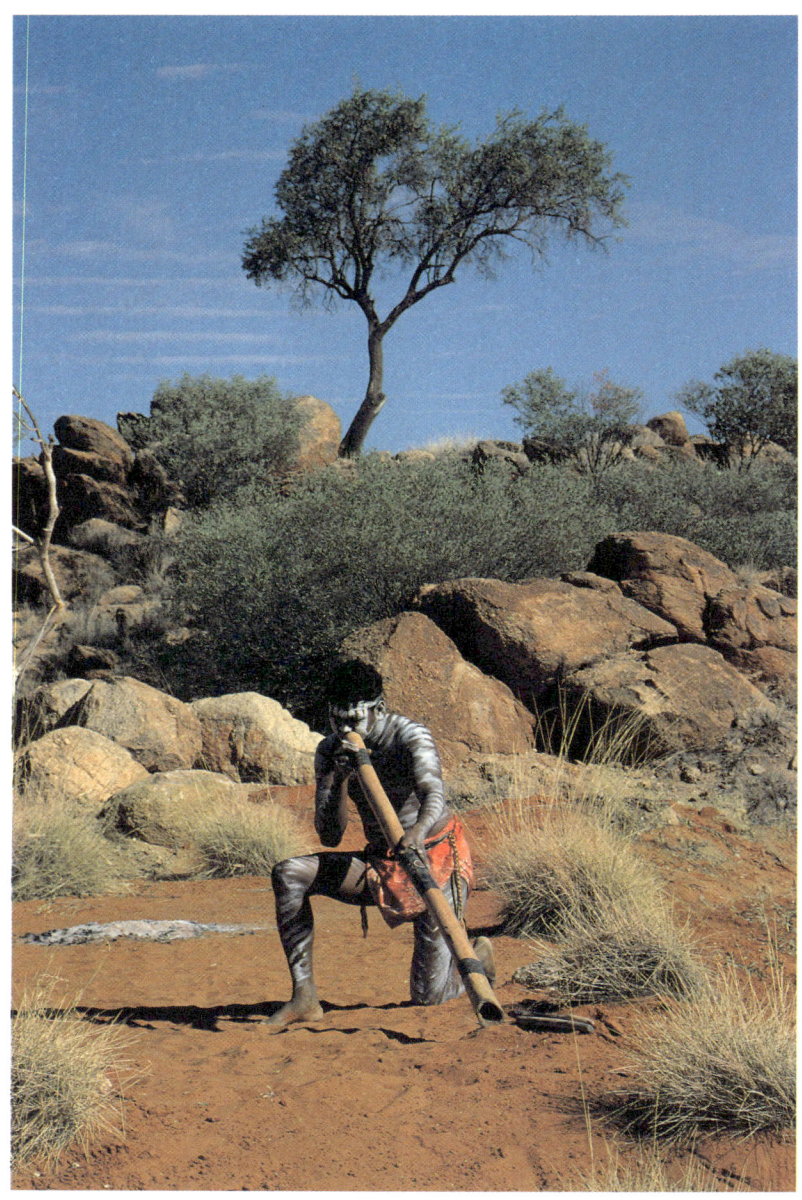

Didjeriduspieler im Red Centre Resort, Alice Springs, NT.
Das Didjeridu war ursprünglich ein sakrales Ritualobjekt oder diente als
therapeutisches Mittel, um die Seele zu behandeln.

bezweifelt werden mag, da die Zigaretten mit einem Tabak gestopft sind, der mit seinen chemischen Anteilen alles andere als naturbelassen ist.

Inzwischen sollen etwa 50 Prozent der Aboriginal-Jugend zum verführerischen Glimmstängel greifen. Um vor allem die Jugend auf die Gefahren des Zigarettenrauchens hinzuweisen, hat sich die Aboriginal-Künstlerin Mildred Inkamala aus Hermannsburg, westlich von Alice Springs liegend, eine Bildkreation einfallen lassen, die belehrend wirken und nachdenklich machen soll. Sie hat zwei aussagekräftige Bilder gemalt, die sie *die Lungengeschichte* nennt, wobei das eine Bild mit der rosafarbenen Lunge *die gesunde Lungengeschichte* darstellt und das andere Bild mit der grauen Lunge *die kranke Lungengeschichte*. Die rosa und gesunde Lunge will auf die Wichtigkeit des Atems, beziehungsweise des Einatmens einer reinen, rauchfreien und am besten auch chemiefreien Luft hinweisen. »Ist die Luft und die Lunge rein, ist der Geist unserer Leute, unserer Familie und Gemeinschaft rein. Und damit ist unsere Kultur und unser natürliches Umfeld stark und gesund. Dann können auch unsere alten Geschichten wirkungsvoller an die nächste Generation weitergegeben werden.« Nach dem Empfinden der Ureinwohner sind es die alten Geschichten, die ihrer Gemeinschaft stets die nötige Kraft gegeben haben, um allen Widrigkeiten zum Trotz zu überleben.

Die graue Lunge dagegen macht vehement auf die ungesunde Auswirkung des Zigarettenkonsums mit seinen Schaden bringenden Teer- und Chemieanteilen aufmerksam. Die graue Lunge ist von vielen schwarzen Punkten besetzt, die den Teergehalt der Zigaretten symbolisieren. Der Hintergrund des Bildes ist schwarz. Diese Farbe will das *Sorry Business* zum Ausdruck bringen, die Trauer um die verlorenen Familienmitglieder, die an Lungenkrankheiten, die auf den Zigarettenkonsum zurückgeführt werden, gestorben sind. Die schwarze Grundfarbe stellt aber auch das Land dar, das durch eine ungesunde Lebensweise ebenfalls in Mitleidenschaft gezogen wurde. Damit wird deutlich auf die Wechselwirkung zwischen Mensch und Land verwiesen. Um die mahnende Aussage zu verstärken, hat Mildred zusätzlich christliche Kreuze (Hermannsburg wurde ursprünglich als lutheranische

Mission gegründet) eingezeichnet. Eine sehr anschauliche und wirkungsvolle Bildgeschichte, die berührt. Allerdings zeigt die Farbenwahl den christlichen Einfluss von Hermannsburg, da in der alten Aboriginal-Tradition die weiße Farbe im Zusammenhang mit Tod und Trauer und die schwarze Farbe für die heilende, glückliche Erde verwendet wurde.

In der Aboriginal-Tradition spielt Rauch, der aus natürlichen Hölzern und Pflanzen hochsteigt, auch bei Totenbräuchen eine bedeutende Rolle. Den Tod betrachten die Aboriginals nicht als Ende des Lebens, sondern nur als Übergang in eine andere Dimension. Allerdings bringt dieser Übergang seine Gefahren mit sich. Deshalb bereiten sich alte Menschen vorsorglich auf ihr Ableben vor. Erst einmal geben sie angesammeltes Wissen an die jüngeren Generationen weiter. Die alten Menschen der Aboriginal-Völker, für die das Jenseits nie eine abstrakte Angelegenheit, sondern stets eins mit dem Erdenleben ist, sollen am Ende ihrer Tage die Komplexität ihres ganzen Wesens mit ihren verschiedenen Seelenanteilen zu umfassen vermögen. Die Aboriginals haben keine Himmelsvorstellung wie die Christen, da sich ihr Himmel im gleichen Raum wie die Erde, nur in einer anderen Energiedichte, beziehungsweise auf einer anderen Schwingungsebene befindet. Eine bestimmte Schwingung ist für Aboriginals gleichbedeutend mit einem bestimmten Ton oder Klang. Ihr Himmelsreich ist demnach als eine Daseinsebene zu verstehen, die einen höheren und reineren Ton oder Klang besitzt als die Erde. Ein bewusster Übergang vom Leben in den Tod, von einer Dimension in die andere, ist deshalb wichtig, damit nicht Reste ihrer Seele an der Erde haften bleiben.

Die Aboriginals glauben, dass sie zwei Seelen besitzen, die von den Yolngu-Aboriginal im Norden Austaliens *Birrimbirr* und *Mokuy* genannt werden und in etwa mit *Ba* und *Ka* der alten Ägypter vergleichbar sind. Birrimbirr ist die höhere, geistige Seele, das spirituelle reine Wesen, das auf die Wiedergeburt wartet. Aber davor muss Mokuy, der erdgebundene Seelenanteil, gereinigt und erlöst werden, damit keine Schaden bringenden Seelenaspekte an den Hinterbliebenen hängen bleiben. Mit Mokuy sind alle Schatten des Erdenlebens wie Groll, Wut, Ärger, Neid

82

oder Ängste verknüpft. Alte Menschen, die sich bewusst auf den Tod vorbereiten und sich bemühen, zu bereinigen, was zu bereinigen ist, werden auf ihrer Reise, die sie in die Seelenheimat zurückbringt, keinen großen Hindernissen begegnen.

Nach dem Ableben eines Verwandten beginnt eine Aufeinanderfolge verschiedener Zeremonien, die bereits in einem Zeitraum von einem Monat, aber auch erst nach zwei Jahren abgeschlossen sein können. Während verschiedener Rituale wird die verstorbene Seele auf ihrer großen Reise von den Hinterbliebenen unterstützt und begleitet, bis die Familienmitglieder wissen, dass die Seele es geschafft hat, sich von allen Bindungen des letzten Erdenlebens frei zu machen. Den Hinterbliebenen ist es wichtig, dass die verstorbene Seele ihre Ruhe findet, damit nicht irgendwelche unerlösten Seelenaspekte am gewohnten Lebensraum hängen bleiben. Mokuy-Seelen, die noch mit der Erde eng verbunden sind, können sich von den Leidenschaften und Trieben Lebender angezogen fühlen und auch nach einer neuen Körperhülle suchen, in die sie hineinschlüpfen können. Das heißt, dass unruhige Seelen von unruhigen Lebenden, die etwa die gleiche Wellenlänge haben, dem Gesetz der Anziehung nach wie von einem Magnet angezogen werden. Gefährdet sind dabei vor allem Drogenabhängige, Alkoholiker, aber auch Menschen, die im Schlaf ihren Körper kurz verlassen und andere, die zeitweilig die Kontrolle über ihren Körper verlieren, wie zum Beispiel während einer Operation. Das ist mit ein Grund, warum sich Aboriginals nicht gerne einer Operation mit Narkose unterziehen.

Ruhelose, verärgerte oder beleidigte Geister Verstorbener können über den verlassenen Wohnort und dessen Gemeinschaft Schaden, Unfrieden oder Krankheiten bringen und damit eine Gemeinschaft schwächen. Sie vermögen sogar Lebende zu terrorisieren oder Menschen zu verleiten, falsche oder böse Dinge zu tun. Sie können zum Beispiel Personen dazu bringen, zu stehlen oder gar zu töten. Deshalb wird großer Wert auf die Reinigungsrituale im Zusammenhang mit den Begräbniszeremonien gelegt.

Oft verlassen Hinterbliebene ihren Wohnort und kehren nicht eher zurück, bis ein großer Regen den Platz gründlich gereinigt hat. Der Regen macht den Weg frei, wäscht alle Fußabdrücke und schmerzende Erinnerungen weg. Das heißt nicht, dass ein Verstorbener vergessen wird, aber Aboriginals halten weder an Menschen noch an Dingen fest. Auf diese Weise können natürliche Entwicklungen ungehindert ihren Lauf nehmen.

In den Kimberleys im Nordwesten Australiens hörte ich die Geschichte einer alten Frau, die sich weigerte, in ein Krankenhaus zu gehen, da dort ihre Mutter gestorben sei. Sie sagte, sie warte erst auf den großen Regen, bevor sie in das Krankenhaus gehe.

Bei der Begräbniszeremonie wird ein Feuer gemacht. Steigt dann der Rauch gerade wie eine Säule hoch, ist das ein Zeichen, dass sich der Verstorbene von der Erde losgelöst hat und frei geworden ist. Eine Bestätigung seiner Befreiung bringt ein kurz darauf folgender Regenschauer, der alles, was noch an unguten und anhängenden Resten vorhanden ist, wegspült. Oft ist es auch Brauch, den persönlichen Besitz einer verstorbenen Person, der in der Regel recht bescheiden ist, zu verbrennen. Und die Hinterbliebenen wollen oft nicht eher die Räume, die er bewohnt hat, betreten, bis diese nicht mit Rauch gereinigt wurden. Totenrituale tragen jedenfalls wesentlich zur Harmonie, zum Wohlbefinden und zur inneren Befreiung und damit zur inneren Gesundheit einer Gemeinschaft bei.

Das Reinigen mit Rauch ist ein Brauch, der weltweit verbreitet war und mancherorts noch praktiziert wird. Denken wir nur an den Weihrauch in den Kirchen, der einen reinigenden Effekt hat, oder an die Räucherstäbchen in den chinesischen Tempeln. Und in den Alpenregionen geht zwischen Weihnachten und Heiligdreikönig, in den so genannten Raunächten, die Bäuerin oder der Bauer mit der Räucherpfanne, der reinigende Kräuter beigegeben werden, durch das Haus und das ganze Anwesen, »damit sich das Böse (das Unreine und Ungesunde) nicht festsetzen kann«, wie mir einmal eine Bäuerin zu verstehen gab.

Das heilende Didjeridu

Das *Didjeridu,* ein australisches, archaisch anmutendes Blasinstrument, das in den letzten Jahren in Europa ungemein populär geworden ist, wurde ursprünglich von den Aboriginals als Heilungsobjekt benutzt. Es wird vorwiegend aus Ästen von Euka-

84

lyptusbäumen wie zum Beispiel den Woolybarks und Stringybarks hergestellt. Dabei werden im traditionellen Verfahren nur von Termiten ausgehöhlte Äste verwendet, sodass für die Natur kein Schaden entsteht. Aboriginals wussten immer genau, welche Äste sozusagen *reif* sind. Dagegen werden heute bei der kommerziellen Herstellung von Didjeridus oft gesunde Äste abgeschnitten und das ist zweifellos ein gewaltsamer Eingriff in das sensible Ökosystem des australischen Buschlandes.

Die hohlen Äste werden auf etwa eine Länge von anderthalb bis zweieinhalb Meter zugeschnitten, das Innere gesäubert, das Äußere von der Rinde befreit, geglättet und entweder mit Ocker eingerieben oder mit bestimmten Symbolen bemalt. Dem Ocker wie den Symbolen wird allein schon Heilkraft zugedacht. Das Didjeridu ist ein Blasinstrument, allerdings erfordert das Spielen eine besondere Atemtechnik. Die Lippen werden dabei nicht fest auf das Mundstück gepresst wie etwa beim Trompeteblasen, sondern bleiben ganz locker. Ähnlich wie beim Dudelsackspielen wird durch die Nase eingeatmet und der Mundraum mit Luft gefüllt, während Wange und Zunge die Luft aus dem Mund hinausdrücken. Dabei muss stets die alte Luft ganz aus der Lunge rausgelassen werden, bevor die neue Luft eingeatmet wird. Eine Methode, bei der die Zunge stets in Bewegung ist. Das unentwegte Zirkulieren des Atems erfordert anfangs eine gewisse Konzentration und Übung, aber wer diese Technik beherrscht, vermag auf dem Didjeridu gut zehn Minuten lang zu spielen, ohne das Gerät abzusetzen. Das Didjeridu wird von den Aboriginals am Boden sitzend gespielt, wobei ein Bein seitlich angewinkelt ist, während der Fuß des ausgestreckten Beines das untere Ende des Instrumentes stützt. Während des Blasens wiegen die Spieler leicht ihren Oberkörper im Einklang mit den rhythmischen Tönen, um eine Muskelverspannung zu vermeiden.

Das tönende Holzrohr ist im herkömmlichen Sinn für die Aboriginals ein sakrales Objekt, das sie bei ihren Zeremonien, bei denen sie ihre Schöpfungsgeschichte tänzerisch und spielend wiederholen, benutzen. Das anhaltende Blasen versinnbildlicht den unentwegt zirkulierenden Atem des Universums beziehungsweise die unentwegt schaffenden Schöpferkräfte, die niemals ruhen dürfen, sonst würde der Atem der Welt still stehen. Die Gadjerong-Aboriginals, die von der nördlichen Küstenregion zwischen Ord- und Keep-River kommen, sagen:

»Bläst ein Mann das Didjeridu, bläst es zurück zu ihm aus dem Wasser, das in der Nase umschlägt und ihm Wind (Antriebskraft) gibt.« Das Wasser wird von der Regenbogenschlange und der Wind vom Fliegenden Hund repräsentiert. Und es heißt, beide Tiere würden sich gegenseitig mitteilen, was zu tun sei (um die Welt in dynamischer Bewegung zu halten).

Das Didjeridu war ursprünglich nur im Norden Australiens bekannt und gilt wegen seiner länglichen, phallusartigen Form als männliches Symbol, das zu benutzen ausschließlich Männern erlaubt war. Doch eine Geschichte aus dem nördlichen Queensland erzählt, dass es zwei Holz sammelnde Frauen waren, die aus einem Stapel Holz einen eigenartigen Ton gehört hatten und davon den Ältesten berichteten. Diese untersuchten den Stapel und entdeckten darunter einen hohlen Ast, in dem sich der Wind gefangen hatte, wodurch dieser seltsame Ton entstand. Von da an machten die Männer nach, was ihnen die Natur vorgespielt hatte.

Diese Geschichte scheint eine Variante einer Geschichte der Murinbada-Aboriginals zu sein, die von Kadu Punj, einem Sohn der Regenbogenschlange Kunmanggur erzählt. Er hatte die Große Kraft im Inneren eines Baumes versteckt, der jedoch bei Hochwasser von der starken Strömung weggetragen wurde. Zwei Frauen, die am Fluss fischten, entdeckten den treibenden Baumstamm und zogen ihn an Land, um mit ihm den Fluss entlangzureisen. Doch da kam Kadu Punj und entriss ihnen gewaltsam den Stamm (und die darin verborgene Macht).

Hohle Baumstämme werden im Norden als Ritualtrommeln benutzt, die höchsten sakralen Wert besitzen. Deren Ton darf heute nur von Männern gehört werden, auch wenn das Innere des Hohlraumes, das im Grunde dem Inneren jeder Materie entspricht, mit dem weiblichen Schöpfungsprinzip assoziiert wird.

Das Didjeridu, das von westlichen Touristen als beliebtes Souvenir aus Australien mit nach Hause gebracht wird, dient ihnen in der Regel als Zeitvertreib oder einfach zur Dekoration. Dagegen wurde es ursprünglich von den Ureinwohnern Australiens vor allem zur Behandlung der Seele – des feinstofflichen Körpers –

benutzt, wenn dieser in Unordnung war. Jede Krankheit, jedes Unwohlsein zeigt an, dass mit dem feinstofflichen Energiefeld etwas nicht in Ordnung ist. Der Klang des Didjeridus besitzt eine bestimmte Schwingung, die einem bestimmten Energie-Urmuster entspricht, das die großen Schöpferwesen entworfen haben. Ein kranker Körperteil, der manifestiert, dass der Energiefluss blockiert oder das ihm inneliegende Energie- oder Kraftfeld gestört ist oder zu schwach pulsiert, kann durch den Urklang des Didjeridus wieder gesund werden. Das heißt, dass sich das aus der Balance geratene Energiemuster eines bestimmten Körperteiles durch die heilmachende Tonvibration des Didjeridus wieder einpendelt, oder besser gesagt *einspielt*.

»Der durchdringende Klang stellt die Harmonie des Körpers wieder her und fügt die unterbrochenen ätherischen Energien wieder zusammen.« Mit diesen Worten beschreibt der Australier Garry Thomas, der mit dem Didjeridu in öffentlichen Konzerten aufgetreten ist, ganz deutlich die innere Wirkkraft des australischen Klangrohres.*

Der Klang des Didjeridus wird also vom Körper aufgenommen und geht auf diese Weise in die Tiefe. Um den Körper eines Kranken besonders aufnahmefähig für die Schwingung des Urklanges zu machen, wird er mit leicht erwärmten Echsenöl eingerieben, das, wie bereits erwähnt, stärkende Kraft besitzt.

Eine Reihe westlicher Therapeuten haben mittlerweile den heilerischen Effekt des Didjeridus erkannt und benutzen es als wertvolles, unterstützendes Therapiemittel. Die Klänge, die aus dem Holzrohr kommen, haben zumindest eine entspannende Wirkung. Der Psychiater Dr. John Diamond erwähnt in seinem Buch *Lebensenergie in der Musik,* dass er das Didjeriduspielen förderlich finde, da sich diese musikalische Ausdrucksmöglichkeit auf das Wohlbefinden einer Person auswirke. Auch der Didjeridu-Experte Dirk Schellberg weist auf die therapeutische Bedeutung des Klangrohres hin: »Die Spielfreude, die das Instrument bringt, ist therapeutisch hoch einzuschätzen. Ein weiterer positiver Effekt ist die Stimulation verschiedener Akupunktur-Meridiane, die in den Lippen enden. Durch die Vibration der

---

* Vgl. Dr. Willi Dommer in »Esotera« 1/93.

Lippen beim Spielen werden diese permanent belebt und in Fluss gebracht.«

Das Didjeridu wird von einigen Therapeuten und Psychiatern, die sich alternativen Heilmethoden gegenüber geöffnet haben, als Selbsterfahrungs-Instrument empfohlen, da es die Person, die sich den vibrierenden Klängen hingibt, auf eine innere fließende Reise mitzunehmen vermag, die ihm helfen kann, sich von blockierenden Gedanken und Empfindungen zu befreien. Von den australischen Aboriginals werden die Töne des Klangholzes als *Stimmen der Mutter Erde* bezeichnet, die den Kranken mit in ihren Schoß nimmt und (mit ihrem Lied) wieder gesund macht.

II

Der traditionelle Heiler

Heilung wird in westlichen Ländern im Allgemeinen als eine kurz- oder langfristige Einnahme von Pillen verstanden. Und wenn Organe oder Körperteile nicht mehr funktionieren, werden sie als Störfaktoren weg- oder herausgeschnitten. Nach dem Denken der Aboriginal-Heiler hingegen kann ein Körper, dem etwas weggenommen wurde, nie mehr wiederhergestellt, niemals mehr *ganz* gemacht werden. Das heißt, dass dieser Körper nie mehr geheilt werden kann, da Heilung mit Ganz-Sein gleichgesetzt wird. Das ist das Grundverständnis der traditionellen Heilung.

In den Aboriginal-Sprachen gibt es kein Wort für *heilen* in unserem Sinne, da Krankheit an sich für sie nicht existiert, besser gesagt, chronische oder andauernde Krankheiten gelten als nicht akzeptabel. Was wir mit Heilen meinen, wird von den australischen Ureinwohnern umschrieben, wie zum Beispiel mit *make'm glad* – eine Person froh oder *besser-fühlen* machen oder eine Person *in Ordnung bringen*, denn wenn eine Person sich nicht wohl fühlt, ist etwas nicht in Ordnung.

Die traditionellen Buschdoktoren haben ihrer jeweiligen Sprache gemäß, ihre eigenen Namen wie *Karadji* und *Wirinun* in New South Wales, *Wingirin* in Queensland, *Gadun* in den Kimberleys, *Mabarn* in Westaustralien, *Kurang* im Arnhem Land oder *Nangkari* in Zentralaustralien. Von den Aboriginals wird ein Nangkari als ein *proper* oder *professional doctor-black fellow* – ordentlicher, professioneller Aboriginal-Buschdoktor bezeichnet. Ihre Berufsnamen weisen darauf hin, dass es sich um Menschen von hohem Grad oder großer Auszeichnung handelt. Sie sind durch die höchsten Einweihungen gegangen und besitzen dementsprechend das Große Wissen, weshalb sie *clever men* (kluge Männer) oder *clever women* (kluge Frauen) genannt werden. Ihre Berufsbezeichnungen beziehen sich auf Kraft, womit entweder die

Urquelle der Großen Kraft oder die Heilkraft des Buschdoktors gemeint ist, der aber schließlich seine Kraft von der Urquelle bezieht.

Werdegang eines Buschdoktors

Wer ein richtiger Mabarn oder Nangkari werden möchte, muss bestimmte Kriterien erfüllen. Oft sind es Personen, die bereits in ihrer Kindheit durch außergewöhnliche Fähigkeiten, ihre besonderen Augen oder ihr übergroßes Interesse an Traumzeitgeschichten aufgefallen sind. Ein solches Kind wird früh getestet. Zum Beispiel wird es mit weißer Farbe bemalt und dann auf einen Ameisenhügel gesetzt, wo es still sitzen und den Geschichten der Alten zuhören muss. Weiß ist die Farbe der anderen Welt und der Ameisenhügel ist ein Platz, der zur inneren Welt führt. Es heißt, dass Magier auf Ameisenhügeln Gestaltveränderungen vornehmen. Es muss die starke, nach innen ziehende Kraft der Erde sein, die sie für solche Metamorphosen nutzen. Es heißt, dass Aboriginal-Doktoren mit der weiblichen Kraft der Erde heilen, und der Ameisenhaufen ist ein Tor zum Inneren der Erde.

Ein angehender professioneller Buschdoktor muss vor allem lernen, seine Angst zu verlieren, denn er wird auf seinem Entwicklungsweg vielen Attacken von Geistern und vielen Prüfungen ausgesetzt sein, die seine innere Stärke testen. Nur ein Mutiger kann all den Anforderungen, die sein zukünftiger Beruf mit sich bringt, gewachsen sein. Um die Angst zu verlieren, geht ein Doktor-Anwärter zum Beispiel zu einer Totenstätte, die ihm Angst macht und schläft auf diesem Platz. Indem er sich der Angst stellt, beginnt er sie zu beherrschen.

In Afrika hörte ich einmal den Vergleich, dass es sich mit dem Wissen wie mit Honig verhält. Je mehr Honig einer ansammelt, desto mehr Bienen kommen heran, um das Süße zu umkreisen und dabei kann es geschehen, gestochen zu werden. Ein solches Risiko muss auch jeder in Kauf nehmen, der Wissen ansammelt. Doch nur die Ängstlichen konzentrieren sich auf die Stiche der Bienen, dagegen sehen die Mutigen nur den Honig, für den es sich lohnt, gestochen zu werden.

90

Ein traditioneller Heiler geht durch viele Initiationen und mit jeder bestandenen Einweihung gewinnt er tiefere Einsichten, aber auch einen immer größeren Wort- und Ausdrucksschatz. Ich kenne einen Heiler der Pitjantjara-Aboriginals, der nicht nur über einen großen geistigen Horizont verfügt und verschiedene Aboriginal-Sprachen beherrscht, sondern auch einen ungemein reichen und ausgefeilten Wortschatz in der englischen Sprache besitzt.

Die Zeit der Initiation ist eine Zeit der Beobachtung, des Aufmerksamwerdens und der inneren Einkehr. Aboriginals sagen, »dass das Innere nach Außen gestülpt wird«. Im Einweihungsritual erfährt sich der Initiand nicht als Individuum, sondern verschmilzt mit dem Traum. Er wird bewusst ein integrierter Teil der gesamten Schöpfung. Diese Erfahrung ist für einen Heiler unumgänglich, da jeder Heilungsprozess ein Prozess der Schöpfung ist. Und die Kraft, mit der er heilt, ist nicht seine persönliche Kraft, sondern jene, die ihm von den Schöpferwesen geliehen wird. Der Heiler selbst ist nur ein offener Kanal, der die Kraft vermittelt.

Jede Einweihungsstufe, durch die der Aspirant geht, ist eine rituelle Reise, auf der er bestimmte Erfahrungen sammelt, die seinen psychischen, mentalen und geistigen Entwicklungsweg prägen. Fertig ausgebildete Heiler sind Vollinitiierte. Doch wenn sie auch die höchste Schulungsstufe bestanden haben, heißt das nicht, dass sich ihr Geist nun auf seinen Lorbeeren ausruhen kann. Das Ansammeln von Wissen ist nicht allein auf die Initiationszeiten beschränkt. Wer einmal Wissen erlangt, sucht sein Leben lang stets nach mehr Wissen. Und keiner wird ein professioneller oder *proper* Nangkari oder Kurang, der nicht durch den rituellen Tod gegangen ist. Die Rückkehr aus der Welt des Todes in das physische Leben erfolgt mittels eines magischen Fadens, der das Sichtbare und das Unsichtbare, das dem Eingeweihten nun ebenfalls sichtbar geworden ist, verbindet. Er sieht die Welt nicht mehr in zwei Hälften, sondern ganz.

Über die Erfahrungen des rituellen Todes gibt es verschiedene Varianten wie zum Beispiel: Der Buschdoktor-Anwärter wird an ein Wasserloch gebracht, in dem die Regenbogenschlange wohnt, und wird von dieser verschlungen, die ihn dann an einem anderen Ort wieder ausspuckt, wo er neu geboren aufwacht. Dieser neue Geburtsplatz ist ein Ort, aus dem sich die Schlange wie ein Phallus erhebt. Im geomantischen Sinn handelt es sich um einen Ort, aus dem die erneuernde Kraft der Erde, die von der Schlange repräsentiert wird, hochsteigt. Eine Yang-Kraft, die jedes Wachstum zum Keimen bringt. Dagegen ist die Stätte, an dem der rituelle Tod erfahren wird, eine Traum-Sterbestätte mit Yin-Qualität. Hier steigt oder zieht die Kraft der Erde in die Tiefe, in das Innere. Eine Kraft, die zur inneren Einkehr führt und den Transformationsvorgang unterstützt.

Es heißt, dass der Geist des Todeskandidaten Richtung Westen fliegt. Die Ausgänge der Sterbestätten, meist niedere und enge Felshöhlen, weisen nach Westen, wo die Sonne jeden Abend aufs Neue stirbt, um im Osten, der Geburtsstätte der jungen Kraft, wieder aufzusteigen. Der Aboriginal-Initiand vollzieht den Reiseweg beziehungsweise den Kreislauf der Sonne und erfährt wie Osiris im alten Ägypten, der in der Sonnenbarke durch die Nacht reiste, das ihn führende Licht in der Finsternis. Und so wie Osiris von seinem Bruder Seth in mehrere Stücke zerhackt wurde, werden dem Aboriginal-Doktor-Anwärter in einem weiteren Einweihungsritual sein Genick und seine Gelenke – Ellbogen, Handgelenke, Knie und Fußgelenke – gebrochen. Dabei müssen wir uns natürlich nicht vorstellen, dass die Initianden tatsächlich malträtiert und in Stücke gebrochen werden, sondern dass dies ein visionärer Vorgang ist. Die einzigen Operationen, die Aboriginal-Doktoren vornehmen, sind psychischer, mentaler und geistiger Art. Allerdings ist ein Doktor-Magier fähig, den Initianden über Suggestion tatsächlich das Brechen erleben zu lassen.

Nicht nur das Zerstückeln des Körpers stellt eine interessante Verbindung zwischen den altägyptischen Todesmysterien und dem Doktormachen der australischen Ureinwohner dar, sondern auch die Reptilienkraft, die erst verschlingt und tötet und dann wieder ganz und heil macht. Seth wurde in früheren Zeiten als Krokodil dargestellt, das die nährende Erde, aber auch das verschlingende Wasser verkörperte. Und Isis, die Schwester-Gemahlin von Osiris, die alle Teile von Osiris wieder zusammensetzte und ihn heil machte, verkörperte ebenso eine Reptilienkraft. Sie

92

galt als weise, verwandlungsfähige und in der Magie bewandte Schlange und ist genau genommen in ihrem Aspekt als Regenbogen-Göttin mit der Regenbogenschlange der Aboriginals gleichzusetzen.

Indem der Aboriginal-Doktor-Lehrer die vorgenommenen Brüche an seinem Schüler mit einem magischen Stein markiert, macht er auf die natürlichen Bruchstellen eines menschlichen Körpers aufmerksam. Es sind Nahtstellen, an denen zwei Körperteile zusammentreffen, wie zum Beispiel am Ellbogen der Ober- und Unterarm, am Knie der Ober- und Unterschenkel. Kopf und Rumpf werden durch Hals/Nacken zusammengehalten. Das Zusammenfügen von zwei Teilen zu einem Ganzen ist den Aboriginals stets ein wichtiges Schaubild, um auf das Ganzsein der inneren und äußeren oder oberen und unteren Welt hinzuweisen. Es ist ihr Grundverständnis zu jedem Heil-Sein und jedem Heil-Werden. So wird mit dem rituellen Tod und der Rückkehr zum Leben dem Initianden seine eigene Ganzheit bewusst. Das Zusammenfügen der einzelnen Körperteile ist eine rituelle Wiederholung des Schöpfungsaktes, den Traumzeitwesen vollzogen haben. So werden auch klaffende Wunden oder Knochenbrüche von Buschdoktoren nahtlos zusammengefügt, ohne Narben zu hinterlassen. Alle Gelenke sind auch als Nervenzentralen und Stellen der Energieverteilung zu verstehen, wo subtile Energien zusammenfließen und einen pulsierenden Kraftort im Körper bilden. Mit dieser Erkenntnis können wir die Handlung des Aboriginal-Lehrers besser begreifen, der dem ihm anvertrauten Schüler an den markierten oder eingeritzten Bruchstellen Marbarn, die Große Kraft oder Essenz der Regenbogenschlange hineinsingt, um ihm auf diese Weise Heilkraft zu übermitteln. Es ist wichtig, dass gerade an diesen Stellen der Energiefluss ungebrochen ist, um Energiestaus zu vermeiden und den Energietransport zu garantieren.

Eine interessante Erfahrung mit einer Kraft-Übertragung machte ich vor vielen Jahren in der Schweiz, wo mir ein *Metaphysiker,* wie er sich nannte, seine heilende und harmonisierende Kraft übertrug, um mich innerlich zu stabilisieren, nachdem ich kiloweise Schokolode und Eiscreme gegessen hatte, um meine damals aus der Balance geratenen Nerven zu füttern. Der Mann, der seine Heilfähigkeit von seinem Vater geerbt hatte und vielen

Menschen geholfen hatte, sich das Rauchen abzugewöhnen, berührte mich mit seinen Fingerspitzen sanft an den Ellbogen, am Genick und über dem rechten Ohr. Dabei hatte ich das Gefühl, als wäre ich an einer Stromleitung angeschlossen. Dieser Strom, der durch meinen ganzen Körper floss, trug offenbar eine wirkungsvolle Information, denn seit dieser Behandlung vermag ich keine Schokolade und keine Eiscreme mehr zu essen, und meine Nerven haben sich dennoch beruhigt und sind wieder ins Gleichgewicht gekommen. Aus dieser Erfahrung heraus kann ich recht gut verstehen, welch große Bedeutung die Gelenkstellen haben, sie sind eine Art Schlüsselstellen zu inneren Geheimgängen, die ein subtiles Kraftwegnetz bilden.

Manchmal nehmen die Doktor-Lehrer auch die Schulterpartien und Rippen – also das tragende Körpergerüst – aus dem Körper ihrer Schüler, um sie zu reinigen und mit Kraft aufzuladen. Oder sie singen die Kraft der Regenbogenschlange in den Nabel des Initianden hinein, der mit ihrer Kraft gefüllt wird, um ihn *voll* zu machen.

Eine andere Methode, um einen Buschdoktor zu machen, ist das Schrumpfen eines Anwärters. Dabei wird der Initiand klein gemacht wie ein Baby, um aus der rituellen Reise, die über den Regenbogen führt, zur vollen Größe gewachsen hervorzugehen.

Ein Buschdoktor-Aspirant wird entweder von einem erfahrenen Buschdoktor ausgebildet, oder ihm erscheint im Traum ein Geistwesen, das ihm seine Berufung ankündigt und ihn von nun an führt. In manchen Fällen wird die Fähigkeit zum Heilen vom Vater auf den Sohn übertragen. Es gibt auch Heilerfamilien, in denen die Heilfähigkeit von einer Generation auf die nächste übergeht. Natürlich gibt es auch Frauen, die Heilfähigkeit besitzen, aber sie werden nicht ausgebildet, solange sie Kinder zu versorgen haben. Meistens sind es ältere Frauen, die von Männern die große Heilkraft, beziehungsweise das große Heilwissen, das unabhängig von den Pflanzenkenntnissen gesehen wird, übertragen bekommen.

Oft wird ein angehender Buschdoktor durch visionäre Träume auf seinen künftigen Beruf aufmerksam gemacht. Dabei mag er zum Beispiel Skelette und Babys, Schlangen, Pferde, Speere,

Spinnennetze, wandernde Landschaften, Erdbeben, Flutwasser oder Feuersäulen sehen. Manchmal schläft ein Doktor-Anwärter auf einer Traumzeitstätte, wo er von Geistwesen oder Ahnen besucht wird, die bestimmte Körperstellen des angehenden Heilers öffnen, während sich dieser im Traumzustand befindet, und ihm magische Objekte wie Kristalle oder Perlmuttmuscheln einsetzen, die Heilinformationen und die heilende Kraft der Regenbogenschlange in sich tragen. Diese Traumwesen können den Anwärter auf eine Traumreise mitnehmen, auf der er in verschiedene Heilgeheimnisse eingeweiht wird und in Kontakt mit seinen künftigen geistigen Helfern kommt.

Oft ist die Rede davon, dass es ein *böser Geist* ist, der den Buschdoktor macht. Dieser raubt ihm seinen Verstand, sein Gehör und seine Sicht. Auch im chinesischen Feng-Shui wird von bösen Geistern gesprochen, womit die magnetische Yin-Kraft der Erde, beziehungsweise der negative Pol gemeint ist. Wogegen *gute* Geister die aufbauende, wachstumsfördernde Yang-Kraft und den positiven Pol darstellen. In diesem Sinne ist auch der böse Doktor-Geist der Aboriginals zu verstehen. Dem Initianden, der auf einem starken Yin-Platz mit magnetischer, in die Erdtiefe ziehender Kraft den rituellen Tod erfährt, wird *der Verstand geraubt*. Der Verstand wird dem Yang-Prinzip zugeordnet und die Yang-Kraft, beziehungsweise sein verstandesmäßiges Bewusstsein wird dem Initianden *geraubt,* um ihn leichter in einen meditativen oder tranceähnlichen Zustand zu versetzen. Das heißt, er wird auf der Totenstätte energetisch umgepolt, um die Transformation zu erfahren.

Aboriginals kennen jedenfalls in ihrem traditionellen Sprachgebrauch keine negativen Wörter. Der Begriff *böse* muss sich mit dem Christentum, das die Welt in einen guten Himmel und eine böse Erde teilt und das das traditionelle Kulturgut der australischen Ureinwohner durchdrang, eingebürgert haben.

Die Doktor-machenden Geistwesen setzen oder singen dem Doktor-Aspiranten auf der Stirn über den Augen und über dem rechten Ohr magische Steine ein, die ihm zur Hellsichtigkeit und Hellhörigkeit verhelfen. Damit verliert er sein normales Gehör und seine Sicht, da er von nun an mit dem *inneren Ohr* hört und dem *inneren Auge* sieht.

Das Einsetzen von magischen, mit Heilinformationen gespeicherten Objekten kann ebenso durch den Nangkari oder Mabarn erfolgen, der den Anwärter unter seine Fittiche genommen hat. Dabei holt der Lehrer die magischen Informationsträger wie Kristalle oder Perlmuttschalen aus seinem eigenen Körper hervor, um sie dem Schüler zu übermitteln oder in sein Inneres einzudrücken. Dann nimmt der Lehrer seinen Schüler auf seinem eigenen magischen Seil in die Traumwelt mit, in das astrale Reich und in geistige Dimensionen, um ihm bestimmte Geheimnisse zu offenbaren. Auch wenn der Schüler von seinem Lehrer-Doktor gemacht wird, so ist dieser doch nur Mittler geistiger Wesen, die die wahren Doktoren sind.

Ein traditioneller Heiler muss auf seinem Werdegang vieles in Kauf nehmen, wie beispielsweise lange Fastenzeiten, Konfrontationen mit Ängsten und unentwegtes Geprüftwerden. Geprüft wird sein Mut, sein Charakter, sein Durchsetzungsvermögen, sein Geist, seine Herzensqualität, seine Moral und sein auferlegtes Stillschweigen über sein erfahrenes Wissen. Er muss viele Tabus einhalten und vielen Versuchungen widerstehen. Bevor er zu praktizieren beginnt, geht er auf eine lange Wanderung. Ein Mensch, der viel Lebenserfahrung zu sammeln wünscht, ist allgemein viel unterwegs und nicht an einen Ort gebunden. Der neue Doktor sucht im Busch oder in der Wüste die Einsamkeit, um in der Abgeschiedenheit, unbeeinflusst von anderen, an seiner Persönlichkeitsentfaltung und seinen heilerischen Fähigkeiten zu arbeiten und um seine Kontakte zu geistigen Welten zu intensivieren. In dieser Zeit spricht er mit geistigen Wesen, schöpferischen Ahnen, Naturwesen oder verstorbenen Familien- oder Clanmitgliedern.

Ein Aboriginal-Doktor, der alle Prüfungen bestanden hat und oft erst nach langer Abwesenheit in die Gemeinschaft zurückkehrt, um nun zu praktizieren, unterscheidet sich nicht nur durch seine außergewöhnlichen Fähigkeiten, die er erlangt hat, sondern auch durch seine äußere Erscheinung, durch seine Körpersprache und Körperhaltung von den anderen Aboriginals. Von ihm geht eine Ausstrahlung aus, der man sich kaum zu entziehen vermag und die auch einem Fremden Respekt abverlangt. Seine Bewegungen und Gesten bringen große Selbstsicherheit, innere Stärke, klare Entscheidungsfähigkeit und Unerschütterlichkeit zum Ausdruck. Seine Körpersignale sagen aus, dass ihn nichts mehr innerlich verletzen oder umwerfen kann, und kein Speer ihn zu treffen vermag. Nur ein Mensch, der keine innere Regung mehr kennt, das heißt, der sich nicht mehr über Dinge des Alltags erregt, ist fähig, in allen Lebenssituationen stark zu bleiben. Ohne Regung sein, bedeutet, sich nicht mehr von Emotionen wegspülen zu lassen. Je weniger sich einer in seinen persönlichen Gefühlen verausgabt, umso mehr Mitgefühl verbleibt für andere.

Was die Weisen der Aboriginals wohl am meisten von anderen unterscheidet, ist ihr Blick, der einen in ferne Regionen mitzunehmen und alles zu durchdringen scheint – Gedanken, Gefühle, jeden Körper, alles, was fein- oder grobstofflich ist. Sie umgeben sich jedoch nicht mit dem Glorienschein eines New-Age-Gurus, der oft eher der Dekoration und dem persönlichen Geldbeutel dient. Was den Buschdoktor dagegen auszeichnet, ist innere Stärke und ein großer persönlicher Erfahrungsreichtum mit der geistigen Welt. Einem Nangkari liegt nichts an Effekthascherei und es liegt nicht in seiner Absicht, Mittelpunkt der Aufmerksamkeit zu sein. Seine Berufung ist ihm heiliger Ernst und er tut seine Arbeit, wie jeder andere seine Arbeit tut.

Fähigkeiten und Aufgaben des Buschdoktors

Die Ausbildung eines Nangkari oder Gadun umfasst ein weites Feld. Er wird in asketischen Disziplinen, in Atem-, Konzentrations- und Hypnosetechniken, in psychischer Heilung und *psychischer Chirurgie,* magischen Praktiken und Traumdeutung unterrichtet und in das volle rituelle Wissen eingeweiht. Er erlangt aber auch genaueste Kenntnisse in der Anatomie. Ein Buschdoktor weiß genau Bescheid über den Aufbau des Skeletts, das Kreislauf-, Verdauungs-, Ausscheidungs- und Nervensystem, über die Funktionen der Drüsen und Organe und darüber, zu welcher Tageszeit ein Organ am aktivsten und wann es am wenigsten tätig ist, und welchen Planeten und Mineralien ein Organ zugeordnet ist.

Des Weiteren lernt er mit seinen psychischen Fähigkeiten umzugehen und seinen Körper zu beherrschen. Er vermag über heiße Kohlen oder durch das Feuer zu gehen, ohne sich zu verbrennen, oder stundenlang unter Wasser zu sitzen oder tagelang in der Erde eingegraben zu überleben. Solche Disziplinen stärken in höchstem Grad seinen Willen und seine Konzentrationsfähigkeit, wobei alle Gedankenabschweifungen ausgeschaltet werden und er unempfindlich gegen Kälte, Hitze und Schmerz wird. In seiner Ausbildungszeit erfährt er die innersten Geheimnisse des Lebens und zu seiner Meisterarbeit zählt die Beherrschung der Feuerschlange oder seiner Elektrizität in seinem Inneren.

Ein Gadun oder Mabarn muss auch genaue Kenntnisse über die Verwandschaftsverhältnisse, Totemzugehörigkeiten und Clanordnungen besitzen und die Geschichten und Lieder jener Volksgruppen kennen, bei denen er praktiziert. Im engsten Verbund mit der Natur stehend, weiß er um das Zusammenwirken der Elemente, weiß, welche Bedeutung jede Jahreszeit, jede Himmels- und Windrichtung hat, und kennt den Einfluss der Planeten auf die Erde. Anhand von Wolkenformationen und Luftbewegungen vermag der sensible Naturbeobachter herauszulesen, ob, wann und wo es Regen gibt. Und er kann an der Flugrichtung, Formation und Flughöhe von Vögeln und dem Verhalten von Ameisen Wetterveränderungen im Voraus erkennen. Ameisen bringen zum Beispiel ihre Eier in Sicherheit, bevor sich das Wetter ändert. Auch unsere Alten wussten, dass Schwalben, die niedrig fliegen, schlechtes Wetter bringen und wenn sie hoch fliegen, schönes Wetter anzeigen.

Wer die Natur genauestens beobachtet, weiß ebenso, welche Tiere und Pflanzen sich untereinander vertragen und welche sich lieber aus dem Weg gehen. Aufgrund der studierten Natur weiß der Buschdoktor, welche Qualität jede Nahrung besitzt und wem sie gut tut und wem nicht. Die Qualität einer Nahrung stellt er zum Beispiel auch am Verhalten eines Tieres oder anhand der Wachstumsentwicklung einer Pflanze fest. Er kennt die Strategien und Aktivitäten der Bienen und Ameisen genau und weiß, wer die Kräfte der Bienen und die Kräfte der Ameisen benötigt. Auf dem westlichen Markt werden die Pollen der Bienen allgemein als lebensstärkendes Produkt angeboten, aber eine Reihe

98

von Menschen reagieren allergisch auf die Bienenpollen. Natur-produkte lassen sich nicht einfach verallgemeinernd empfehlen. Sie haben erst optimalen Effekt, wenn das innere Verhältnis zwischen dem Energiefeld des Individuums und dem Kraftfeld der Medizin harmoniert.

Nach einem langen Training in innerer Wahrnehmung vermag der ausgebildete Doktor den mehrdimensionalen Körper zu sehen. *Rumbal* nennen die Ureinwohner im Arnhem Land den physischen Körper mit seinem Skelett, seinen Muskeln, seinen Organen, seinem Gewebe und seiner Haut. *Mali* wird der Schattenkörper oder Ätherkörper genannt, der den physischen durchdringt und etwa einen Finger breit über diesen hinausragt. Der Ätherleib trägt den ursprünglichen Bauplan des physischen Körpers in sich. Und *Mokuy* ist der Sitz der erdgebunden Seele und aller Schattenanteile, es ist der Astralleib, der von der Psyche, den Emotionen und Intentionen beherrscht wird. Über die psychische, astrale Dimension hat der Aboriginal-Doktor Zugang zum Naturreich und dem Totemwesen. Und *Birrimbirr* ist der Geistleib oder die reine Geistseele, die mit der Urquelle des Lichts, der *strahlenden Kraft,* verbunden ist. An seinem Reinheitsgrad kann der erfahrene Doktor das innerste Wesen eines Menschen erkennen.

Aufgrund seines außergewöhnlich entwickelten Spürsinns und seiner Fähigkeit, in die Gedanken anderer zu reisen und deren innerste Welt zu lesen, ist ein Nangkari imstande, die inneren Ursachen von Krisen in Familien oder zwischen verschiedenen Clangruppen aufzudecken, diese zu beheben und soziale Harmonie wiederherzustellen. Er sieht, welche Menschen anhand ihrer Energiefelder zusammenpassen und welche nicht, und vermag mit seinen Händen Stellen der Unordnung am Energiekörper eines Menschen zu lokalisieren. Und indem er das Energiefeld abtastet, spürt er, wo zu viel oder zu wenig Kurang oder Djang vorhanden und wo die elektrische Leitung unterbrochen ist oder sich die Energie staut. Mit seiner Fähigkeit, den Kraftfluss und Krafteinheiten zu regulieren, bringt er das gestörte Energiefeld wieder in Ordnung.

Im Weiteren vermag er zu erkennen, ob die Lebenskraft oder Seele eines Menschen gestohlen wurde oder aufgrund eigener

Schwäche verloren ging. Er wird dann bemüht sein, die Seele wieder zurückzubringen. Manchmal benötigt ein Nangkari die Mitarbeit von geistigen Helfern, Totemwesen oder Verstorbenen, oder auch von lebenden Personen, die weit entfernt wohnen. Zu denen sendet er dann sein *lightening,* um über diesen elektrischen Draht Informationen einzuholen.

Ich erinnere mich an Agnus, den Gesetzesmann im Nordwesten Australiens, der zu mir gesagt hatte: »Nachmittags, wenn die Whitefellas (Weißen) meinen, dass die Blackfellas (Schwarzen) faul und nichtsnutzig unter den Bäumen sitzen, dann wandern unsere Lieder hin und her. So reden wir miteinander und tauschen uns aus, oft über große Distanzen hinweg. Auf diese Weise erfahren wir alles, was wir wissen sollen.«

Das Bewusstsein um innere Kommunikationsdrähte ist aber auch in unserem Unterbewusstsein trotz der fortgeschrittenen Entwicklung technischer Kommunkationsmittel noch verankert. Daran erinnern zum Beispiel Redewendungen wie *einen heißen Draht zu jemanden zu haben* oder *keinen Draht zu jemanden zu besitzen.*

Aufgrund seiner großen Menschenkenntnis, tiefen Lebenseinblicke und Hellsichtigkeit fällt auch Lebensberatung in den Aufgabenbereich eines Buschdoktors. Dazu gehört nicht zuletzt die Traumdeutung, die allen alten Völkern wichtig war. Die Realität der Träume und die Tatsache, dass sie verschlüsselte Botschaften überbringen, wurde nie in Frage gestellt. Der Traum gilt als Kanal zu inneren Welten, und der Buschdoktor, der selbst Kanal ist und in diese anderen Welten zu reisen versteht, ist fähig, Traumbotschaften zu entschlüsseln und herauszufinden, ob sie wegweisenden, prophetischen oder warnenden Charakter haben.

»Träume, die nicht interpretiert werden, sind wie ungeöffnete Briefe«, heißt es im Talmund. Richtig interpretiert vermag ein Traum zu bewirken, in bestimmten Situationen die richtige Entscheidung zu treffen. Träume haben stets einen Einfluss auf die Person. Selbst wenn ihre Handlungen mit dem Erwachen bereits vergessen sind, so bleibt dennoch oft ein Gefühl von Freude oder Trauer, von Schwere oder Leichtigkeit zurück, ein Gefühl, das die Stimmung eines ganzen Tages prägen kann.

So mancher Buschdoktor erlangt aufgrund seines langjährigen Trainings und fortgeführter geistiger Übungen und Einhaltung der Hohen Gesetze oft phänomenale Fähigkeiten, mit denen ein sachorientierter Verstand Probleme haben mag, sie als wahr anzunehmen. Dazu gehören Regenmachen, Telepathie, Levitation, außerkörperliche Reisen (Astralreisen), Gestaltsverwandlung, zur gleichen Zeit an verschiedenen Orten präsent zu sein, Materialisieren und Dematerialisieren von Dingen oder auch sich selbst unsichtbar und etwas entfernt wieder sichtbar zu machen.

Ich habe einige Weiße in Australien getroffen, die selbst Zeugen solcher Phänomene geworden sind. Ein Mann, der in Fitzroy Crossing in den Kimberleys wohnte, erzählte mir, dass er eines Abends am Fluss ein Krokodil gesehen habe, das sich in eine Schlange verwandelt und die Schlange sich in einen Falken verwandelt habe. Der Vogel hätte ihn dann aus dem Geäst eines Eukalyptus beobachtet. Zu dieser Zeit ist einer der Ältesten gestorben, der großes magisches Wissen besaß.

Eine Bekannte berichtete mir aufgeregt von ihrem Erlebnis, das sie auf nächtlicher Straße durch den nördlichen Busch fahrend hatte. Sie sah zwei Aboriginal-Frauen mit nackten, bemalten Oberkörpern, roten Stirnbändern und einen Grabstock in der Hand aus dem Busch auftauchen und die Straße überqueren, doch als sie abbremste, waren sie plötzlich verschwunden. Etwa 500 Meter weiter wanderten zwei Aboriginal-Frauen in normaler Kleidung und ohne Kopfring am Straßenrand entlang. Sie war sich sicher, dass es die gleichen Frauen waren.

Ein Weißer, der in einer Aboriginal-Community arbeitete, machte ebenfalls eine seltsame Erfahrung auf nächtlicher Straße (Aboriginals sind gerne nachts aktiv). Er sah einen älteren Aboriginal-Mann vor sich auf der sandigen Naturfahrbahn laufen, doch als er näher kam, stand plötzlich ein Pferd vor ihm. Pferde sollen auf der astralen Ebene zu den verlässlichsten Helfern vieler Mystiker zählen. Pferde galten zum Beispiel den Kelten als Krafttiere und waren ausgewählte treue Begleiter auf ihren astralen Reisen. Auch Aboriginals, die auf Trancereisen gehen, nehmen dabei ihre ganz persönlichen Totemtiere mit. Und Pferde mit Männerköpfen gehören angeblich zu den mystischen Visionen der Aboriginal-Doktoren.

Ich erinnere mich an die phantastische Felsengalerie im Quinkan-Reservat auf Cape York im Norden von Queensland, die mit ihren ungemein reichen Malereien zu den großartigsten Hinterlassenschaften der traditionellen Aboriginal-Kultur zählt. Eine dieser Felswände zeigt das gemalte Bild eines riesigen Pferdes, das etwas stämmige Beine und einen leicht abgerundeten Kopf hat. Diese Kult-Ur-Stätte soll viele Tausende von Jahre alt sein, doch der weiße Mann mit seinen Pferden kam erst vor zwei Jahrhunderten nach Australien.

Nachdem in Queensland die Aboriginal-Bevölkerung durch die weißen Pioniere, Goldsucher und Siedler von ihrem traditionellen Land vertrieben und viele Ureinwohner getötet wurden, ist viel altes Wissen verloren gegangen. Und über die Felszeichnungen von Quinkan gibt es mehr Spekulationen als wahre Erinnerungen an den Traum. Ich überlegte, welche Bedeutung ein Pferd denn an sich hat. Nun, es ist in erster Linie ein Reittier, es kann also ein Traumzeitwesen während seiner Heldentaten getragen haben, so wie in der hinduistischen Mythologie die Götter ihre Reittiere haben. Gott Vishnu wird zum Beispiel vom Vogel Garuda getragen und Shiva vom Stier Nandi. Die Reittiere der Götter und schöpferischer Helden können als kosmische Urzeittiere gesehen werden, die sozusagen die Blaupausen oder feinstoffliche Vorlagen der späteren physischen Formen auf Erden waren. Was immer auf unserer Welt in Erscheinung tritt, war davor in der ätherischen Dimension durch die Imagination der Götter bereits gestaltet. Der Äther ist der Mittler aller Gedanken und Impulse, der Telepathie, jeder Gestaltsverwandlung und jeder Materialisation und Dematerialisation. Das ganze Geheimnis ist geistige Konzentration und das Wissen um das Prinzip von Ausdehnung (Sichtbarwerdung) und Zusammenziehung (Unsichtbarwerdung). Wer den Äther beherrscht, kann die Atome tanzen lassen.

Auch ich machte einmal eine recht merkwürdige Erfahrung. Ein Aboriginal-Doktor, dessen Heilfähigkeit ich persönlich schätzen gelernt hatte, hatte mich einmal auf eine bestimmte Situation angesprochen, über die er unmöglich Bescheid wissen konnte. Als ich ihm deshalb auf den Zahn fühlte, antwortete er: »Ich bin dir doch damals über den Weg gelaufen.« Da erin nerte ich mich an einen bestimmten Vogel, der mehrmals vor mir im Kreis getrippelt und mir fast zwischen die Füße gelaufen war, sodass ich beinahe gestolpert wäre.

Eine der phantastischsten Erzählungen über einen Aboriginal-Magier hörte ich in den Kimberleys. Die Geschichte stammt aus der Zeit kurz nach dem Zweiten Weltkrieg. Der Held war Boxer, ein Aboriginal-Mann, der in das Große Wissen der Miriwung- und Gadjerong-Aborinals eingeweiht war. Er kam aus nicht mehr bekannten Gründen in das Gefängnis von Wyndam, einem Ort an der Nordküste, um eine mehrmonatige Haftstrafe abzusitzen. Doch kaum hinter Gitter gesperrt, sah ihn ein Polizist an der Mole sitzen, wo er mit vergnügter Miene vor sich hinsang. Es blieb ein Rätsel, wie er die Gefängnistür, die aus hartem Stahl war, überwinden konnte, denn sie war unversehrt. Für die Aboriginal-Bevölkerung war die Sache nicht so schwer zu verstehen. Er war eben durch die Tür hindurchgegangen. Der Boxer wurde zurück in die Zelle gebracht, was ihn nicht besonders zu bekümmern schien, denn am Tag darauf saß er wieder an der Mole, was sich angeblich eine Zeit lang täglich wiederholte, bis es selbst der Polizei zu viel wurde und sie ihn freiließ.

Während Gestaltsveränderungen und Körpertransportationen nur von den Meistern ihres Faches beherrscht werden, zählen Trance- oder Astralreisen eher zum Alltag der Ureinwohner. Es ist eine Fähigkeit, mit der ich auf meinen Reisen oft konfrontiert wurde. An unterschiedlichsten Plätzen in Asien und Afrika bin ich manchmal nachts mit dem Gefühl aufgewacht, nicht allein zu sein. Und da stand dann eine Person, die ich aus der Umgebung kannte, in meinem Raum oder gar neben meinem Bett. Doch sobald ich mich bewegte, meinen neugierigen Besucher ansprach oder gar nach ihm greifen wollte, haben sich die Gestalten aufgelöst. Anfangs jagten mir solche Erlebnisse etwas Angst ein, bis ich lernte, mein Energiefeld vor allzu neugierigen Besuchern zu schützen.

Auch mit der Telepathie bin ich vielerorts konfrontiert worden, wie zum Beispiel in Madagaskar. Ich hatte ein paar Tage bei einer großen einheimischen Familie gelebt, die vom Fischfang und Reisanbau lebte. Ich hatte mich gewundert, wieso die einzelnen Familienmitglieder stets wussten, wo und wann sie einander an bestimmten Plätzen treffen würden, ohne ein Telefon zu haben, um sich zu verabreden. Als ich einmal mein Erstaunen darüber aussprach, sagte Simon, das Oberhaupt der Familie zu mir:

»Wir besitzen zwar kein Telefon, um uns unsere Gedanken und Entscheidungen schnell mitzuteilen, aber wir sind trotzdem fähig, einander schnell Nachrichten zuzusenden. Wir haben unseren eigenen ›Draht‹ dafür.«

Den benutzen auch viele Aboriginals, wenn zum Beispiel ein Familienmitglied krank ist oder stirbt und andere Familienmitglieder, die oft weit entfernt leben, benachrichtigt werden müssen. Dann benützen auch sie ihren elektrischen Draht.

So mancher Gadun oder Nangkari behauptet, fähig zu sein, hoch zu den Wolken und darüber hinaus klettern zu können, um bestimmte Dinge zu erledigen. In Trance klettert er dann seidene Spinnfäden hoch, und wenn er ankommt, wo er hinwollte und erfahren hat, was er erfahren wollte, steigt er wieder abwärts zur Erde und hinein in seine verlassene Haut.

Um ihre lange trainierten Fähigkeiten nicht zu verlieren, müssen die Nangkaris ihre geistigen Übungen stets weiterpflegen. In einer Outback-Gemeinschaft nördlich von Alice Springs sah ich einmal einen alten Doktor-Mann, der etwas abseits von seiner Familie auf einer Matte saß und in seine eigene geheime Welt verstrickt schien. Es schien, als wäre er mit seinen Gedanken völlig entrückt, und dennoch hatte er die physische Welt nicht ganz aus seinen Augen verloren. Während sein Körper reglos verharrte, schien sein Geist hellwach zu sein und ihm schien nichts zu entgehen. Er erinnerte mich an einen Tiger, den ich einmal, an einer Naturschutzexpedition in den Sundarbarns von Bangladesch teilnehmend, aus einem Boot heraus beobachtet hatte. Das majestätische Tier lag reglos und total entspannt im seichten Wasser einer Flussbucht, fast entrückt von dieser Welt. Doch seine gespitzten Ohren registrierten jedes geringste Geräusch, nicht die geringste Bewegung entging ihm in seinem Umfeld.

Ein Aboriginal in den Kimberleys hatte mir gegenüber einmal zum Ausdruck gebracht, dass sich die Whitefellas zu viele Sor-

104

gen um ihren Körper machen und zu wenig um ihren Geist, den sie festzuhalten versuchen. »Mind has to be free – makes body well.« – »Der Geist muss frei sein, damit sich der Körper wohl fühlt«, sagte er nachdrücklich.

Heilungsmethoden

Um die traditionelle Heilpraxis eines Buschdoktors zu verstehen, ist es unumgänglich, die geistige Welt sowie die verschiedenen feinstofflichen Körper eines Menschen wie den Äther-, Astral-, Mental- und Geistkörper als gegeben anzunehmen. Ohne deren Akzeptanz kann kein wirklicher Zugang zu der Vorgehensweise eines traditionellen Heilers erfolgen. Jeder der Energiekörper hat seine eigene Schwingungsfrequenz, seine eigene Vibration, weshalb sie von den Aboriginals auch als Klangkörper bezeichnet werden, die alle ihr eigenes Lied besitzen, in das sich der Heiler mit seinem eigenen Lied einzustimmen vermag.

Ein Nangkari weiß zwar genau über Pflanzenmedizin Bescheid, aber deren Anwendung und die Behandlung von äußeren Verletzungen wie Schnitt- oder Brandwunden obliegt meist den alten Frauen. Im Idealfall ist er mit einer kräuterkundigen Frau verheiratet, die ihn bei seiner Arbeit unterstützt und ergänzt. Gesundmachen bedeutet einem traditionellen Heiler mehr als das Verabreichen schmerzlindernder oder desinfizierender Mittel. Die Medizin, die der Medizinmann zu geben hat, ist Kraft, die er zu übertragen, stabilisieren, steigern oder zu mindern vermag. Es macht deshalb Sinn, dass für die Berufsbezeichnung eines traditionellen Heilers oft das Wort *Kraft* benutzt wird, wie mit *Kurang* oder *Marbarn*.

Er selbst ist die Kraftquelle, beziehungsweise der Kanal oder Mittler, durch den die Kraft strömt. Es ist die Kraft, an der alle Menschen Anteil haben, sie aber oftmals aus Unkenntnis verschwenden oder missachten.

Die beste Voraussetzung für eine Kraftübermittlung ist dann gegeben, wenn die psychische Kraft des Heilers, die Kraft eines heilendes Ortes, die Kraft eines mithelfenden Geistwesens und die Kraft von Ocker, die heilende Kraft der Erde, zusammenwirken. Dann kann das *Große Lied* in höchsten Tönen schwingen und das gestörte oder verlorene Lied wieder seinen harmonischen Klang finden.

Jeder Aboriginal-Doktor entwickelt zwar im Laufe der Zeit und mit seinen ganz persönlichen Erfahrungen seine eigene Arbeits- und Anwendungsmethoden, sie beruhen aber dennoch auf gemeinsam gültigen Erkenntnissen und überlieferten Praktiken. Ein Buschdoktor wird aufgesucht, wenn der Verdacht besteht, dass die Krankheit einer Person nicht natürlich ist, wenn beispielsweise das persönliche Lied beziehungsweise Energiefeld des Klienten durch Fremdenergien beeinflusst oder gar gestohlen scheint, wenn eine Person ihre Vitalität verloren hat, an Depressionen leidet, wenn psychische, mentale oder geistige Ursachen hinter der Unordnung stehen oder wenn Kräuter- und Wurzelmedizin nicht geholfen haben. Der Buschdoktor übernimmt sozusagen nur jene Fälle, gegen die *kein Kraut gewachsen* ist.

Der Heiler wird entweder in das Lager oder Haus des Kranken gerufen oder der Kranke sucht einen Nangkari auf. Er arbeitet meist im Freien und im Beisein anderer Familienmitglieder, die ihm genau zusehen, was er tut. Während er arbeitet, macht er Bemerkungen über das, was er sieht und entdeckt, und erklärt, welche Ursache er schlussendlich herausfindet. Auf diese Weise bleibt die Krankheit kein Geheimnis. Jeder hat Anteil daran, denn jedes einzelne Mitglied einer Gemeinschaft ist wie ein Pfeiler eines Gebäudes. Wenn nur einer dieser Stützen morsch und schwach ist, ist das ganze Gebäude nicht mehr stabil. Deshalb ist jeder, auch im eigenen Interesse, am Wohl der anderen interessiert. Während der Behandlung redet der Aboriginal-Doktor ununterbrochen zum Patienten, selbst wenn dieser bewusstlos sein sollte. Da Kranksein meist mit Hitze, Feuer oder Energiestau assoziiert wird, vermeidet der Doktor, tagsüber zu arbeiten, wenn es zu heiß ist. Am liebsten arbeitet ein Nangkari nach Sonnenuntergang.

Die Arbeit der psychischen Heilung erfordert große Konzentration. Sie hat am meisten Erfolg, wenn der Heiler bei guter Gesundheit und stark in seiner Visualisationskraft ist, die nötige psychische Kraft und Konzentration aufbringt, er selbst innerlich den Wunsch zum Helfen verspürt, der Patient wirklich geheilt werden will, die Umgebung stimmt und die Gruppenenergie der anteilnehmenden Familienmitglieder harmonisch ist.

Der Buschdoktor mag erst einmal einen Kraftkreis ziehen, den er in den Sand zeichnet, worin die zu behandelnde Person Platz nimmt oder sich hinlegt. Um diesen Wirkungskreis abzusichern, werden mitunter rundum kleine, glühende Feuer entzündet, deren Rauch das Enegiefeld schützt.

Während manche Aboriginal-Heiler den physischen Körper des Patienten überhaupt nicht berühren und ausschließlich am feinstofflichen Körper arbeiten, legen andere dem physischen Körper ihre Hände auf. Oft drücken sie wiederholt auf den Bauch oder die Stirn des Klienten. Von einem Augenzeugen wurde mir berichtet, dass er gesehen habe, wie Aboriginal-Heiler mit ihren Händen direkt in den Körper eindrangen, um Störfaktoren oder Wucherungen zu entfernen, wobei nach diesen Operationen keine Narben hinterblieben. Mit dieser Art psychischer Chirurgie sind auch philippinische und südamerikanische Heiler im Westen bekannt geworden, die eine Erfolgsquote von 70 bis 90 Prozent aufweisen. So mancher von diesen Geistheilern wurde von einer großen Zahl westlicher Krebspatienten aufgesucht, die in der Traditionellen Heilung ihre letzte Chance sahen, nachdem die westlichen Behandlungsmethoden nicht geholfen haben.

»Aber oft kommen sie zu spät«, bemerkte ein philippinischer Heiler. »Sie sollten früher Vertrauen in die geistige Heilung haben.«

Die üblichen Heilmethoden der Aboriginal-Doktoren umfassen das Aussaugen oder Absaugen von störenden Energien oder das Entfernen von magischen Objekten. Mit dem Mund ausgesaugt werden zum Beispiel *Schwarze Steine* aus Bauch oder Stirn. Oder es wird Blut abgesaugt, das dann in einen Behälter aufgefangen und vom Buschdoktor genau untersucht wird, denn es könnte sein, dass es besungen wurde und darin Schaden bringende Informationen enthalten sind.

Abgesaugt oder mit den Händen entfernt werden oft verletzende Objekte wie Glas- und Holzsplitter, Eisendrähte, Speerspitzen, spitze Steine oder Knochenstücke, Nägel oder Schrauben. Solche Objekte können symbolischer Natur sein oder von einem Magier in destruktiver Absicht in das Energiefeld einer Person hineingesungen worden sein. Dazu muss nicht einmal ein persönlicher Kontakt stattgefunden haben, da diese Methode auch über die Distanz praktiziert werden kann. Solch magische Objekte werden von einem Aboriginal-Doktor mit seinem inneren Auge gesehen. Er entfernt sie entweder auf visionäre Art oder er macht sie für alle Umstehenden, die nicht sein geistiges Auge besitzen, sichtbar. Macht er das Unsichtbare nicht für alle sichtbar, deutet er zumindest mit ziehenden Bewegungen an, dass er etwas aus dem Körper des Patienten herausholt. Dann streut oder wirft er das Unsichtbare in die Luft. Ein Zeichen für alle, dass der Doktor den Störfaktor gefunden und aufgelöst hat.

Es kann auch sein, dass ein Patient rund um eine Feuerstelle gehen muss, während der Aboriginal-Heiler feurige Glut herausnimmt und diese in alle Richtungen wirft oder verstreut. Damit wird sozusagen die Krankheit verbrannt, beziehungsweise das Energiefeld des Klienten von allem Unreinen und Schadhaften befreit. Auch in den österreichischen und Schweizer Alpen ist das Wissen um den Segen und den reinigenden Effekt der Feuerfunken noch erhalten. Das *Funkenschlagen* ist ein Brauch am Ende des Winters, um die dunklen Kräfte zu vertreiben. Dabei werden brennende Hölzer aus einem Feuerstoß gezogen und im Kreis herumgewirbelt. So weit die Feuerfunken fliegen, so weit ist das Land geschützt und kann das Böse keinen Schaden bringen.

Sieht ein Aboriginal-Doktor ein verunreinigtes, verletztes oder durchlöchertes Organ, holt er es aus dem Körper des schlafenden Klienten und reist damit in den Traum, um das Organ zu reinigen, zu glätten oder wieder ganz zu machen. Ist ein Organ zu feucht, dann nimmt der Heiler es ebenfalls mit in den Traum, um es zu trocknen. Manche Buschdoktoren heilen mit ihrer visionären Kraft oft über Distanzen hinweg. Gelegentlich schläft ein Heiler vor dem Wohnort des Klienten, um die Störfaktoren aufzuspüren.

Besteht die Vermutung, dass eine Schaden bringende Kraft in den Körper eines Patienten eingeschleust wurde, nimmt ein Aboriginal-Heiler einen Feuerstock und hält diesen an die Fußsohlen des Kranken. Mit der *aufsteigenden Hitze* wird *der Zauber* veranlasst, zu flüchten. So mancher Patient soll dabei das Gefühl haben, dass etwas aus seinen Ohren hinausfließt oder etwas Schweres daraus austritt.

Eine weit verbreitete Heilmethode unter den Aboriginal-Doktoren ist im Weiteren das Massieren des Körpers. Durch die streichelnden Bewegungen, die der physische Körper erfährt, wird gleichzeitig der Energiekörper geglättet. Aboriginals nennen das *den Geist ausrichten*. Mit der Streichelmassage überträgt der Heiler in fließender Form Energie auf den Patienten. Magnetismus gilt seit Urzeiten als heil-, beziehungsweise ganzmachendes Mittel.

Über die heilende Wirkung des Magnetismus schrieb selbst Goethe: »Der Magnetismus ist eine allgemein wirkende Kraft, seine Wirkungen erstrecken sich auf alles und auf alle Fälle. Sie erstrecken sich auf alle Menschen, auf Tiere und Pflanzen.«

Und von Dr. Dieter Aschoff vom Institut für Prophylaxenforschung am Bodensee stammt die Aussage, dass »Krankheit sich als eine Störung der magnetischen Ausrichtung der Elementarteilchen, in Verbindung mit einer krankheitsspezifischen Information, erklären lässt.« Er führt noch an, dass zum Beispiel Schafwollproben von lebenden Tieren sich magnetisch ausgerichtet zeigen und die Wolle elastischer und voller war im Gegensatz zu der Wolle von toten Tieren, die nicht magnetisch ausgerichtet und von geringerem Wert war.

Magnetisch ausgerichtet sind auch Termitenburgen an bestimmten Plätze in Nordaustralien. Ich erinnere mich an einen solchen Ort im Litchfield Nationalpark, der merkwürdigerweise *Horse Field* (Pferdefeld) genannt wird. Die Bauten der Magnet-Termiten mit ihrer genauen Nord-Süd-Ausrichtung sind ein Phänomen. Sie scheinen von einem unsichtbaren Choreographen exakt wie eine Tanzgruppe aufgestellt worden zu sein. Wer immer dieses Naturwunder aus Erde, Gras, Blättern und Speichel geschaffen hat, muss mit einem Kompass ausgestattet gewesen sein. Die Behausungen der Termiten sind so angelegt, dass sie beim Höchststand der Sonne der geringsten Erhitzung ausgesetzt sind. Die höchste Termiten-Riesenburg, die ich gesehen hatte, war etwa sechs Meter hoch. Die gewaltigen Bollwerke dieser winzigen Tierchen setzen sich unter der Erde fort und können ein Gesamtgewicht von sechs Tonnen (!) aufweisen. Aufgrund ihrer Vielzahl schaffen es die Termiten, die oft mit unseren schwarzen Ameisen verwechselt werden, die gesamte Region rund um den Bau sauber zu halten, da sie alle abgestorbenen Pflanzenreste für ihre Bauwerke benutzen. Dadurch sind sie in dieser Region ein bedeutendes Glied in einem noch weitgehend funktionierenden Ökosystem. Sie sind natürliche Saubermacher und bewirken damit ein klares, reines und leichtes Energiefeld.

Die Wechselwirkung zwischen Mensch und Natur wird natürlich an einem solch magnetisch Nord-Süd-ausgerichteten Platz besonders fühlbar, weist der Mensch doch selbst eine Nord-Süd-Polarität auf, wobei der Kopf dem nördlichen Pol entspricht. Der Österreicher Johann Grander, der den Magnetismus vor allem im Zusammenhang von Wasser als Energie- und Informationsträger erforscht hat, empfiehlt, mit dem Kopf nach Norden zu schlafen, da der Kopf der aufnehmende Pol ist. Im Weiteren schreibt Grander, dass »Energien niemals erzeugt, sondern nur umgewandelt werden … Ein Zusammenspiel der verschiedenen Magnetismen zwischen Plus (gebendem Pol) und Minus (nehmendem Pol) … Magnetismus ist Energie (Kraft und Information), die von einem Pol zum anderen fließt.«

Ich habe in afrikanischen und asiatischen Ländern eine Reihe von Heilern bei ihren Arbeiten beobachten dürfen, doch unvergesslich wird mir die Auswirkung von Heilmassagen sein, die auf Zypern der inzwischen verstorbene Magus von Strovolos durchgeführt hat. Dieser zypriotische Heiler ist im Westen auch unter dem Namen Daskalos (Lehrer) bekannt geworden. Ich hatte ihn auch wegen seines humorvollen und bescheidenen Charakters und seiner menschlichen Wärme schätzen gelernt. Seine Heilungsarbeiten führte er oft vor einer größeren Menschenmenge aus. Ich erinnere mich an einen Tag, der voller Wunder war. Da war zuerst ein Mann, der mit Krücken kam und ohne Krücken den Raum zu verlassen vermochte, nachdem Daskalos sein Bein gestreichelt und massiert hat. Dann führte er an einem etwa zehnjährigen Mädchen eine Heilmassage durch. Ihr linker Arm war seit ihrem Babyalter gelähmt, nachdem sie bei einer kriegerischen Auseinandersetzung von einer Kugel getroffen wurde. Daskalos strich immer wieder sanft über den ganzen Arm, massierte und knetete behutsam ihre Hand und ihre Finger. Auf einmal geschah das Unfassbare. Das Kind, das noch nie seinen linken Arm zu bewegen vermochte, schlug plötzlich damit heftig nach oben aus. Viele Ärzte sind bereits überzeugt, dass die Erforschung von Schwingungen und Magnetismus in Zukunft einen hohen Stellenwert im Zusammenhang mit neuen Heilungschancen einnehmen wird.

Eine weitere Behandlungsmethode der Aboriginal-Doktoren ist die Übermittlung magischer Steine in Erbsengröße, die der Heiler aus seinem eigenen Inneren hervorholt und dem Patienten einpflanzt. Diese Steine, die von Missionaren *Zaubersteine der Wilden* bezeichnet wurden und die von den Ureinwohnern in Zentralaustralien *Ngangkari-Steine* (Kraftsteine) genannt werden, besitzen die Farben weiß, rot, schwarz und gelb. Das sind die vier Kultfarben der Aboriginals, die auch in all ihren künstlerischen Werken verwendet werden.

Ein Heiler kann ebenso eine bestimmte Person als Medizin empfehlen, zum Beispiel wenn ein Patient vom Ehepartner oder einem Familienmitgied – aus welchem Grund auch immer – getrennt ist, aber dessen Kraftfeld benötigen würde, um wieder glücklich zu werden. Der traditionelle Heiler wird dann das Zusammenbringen der einander ergänzenden Personen bewirken.

Ein Buschdoktor behandelt selten einen Klienten über längere Zeit hinweg. Er gibt dafür eher Anweisungen, wie zum Beispiel bestimmte Essensregeln oder andere Verhaltensratschläge. Manchmal verabreicht er eine Serie von Massagen oder Absaugungen. Manche Heiler arbeiten bei vollem Bewusstsein, andere in Trance, wobei dennoch ihre Aufmerksamkeit auf den Patienten gerichtet ist. Ein guter Buschdoktor kann nur im entspannten Zustand, ohne selbst beteiligt zu sein, arbeiten. Das heißt, er lässt von allem los, um sich führen zu lassen. Für gewöhnlich arbeitet ein Nangkari allein an einem Patienten, nur bei schweren, komplizierten Fällen kann es sein, dass mehrere Heiler zu einem Fall zusammenkommen. Jeder arbeitet dann zwar seiner eigenen Methode gemäß, aber sie tauschen ihre Erkenntnis aus und ergänzen sich dadurch.

Im Allgemeinen lässt sich ein Heilungsprozess in drei Phasen unterteilen, die der Reinigung, die der Harmonisierung und die der Stabilisierung. Der Heilerfolg hängt natürlich wesentlich vom Willen des Patienten ab, gesund zu werden, und davon, dass er rechtzeitig zu einer Behandlung kommt und er nicht ein Tabu gebrochen hat, das ihn außerhalb des traditionellen Gesetzes, das auch das Gesetz der Heilung beinhaltet, stellt. Im Weiteren hängt der Heilerfolg von der inneren Anteilnahme, dem Willen und der psychischen Kraft des Aboriginal-Doktors ab. Heilkraft ist keine Garantie auf Dauer und ein Heiler kann nicht immer gleich aktiv sein. Manchmal benötigt ein Nangkari eine Ruhepause. Vor allem, wenn er sich selbst schwach fühlt, wird er es vermeiden, anderen Kraft zu geben und wird einen anderen Doktor empfehlen. Das wird er auch tun, wenn er erkennt, dass seine Kraft und sein Wissen bei einem bestimmten Fall nicht ausreichen. Ein Aboriginal-Doktor kann meist im Voraus den Heilerfolg einschätzen und jeder Misserfolg könnte seinem guten Ruf schaden. Heiler können vorübergehend ihre Heilfähigkeit verlieren, wenn sie versuchen, Heilungsprozesse vom Verstand her zu analysieren. Oder sie kann ganz genommen werden, wenn sie ein Tabu brechen.

Für die Entschädigung eines Buschdoktors gibt es keine festen Regeln. Früher ist es üblich gewesen, dass er für seine Arbeit ein entsprechendes Geschenk erhielt. Heute wird seine Arbeit eher mit Geld beglichen, was allerdings nur selten in angemessenem Maße vorhanden ist. Entsprechend erkenntlich zeigen wird sich jedoch eine wohlhabende Familie. Gehört der Heiler der gleichen Familie an wie der Patient, wird er allerdings kaum mit einer Bezahlung rechnen dürfen.

Verbündete und Heilsymbole

Abgesehen von ihren Schöpferwesen und Ahnen hat jeder Nangkari, Wirinun oder Gadun auch sein ganz spezifisches Totem, ein geistiges Wesen aus dem Naturreich, das ihn bei der Heilarbeit unterstützt. Ein solch geistiger Helfer wohnt an einem bestimmten Platz und kann vom Aboriginal-Doktor jederzeit herbeigerufen werden, wenn er ihn benötigt. Es ist eine Wesenheit, deren Charakter und Fähigkeiten er gut kennt und der er absolut vertrauen kann. Der Aboriginal-Doktor vermag den helfenden Geist zu bestimmten Personen oder Plätzen auszusenden, wenn er bestimmte Informationen benötigt, bestimmte Botschaften zu überbringen hat oder Aufgaben zu erledigen sind. Er hält dieses Wesen nicht an sich gebunden und benötigt keine Beschwörungsformeln, wie ein Magier es oft tut, der mit der Macht experimentiert, sondern dieser Geist ist völlig frei. Der kann sogar den Heiler vorübergehend verlassen, wenn sich dessen Kraft abschwächt oder ihn ganz verlassen, wenn er ein Gesetz der Natur verletzt hat.

In vielen Fällen ist die Regenbogenschlange die Verbündete des Heilers. Ein Aboriginal-Doktor wird generell als *Freund der Schlange* bezeichnet. Wer im Heilberuf ausgebildet wurde, hat schließlich ihren Bauch, ihr Innerstes erfahren, als er von ihr verschlungen wurde und ihr zu vertrauen lernte. Die Regenbogenschlange ist die geheime Kraft des Heilers, die ihn letztendlich gemacht hat.

Von Ungud, der Regenbogenschlange in den Kimberleys, heißt es, dass sie den Heiler-Anwärter an einen kühlen und trockenen Platz bringt, um ihm ein neues Gehirn zu geben und Kristalle in seinen Körper einzusetzen, worauf er – erfüllt von dem Licht, das die Quarzkristalle ausstrahlen – mit einem Gefühl großer Leichtigkeit erwacht. Von diesem Augenblick an folgt er der Spur der Schlange, beziehungsweise ist eins mit Ungud.

In einigen Heilervisionen tritt der lehrende, alte Doktor als Skelett auf und setzt sich auf den Rücken der Regenbogenschlange. Das Skelett ist Symbol aller Schamanen, ein Wort, das aus Ostsibirien stammt und *gestorben* bedeutet, also etwas, das bereits durch den Tod gegangen ist. Der Heiler, der den Schüler ganz klein macht und in seine Tasche steckt, reist nun mit der Regenbogenschlange in die Welt des Traumes.

Der lange, schlauchartige Leib der Schlange versinnbildlicht einen rohrartigen Kanal, der wie eine Achse zwei Pole vereint. Die beiden Pole der Schlange sind der Kopf, der den Yang-Pol bildet und der Schwanz, der den Yin-Pol darstellt. Nicht zuletzt repräsentieren auch der junge und der alte Doktor die beiden Pole des Lebens, die junge, zunehmende Yang-Kraft und die alte, abnehmende Yin-Kraft. Der alte Doktor ist die alte Schlange, die ihre Heilkraft und ihr Wissen der jungen Schlange übergibt, bevor sie stirbt. Während die junge Kraft aus dem Geist kommt und sich der Materie zubewegt, kommt die alte Kraft von der Materie und bewegt sich dem Geist zu. Geist und Materie bedingen einander auf Erden.

Kopf, Leib und Schwanz der Schlange repräsentieren schließlich das dreiteilige Weltbild, wie es von vielen Natur- und Kulturvölkern gesehen wurde. Die drei Ebenen oder Dimensionen der Welt werden oft in verschlüsselter Form, in unzähligen künstlerischen Darstellungen der Aboriginals zum Ausdruck gebracht, wie zum Beispiel mit den Kultfarben. Weiß steht für die geistige, obere Welt; Schwarz für die Tiefe der Erde und untere Welt und Rot ist die Farbe der mittleren Welt, die alles Leben auf Erden zwischen Werden und Vergehen beinhaltet. Und Gelb, die vierte Kultfarbe, repräsentiert, wie bereits erwähnt, die Sonne, die wiederum dem kosmischen Licht entspricht, das jedes Lebensfeld und alle Daseinsebenen durchdringt.

Die Schlange hat den angehenden Doktor auch in das Innere eines hohlen Baumes geführt, wo er klug und weise gemacht wurde. Der *Schlangenbaum* ist der Lebens- oder Weltenbaum, der vielen Völkern ein wichtiges Schaubild der drei Weltenebenen war und es noch immer ist, wie zum Beispiel den australischen Aboriginals. Die Krone entspricht dem Kopf der Schlange, der oberen Welt; die Wurzel dem Schwanz der Schlange, der unteren Welt und der Baumstamm dem röhrenförmigen Körper der Schlange, der mittleren Welt, die zwischen Krone und Wurzel, der oberen und unteren Welt steht, beziehungsweise beide Pole zusammenhält.

Das Zusammenspiel dualer Kräfte innerhalb eines Baumes wird zum Beispiel in einer Erzählung der Pitjantjara-Aboriginals in Zentralaustralien zum Ausdruck gebracht. Die Geschichte handelt von einem Wanambi-Mann und einer Wanambi-Frau (Wanambi ist der Name der Regenbogenschlange in der Region rund

114

um Uluru und den Mann Ranges). Am Ende ihrer langen Reise sind sie in einen Blutholzbaum eingekehrt, wobei die männliche Schlange in jenem Teil des Baumstammes lebt, der sich gerade aufgerichtet dem Himmel entgegenstreckt. Dagegen wohnt die weibliche Schlange in der unteren bauchförmigen Verdickung des Baumstammes, wo sie zusammengerollt ruht. Ein Bild, das der Kundalini im tantrischen Hinduismus entspricht, die zusammengerollt im Beckenbereich des Menschen auf geistige Erweckung wartet, um sich von einem Chakra beziehungsweise einer Reifestufe zur nächsten hochzuarbeiten. Die Regenbogenschlange ist an sich dualer Natur. So wird die phallusartig aufgerichtete Schlange dem männlichen Prinzip und die Schlangenspirale oder der Bauch der Schlange, der die Eier beziehungsweise Lebenszellen trägt, dem weiblichen Prinzip zugeordnet.

Andere Bäume im Northern Territory, die *viel Schlange* – viel Kraft – in sich haben, sind der Papierrindenbaum, die Leichhard Pinie, der Pandanus-Baum und der Baob, der Flaschenbaum, der das Wahrzeichen der Kimberleys ist und höchstwahrscheinlich von Afrika oder Madagaskar herstammt. Mit der Schlange besonders eng verbunden ist auch die Wasserlilie, die vor allem wegen ihres langen Stiels, der aus der knollenartigen Wurzel hervorwächst und die Blüte wie eine kostbare Krone trägt, als anschauliches Beispiel eines Weltenbaumes dient.

Die Grundstruktur der Welt mit ihren drei untrennbar zusammengehörenden Ebenen ist in allen Lebensformen erkennbar, nicht zuletzt auch im Menschen, dessen Kopf den Yang- beziehungsweise Nord-Pol und dessen Becken den Yin- beziehungsweise Süd-Pol darstellt. Seine tragende Achse ist die Wirbelsäule, die wie der Baumstamm oder der rohrförmige Leib der Schlange einen Kanal darstellt, in dessen Inneren die subtilen Energieströme, die von beiden Polen ausgehen, einander begegnen und austauschen. Aboriginals im Arnhem Land, die für ihre Röntgenbild-Malereien bekannt geworden sind, stellen Mensch und Tier durchsichtig dar, sodass die innenliegende Wirbelsäule als durchgehende und Pol-verbindende Kraftachse deutlich erkennbar ist.

Auch in der sakralen Architektur finden wir den dreiteiligen Weltenbau. Nehmen wir zum Beispiel christliche Kirchen, an deren Eingang sich der Yin-Pol mit dem Weihwasserbecken, den

Wurzelbereich und das Urmeer repräsentierend, befindet. Der Mittelgang des sakralen Gebäudes stellt wie die Wirbelsäule des Menschen die Achse und Hauptkraftlinie dar, die zum Altar, dem Yang-Pol führt, an dem sich der stärkste Kraftpunkt befindet. In den alten Kirchen, die noch nach tradiertem geomantischen Wissen geplant und gebaut wurden, ist das Ostfenster so angelegt, dass die frühen Sonnenstrahlen den Altarplatz mit ihrer jungen Kraft speisen und aufladen.

Was die sakrale Architektur wiedergibt, ist nur ein offenkundig gemachter Ausdruck subtiler Strukturen, die der Landschaft, beziehungsweise einem Landschaftskörper innewohnen. So stellt zum Beispiel ein Bergrücken den feinnervigen Kanal zwischen einem Yang- und Yin-Pol dar. Und was der nüchterne Weiße als Hügel- oder Bergkette wahrnimmt, ist für Aboriginals in Wahrheit ein Echsenwesen. Das ist leicht nachvollziehbar, haben Echsen doch einen besonders langen und unebenen, oft gezackten Rücken. Und sich dahinschlängelnde Flüsse sind Wasserschlangen. Wie der Bergrücken, so stellt auch jeder Fluss einen Energiekanal dar, dessen dahinströmendes Wasser Informationen aufnimmt und abgibt. Ein impulstragender Fließbandkörper, der einen Quell- und einen Versickerungsplatz – eine Geburtsstätte und einen Sterbeplatz hat. Der Fluss, identisch mit der Schlange, ist nicht zuletzt ein Sinnbild des Heilers, dessen Geist frei fließt und der Kraft von der Quelle erhält und weitergibt.

Dreigeteilt ist auch jede Lebenszeit, die mit der Geburt einen Yang-Pol und mit dem Tod einen Yin-Pol aufweist. Die dazwischen liegende Zeitspanne ist die *Zeitschlange* oder der *Lebensfaden,* den in unseren alten Mythen die drei Spinnerinnen, nordischen Nornen oder römischen Moiren spinnen. Genau genommen spinnt die erste den Faden, die zweite hält ihn und die dritte schneidet ihn durch. Der Lebensfaden oder Lebensweg wird mit Jugend, Reife und Alter in die drei Lebensphasen unterteilt. Drei Lebensabschnittte, die sich auch in jedem Wachstumsprozess der Feldfrüchte offenbaren und die in früheren matriarchalisch geprägten Kulturen von der dreifachen Großen Göttin verkörpert wurden. Im katholischen Christentum erinnern noch die Jungfrau Maria (Jugend, Saat), die heilige Mutter und Nährerin Anna (Rei-

116

fe, Ernte) und die Schwarze Madonna, die alte Weise (Alter, Dreschen und Vorratssammlung) daran. Diese drei Abschnitte werden wiederum mit den drei Farben Weiß (Jungfrau Maria), Rot (Hl. Anna) und Schwarz (Schwarze Madonna oder die Hl. Anna in ihrem schwarzen Aspekt) assoziiert. Drei Kultfarben, die ja auch den Aboriginals heilig sind und die drei großen Lebensabschnitte wie auch die drei Weltenebenen repräsentieren.

Im Hinduismus ist es die dreifache Kali in ihrer weißen, roten und schwarzen Gestalt, die den Lebensfluss, beziehungsweise die Lebensschlange mit ihren einzelnen Stationen verkörpert. *Kali* nennen Aboriginals im Südwesten von Australien den flüssigen Quarz, der über einen angehenden Buschdoktor fällt und in ihn eindringt, um ihm Kraft und Weisheit zu geben. Quarz wird von Wasser und Licht gebildet. Das sind die Essenzen der Regenbogenschlange. Deshalb werden die kleinen Quarzkristalle, die den angehenden Aboriginal-Doktoren in die Stirn und anderen Körperteilen eingesungen werden, auch *kleine Regenbogenschlangen* genannt. Im modernen Verständnis können sie als Lichtquanten verstanden werden.

In Aboriginal-Sprachen lassen sich immer wieder Wörter aus der indischen oder malaiischen Sprache entdecken, wobei die malaiische Welt, inklusive Indonesien, ja lange Zeit vom Hinduismus geprägt war. Da eine Reihe von Ethnologen australische Aboriginals und die Urbevölkerung Indiens auf einen gemeinsamen Urstamm zurückführen, sind verschiedene gemeinsame oder ähnliche Wörter oder Wortsilben erklärbar.

Anstelle der Schlange kann ein Heiler auch die Echse oder das Krokodil als Krafttier und Verbündeten annehmen. So mancher Aboriginal-Doktor wird von einer Echse gemacht, die ihn in der Initiation in die Erde hineinzieht und auf eine Reise durch ihr inneres Reich mitnimmt, bis sie auf der anderen Seite des Meeres wieder auftauchen. Es ist die lange Wirbelsäule, der lange Kanal, der die Reptilien zu geeigneten Übermittlern macht.

In den Kimberleys hörte ich eine Traumzeitgeschichte, in der das Krokodil als Speer benutzt wird. Der Speer repräsentiert die Macht des Wissens, das schließlich auch jeder Buschdoktor besitzt. Der Speer unterstützt die innere Ausrichtung, so wie das

Bogenschießen den Zenbuddhisten der geistigen Konzentration dient. Die Aboriginals sagen, dass der Speer *den Weg frei macht.* So sollen manchmal Geistwesen, die einen Doktor machen, einen Speer gegen die Stirn oder in den Nacken werfen, um den Weg für das Licht frei zu machen, das in Form eines Quarzkristalls eingesetzt wird. Der Speer wird vor dem Werfen mit einem Wort oder einem bestimmten Gedanken besungen, das heißt programmiert oder aufgeladen. Ein Aboriginal sagte einmal: »Gedanken und Worte sind wie Blitze an einem dunklen Gewitterhimmel.« Es ist das Licht, das das Dunkle zu erhellen vermag. Leuchtet über einem Klienten ein Blitz auf, ist das für ihn ein Zeichen, dass ihm der Doktor seinen Schutz und seine Kraft sendet.

In den Nordkimberleys wird die Regenbogenschlange *Brimurer* genannt. Sie ist besonders weise und sie reist gemeinsam mit Lehrer und Schüler durch den Himmel. In einer anderen Geschichte ist Brimurer ein weises, kluges, altes Krokodil. Daraus lässt sich schließen, dass Schlange und Krokodil in ihrer inneren Bedeutung austauschbar sind. Die Geschichte erzählt, dass ein Mädchen und ein Junge einem Krokodil begegnen, das sie erst fürchten, aber sobald sie seine Sprache verstehen, vertrauen sie sich ihm an. Sie setzen sich auf seinen Rücken, um mit ihm gemeinsam, Brimurer, das alte kluge Krokodil, das unter Wasser in der Tiefe lebt, aufzusuchen. Der Rücken des Krokodils versinnbildlicht einmal mehr den subtilen Transportkanal und das Mädchen und der Junge die darin strömenden dualen Kräfte. Und das alte Krokodil ist der alte Lehrer, der alle, die Wissen zu erlangen wünschen, in ihrer eigenen Tiefe erwartet.

Die Netzhaut der Schlange und die netzartige Panzerhaut des Krokodils stehen nicht zuletzt für die Lieder-, Kraft- oder Lichtweg-Vernetzungen, die von den großen Schöpferwesen installiert wurden, damit ihre Nachkommen von einer Kraftquelle zur nächsten finden. Es gibt sie aber auch, damit die Erde nicht ganz im Dunkeln ist und die Menschen jederzeit die Möglichkeit haben, entlang dieser pulsierenden Bahnen und Fäden mit den großen Traumzeitwesen stets in Kontakt zu bleiben und zurück in lichte kosmische Regionen, ihre Urheimat, zu finden.

118

Die Liederweg-Vernetzung ist eine ätherische, kristalline Lichtstruktur und entspricht im geomantischen Sinn den elektromagnetischen Gitternetzen, die sich im Spannungsfeld zwischen der magnetischen Erde und dem elektrischen Himmel bilden und den Adepten und Schamanen Reisen durch Zeit und Raum und alle Dimensionen möglich macht.

Die Vernetzungen der verschiedenen Welten- und Schwingungsebenen werden mit dem *rarrk,* einer künstlerischen Ausdrucksform der Aboriginals auf Melville Island, einer nördlich von Darwin liegenden Insel, transparent. In den traditionellen Kultfarben werden schichtenweise sich stets kreuzende Schrägstriche gemalt, womit ein mehrdimensionales Gitternetz entsteht. Dabei entspricht jede Farbe, wie bereits betont, einer bestimmten Daseinsebene.

Eine einzigartige Hinterlassenschaft der Aboriginal-Kultur wurde in der Felsengalerie von Panaramittee in Südaustralien entdeckt – eine 30 000 Jahre alte Steingravierung, die aus dem Fels herausgeschnitten und in das Museum von Adelaide gebracht wurde. Das Kunstwerk zeigt einen großen Krokodilkopf, dem ein netzartiges Gitter eingezeichnet ist. Einheimische in der Nähe der Fundstätte nannten den Krokodilkopf *die Alte im Krinoline.* Krinoline ist ein aus Rosshaar verwobenes Gewebe. Offenbar wurde das Netz als ein weibliches Schöpfungswerk angesehen. Im Grunde genommen repräsentiert das Krokodil, das im nährreichen Schlamm lebt, die Heilkraft der weiblichen Erde. Die heilende Energie des südägyptischen Tempels von Kom Ombo, wo einst der Krokodilgott Sebek verehrt wurde, soll vor allem Frauen mit Unterleibsbeschwerden geholfen haben. Krokodile wurden in Wasserkanälen unterhalb der Tempelanlage gehalten, um ihre Energieschwingung dem Tempel zu übertragen, wozu das Element Wasser ein idealer Energieempfänger und Sender und damit Energieübermittler ist. Das Krokodil selbst zeichnet sich durch robuste Gesundheit aus, was auf seine besondere Mineralienzusammensetzung zurückgeführt wird.

Auf die gesund machende Heilkraft des Krokodils verweist eine Geschichte der Aboriginals, in der es heißt, dass die Haut des Krokodil-Ahnen von einem Traumzeitwesen mit Messern aus Quarz eingeritzt wurde. Quarz entspricht der heilenden Kraft des Lichtes. So können die Rillen, die die Felder des Krokodilpanzers miteinander vernetzen, als Licht- oder Kraftwege verstanden werden. Dabei müssten die einzelnen Linien im Ausgleich der Yin- und Yang-Kräfte stehen, wie das elektromagnetische Gitter, das die Welt umrundet und das abwechselnd magnetische und elektrischen Bahnen besitzt. Der Körper des Krokodils scheint also von seiner natürlichen Quarz-Struktur her im harmonischen Ausgleich zu sein. Vielleicht liegt darin das wahre Geheimnis des ausgeglichenen Energiezustandes und der gesunden Natur der Krokodile. Sie lieben ihre Ruhe und ein ungestörtes Umfeld und verteidigen ihr Revier, wenn ein Eindringling ihre Ordnung stört. So sollen still dahingleitende Ruderboote in krokodilbesetzten Gewässern weniger gefährdet sein, von einem Krokodil attackiert zu werden, als Boote mit Außenbordmotor, die ihnen zu viel Wirbel machen.

Eine netzartige Unterteilung zeigte auch der Pferdekörper an der bereits angesprochenen Felswand im Quinkan Reservat auf Cape York. Könnte dieses nicht ebenso wie die *Alte im Krinoline* ein Hinweis auf das interdimensionale Licht-Netz sein, auf dessen Bahnen Männer und Frauen von hohem Grad von ihren Krafttieren begleitet, auf Traumreisen unterwegs waren?

Netz und Speer sind machtvolle Symbole, deren wirkliche Bedeutung aber erst in ihrem gemeinsamen Verbund zum Tragen kommt. Der Speer repräsentiert letztendlich die Weltenachse, an der das kosmische mehrdimensionale Lichtnetz hängt. Die kosmische Achse ist die tragende Stütze, um die herum sich das ganze Weltgeschehen dreht, wie es zum Beispiel in der hinduistischen Symbolik mit Nataraja, dem tanzenden Shiva, wunderbar veranschaulicht wird.

In einer Geschichte aus Nordaustralien tritt ein Krokodilmann als Tänzer auf. Nun, da das Krokodil dem Speer gleichgesetzt wird, fällt es leicht, in der tanzenden Echse, wie in *Nataraja,* die *tanzende Weltenachse* auszumachen. Das tanzende Krokodil entspricht damit auch der drehenden Spindel der mythischen Spinnerinnen, die den Lebensfaden spinnen. Und wer einmal ein in die Luft hoch springendes und wirbelndes Krokodil gesehen hat,

120

wie es zum Beispiel am Adelaide River im Northern Territory möglich ist, wo als Touristenattraktion Krokodile von einem Boot aus mit Fleischhappen gefüttert werden, dem fällt an dem senkrechten Krokodilkörper die lange Wirbelsäule auf, die in dem langen, starken Schwanz ihre Verlängerung findet. Eine Kraftachse, durch die die Energie auf einer langen Strecke zu fließen vermag. Das Krokodil mit seinen drei Teilen – Kopf, Körper und Schwanz – wurde in den alten Kulturen als Symbol des dreiteiligen Weltenbaumes gesehen. So verehrten zum Beispiel die Maya den *Krokodilbaum* als *Lebensbaum.*

Die kosmische Achse, die die Welt hält und stützt, verbindet wie der mythische Weltenbaum die verschiedenen Dimensionen oder Ebenen des kosmischen Gebäudes. Die Verknüpfung der verschiedenen Dimensionen findet mittels des mehrdimensionalen Netzes statt, das rund um die Achse gesponnen ist. Das Zusammenspiel zwischen der Weltenachse und dem kosmischen Netz wird in unzähligen Mythen der Welt symbolisch dargestellt.

Für die Batak im Norden Sumatras gehört der magische Pfahl, der die männliche Kraft repräsentiert und *ulos,* das magische Tuch, das die weibliche Kraft versinnbildlicht, untrennbar zusammen. Die Batak sind überzeugt, dass sie vom Lebensbaum abstammen, an dessen Wurzel die Echse lebt, die Fruchtbarkeit und Lebenskraft spendet. Der Vereinigung von Pfahl und Tuch entsprechen auch unserer Fahne und den Fahnenträgern. Die Fahne, ein gewobener Stoff, symbolisiert in ihrer ursprünglichen Bedeutung das kosmische Netz und der Fahnenträger die kosmische Achse, die umweht oder umtanzt wird vom gesponnenem Gewebe.

In einer griechischen Sage ist es der Held Jason, der nach dem *Goldenen Vlies* sucht, das an einer Eiche hängt, an deren Wurzel ein Drache Wache hält. Das Goldene Vlies ist ein feines Gewebe, gesponnen aus glänzenden Sonnen-, beziehungsweise Lichtfäden.

Und eine Kindergeschichte der australischen Ureinwohner erzählt von einigen Echsenjungen, die im Spiel miteinander kämpfen. Einer von ihnen wurde dabei stets auf den Rücken geworfen, was diesem gar nicht gefiel, und er kletterte auf einen Baum, auf dem ein Spinnenentz hing, das er über die anderen Echsenjungen warf. Daraufhin machten sie Jagd auf den Jungen auf dem Baum, doch der lief stets den anderen voraus. Diese Geschichte deutet auf die dynamischen Kräfte hin, die die Weltenachse und damit das Weltgeschehen in Bewegung halten und das mehrdimensionale Energienetz der Welt, das auch als mehrstöckiges Weltengebäude gesehen werden kann, laufend mit Strom versorgen. Die Echse scheint den antreibenden, feurigen Motor eines gigantischen Elektrizitätswerks zu repräsentieren.

Lebensbaum, Pfahl und Netz sind auf der ganzen Welt bedeutende Heilsymbole, deren gemeinsames Zusammenspiel oft in versteckter Form Ausdruck findet, wie zum Beispiel in dem Zeremonienpfahl der australischen Aboriginals, der die Weltenachse versinnbildlicht und wie ein Phallus inmitten des runden Zeremoniengrundes steht, der Mutter Erde darstellt. Es sind die dem Zeremonienpfahl aufgemalten Kultfarben, die auf indirekte Art an die Vernetzung der verschiedenen Daseinsformen erinnern. Ich würde vermutlich dem Netz nicht so große Bedeutung beimessen, hätte ich nicht einmal eine Traumbotschaft erhalten, die in simpler Sprache lautete: *Auf das Erdnetz kommt es an.*

Über den Zustand dieses Erdnetzes sind die noch verbliebenen Wissenden unter den australischen Aboriginals in großer Sorge. Und Sichtige aus unterschiedlichsten Regionen berichten, dass das Gitternetz der Erde bereits große Schäden aufweist. Mir wurde mitgeteilt, dass Aboriginals in Kooperation mit ihren Schöpferwesen (und viele andere Schamanen der restlichen Naturvölker) unermüdlich daran arbeiten, dieses kaputte Erdnetz auszubessern, um noch zu retten, was zu retten ist. Sie sollen zum Beispiel versuchen, diesem Energienetz mehr Elastizität und eine bessere Leitfähigkeit zu geben. Es sind die »rückständigen Wilden«, wie sie noch von vielen Weißen gesehen werden, der die Welt vielleicht verdankt, dass ihre Achse noch nicht gekippt ist.

Vor etwa zwei Jahren sah ich im Fernsehen eine wissenschaftliche Reportage, in der es hieß, dass sich die Erdachse leicht verschoben habe, was klimatische Veränderungen, aber auch Zeitveränderungen zur Folge haben könne. Seit dieser Zeit hat sich das Klima der Welt auffallend verändert und allgemein ist unter den Menschen das Gefühl entstanden, als sei die Zeit schneller geworden, so als würde sie einem davonlaufen.

Die ältesten Götter unserer Welt, die als die *Großen Weber* der Welt verehrt wurden, repräsentierten stets eine Reptilienkraft oder standen mit einer solchen in enger Verbindung. Nehmen wir die große babylonische Göttin Ishtar als Beispiel, die unter anderem *Himmelsdrachen* genannt wurde und Hüterin der Weltenachse war. Wenn ihre Priesterinnen tanzten, verkörperten sie die tanzende Weltenachse, wie das tanzende Krokodil in der Aboriginal-Geschichte. Eine Hohepriesterin der Ishtar soll Salome gewesen sein, die nach christlicher Version den armen Herodes mit ihrem Tanz verführte. Sie legte bei diesem Tanz ihre sieben Schleier ab, jeder eine bestimmte Schwingungsfrequenz und einen bestimmten Farbton repräsentierend. Die sieben Schleier der Salome lassen sich den sieben Tönen und Farben der Regenbogenschlange gleichsetzen. Auch das Krokodil wird mit der Zahl Sieben assoziiert. So bedeutet beispielsweise der Name des ägyptischen Krokodilgottes Sebek übersetzt *Sieben*. Diese Zahl ergibt sich aus der Zusammensetzung des meist dreieckigen Reptilienkopfes, der für die Zahl Drei steht und dem Körper mit den vier Beinen, der die Zahl Vier repräsentiert. Die Drei und der Kopf stehen für die geistige Dimension und die Vier und der Körper für die materielle Welt. Die Zahl Sieben war stets eine heilige Zahl. Es war die Zahl der heilmachenden und ganzen Götter, die die Kraft der Erde und des Himmels verkörperten. So ist die Sieben auch dem traditionellen Heiler heilig, repräsentiert sie doch die Einheit von Geist und Körper. Zwei Welten, die ein Aboriginal niemals getrennt sieht.

Die babylonische Ishtar ist identisch mit Inanna, der Großen Mutter der Sumerer, deren Attribut die Echse war. Und aus Inanna ging die heilige Anna der Christen hervor, die vor allem von den Ostvölkern als nährende und kraftspendende Erd- und Fruchtbarkeitsmutter verehrt wird. Ich bin davon überzeugt, dass ursprünglich das Wort Echse und Achse identisch waren. Interessant ist auch das Wort *Ana* oder *Anna*, das in verschiedensten Kulturen immer wieder in Bezug zu Echsen- oder Erdkraft oder Mutter Erde in Erscheinung tritt. In Australien wird die Echse *Goanna* genannt. Trennen wir das Wort in *Go* und *Anna,* bedeutet das so viel wie *die gehende Anna.* Und in Beziehung mit der Echse, beziehungsweise der Erdkraft, könnte die sich bewegende Anna jene Kraft versinnbildlichen, die durch und über die Erde strömt und auch die Erde mächtig zu bewegen vermag. Die Batak in Sumatra sagen, dass sich die Echse an der Wurzel des Lebensbaumes furchtbar rächen könnte, wird sie verletzt, missachtet oder beleidigt. Und ein Aboriginal in Katherine machte mich einmal darauf aufmerksam, dass niemals ein großer Goanna verärgert werden darf, beziehungsweise sein Revier niemals gestört und umgegraben werden darf, sonst würde die alte Echse (sozusagen der Prototyp oder Urgeist aller Echsen) Erdbeben, Flut oder Feuerbrände bringen. Die Echse gilt gewiss nicht zufällig den Schamanen und australischen Buschdoktoren als mächtiges Krafttier. Sie steht für die Kraft der gesamten Erde und die ist bereits reichlich verletzt worden. Könnte es nicht sein, dass die lange Serie der Naturkatastrophen mit ihren erderschütternden Bewegungen wie Flut, Erdbeben und Vulkanausbrüchen, die seit einer geraumen Zeit alle Kontinente der Erde heimsuchen, auf die ärgerlichen und ungeduldigen Bewegungen der beleidigten Echse zurückzuführen ist? Rächt sich nun die Erde mit Hilfe ihrer Verbündeten für all die ihr zugefügten Schandtaten, Vergewaltigungen und rigorosen Ausbeutungen? Steht hinter all den heftigen Bewegungen der Erde, deren auffällige Häufigkeit niemand mehr ignorieren kann, die mahnende Botschaft, dass die Erde ein sensibles verwundbares Wesen ist, das bei allem Verständnis für die Experimentierfreudigkeit der Menschen auch einen Endpunkt all ihrer Schandtaten, Dummheiten und Raffgier zu setzen vermag?

Die ältesten Schöpfungsmythen der Welt beziehen sich auf ein Schlangen- oder Drachenei, aus dem alles Leben hervorging. Echsen- und Schlangenwesen bilden rund um die Welt eine endlose Schlangenkette, die jeden und alles, was Kraft zum Leben benötigt, miteinbezieht. Das erklärt, wieso traditionelle Heiler die Kraft der Reptilien zu ihren geheimen und mächtigen Verbündeten wählen.

Die Schlange, die sich um einen Stab, beziehungsweise eine Achse windet, ist letztendlich auch das Berufszeichen unserer modernen Ärzte und Apotheker. Der Stab versinnbildlicht den vermittelnden Kanal und die Schlange die darin fließende, heilende Kraft. Ein uraltes Heilzeichen, das auf Thot, den großen Weisen und Heiler im alten Ägypten, zurückgeht, der mit dem griechischen Hermes, der als Bote zwischen den Göttern und den Menschen vermittelte, und Merkur, dem römischen Luftgott, gleichgesetzt wird. Merkur ist wiederum mit dem heiligen Michael der Christen gleichzustellen, stehen doch die ihm geweihten Kirchen auf einstigen Merkurplätzen. Anstelle des Schlangenstabes hält der heilige Michael das Schwert der Erkenntnis, das er nicht gegen, sondern auf die Schlange oder den Drachen richtet und damit die Achse der Welt, die ihre dynamische Kraft von dem Reptil bezieht, versinnbildlicht.

Thot/Hermes galt selbst als die *Weise Schlange* und soll Moses mit der Kraft der Schlange vertraut und in ihre Heilgeheimnisse eingeweiht haben. Jedenfalls wurde auch Moses als *Schlange* bezeichnet, zumindest verstand er mit der Schlangenkraft umzugehen. Er handhabe den magischen Schlangenstock und wusste, wie man giftige Schlangenbisse heilt. Als Moses sein Volk durch die Wüste führte, und viele von ihnen, nach langen Entbehrungen, ihr Vertauen in die Führerschaft verloren, wurden sie zur Strafe, die Gott sandte, von giftigen Schlangen gebissen. Um sie zu retten, erhöhte Moses eine Schlange auf einem Pfahl, und jeder, der zu ihr aufsah, wurde gesund. Die Schlange auf dem Pfahl wurde später als symbolische Vorankündigung von Jesus auf dem Kreuz gedeutet, wobei das Kreuz wie der Pfahl die Weltenachse und den Lebensbaum darstellt.

Ich sehe in der erhöhten Schlange auf dem Pfahl eine Parallele zu der Schlange auf dem Baum, die von Aboriginal-Heilern so lange oben auf einem Baum festgehalten wird, bis der von ihr Gebissene gesundet und seine volle Lebenskraft – die ja in erster Instanz von oben zufließt – zurückerhält.

Im alten Griechenland repräsentierte die Schlange Pythia die weise und heilende Kraft der Erde, bis Apollon, der von den vordringenden, patriarchalisch orientierten Indoariern in den männlich dominierten Himmel gehoben wurde, die weibliche Schlange tötete. Genau genommen tötete er die Schlange nicht, sondern wurde ihr Beherrscher und übertrug ihren heilenden Aspekt auf seinen Sohn Asklepios, der immer noch den heutigen Ärzten als

Vorbild der Heilkunst gilt. Die Macht der Schlange finden wir im Weiteren auch im Dollarzeichen, das ebenfalls Stab und Schlange vereint.

Als eine weitere starke Medizin und geheimer Verbündeter gilt Aboriginal-Doktoren der Dingo, der als Bote und magisches Werkzeug dienen kann. In einer Geschichte heißt es, dass ein Dingo ein Känguru, das die physische Lebenskraft repräsentiert, attackierte und seine Haut und sein Fleisch fraß, bis die Knochen freilagen. Der Geist-Hund hat mit dem inneren Gerüst einer Lebensform zu tun. Die Kraft des Hundes kann ein mächtiger Verbündeter beim Visualisieren sein. Eine Kraft, die Unsichtbares sichtbar zu machen vermag. Mit ihr können Gedankenschöpfungen physische Form annehmen. In einem Traum erhielt ich einmal die Durchsage, dass die Schlange der Urgeist jeder lebendigen Form ist und der Hund der Herr der Sichtbarwerdung.

Hund und Schlange stehen in enger Beziehung. Die Schlange ist die von Natur aus gleichmäßig fließende Kraft, die vom Hund begleitet oder auch verfolgt, getrieben oder zurückgehalten werden kann. Das Tempo und Spiel des Hundes ist es, das eine Verdichtung, beziehungsweise Zusammenziehung oder Auflösung oder auch Ausdehnung eines Energiefeldes zu bewirken vermag. Es ist die Kraft des Hundes, die hinter jeder Materialisation, Dematerialisation und Gestaltverwandlung wirkt, weshalb er von Magiern als mächtiger Verbündeter gewählt wird.

Das Reich des Geist-Hundes ist der Äther, – nicht zu verwechseln mit Luft. Der Äther ist der Mittler zwischen Geist und Materie, er durchdringt beide Hälften der Welt. Der Äther gilt als vermittelnde, tragende Substanz, die für Botschaften benutzt werden kann. Von Sehern wird der Äther oft als eine subtile, milchige, leicht klebrige Substanz beschrieben, an der sozusagen Informationen hängen bleiben, die der Wind weiterträgt. Von Aboriginals wird der Wind oft gefürchtet, da er auch magische, Schaden bringende Informationen tragen kann.

Bevor die griechischen Priester unter dem Einfluss der Indoarier Apollon zum Sonnengott erhoben, wurde er in Gestalt eines Wolfes verehrt, der seine Schwester Artemis, die die ungezähmte, frei strömende Schlangen-Kraft der Natur verkörperte, auf ihren

Wegen begleitete, so wie der Dingo die Regenbogenschlange. Schlange und Hund gehen letztendlich den gleichen Weg. Doch während die Schlange die strömende Große Kraft repräsentiert, beinhaltet der Äther das geheime Wissen und der Hund verkörpert das Große Gesetz.

Die Medizinfrau und der Große Fisch

Dass hauptsächlich Männer den Beruf eines Buschdoktors ausführen, wird vorwiegend damit erklärt, dass Frauen nicht genügend Zeit und Aufmerksamkeit für das lange und harte Training aufbringen, die die Ausbildung eines Doktors erfordert, da sie in der Regel mit der Erziehung und Aufsicht der Kinder beschäftigt sind. Viele Frauen haben Kenntnisse in der Buschmedizin, wissen um die Wirkkraft der einzelnen Pflanzen in ihrer Region und ihre Verordnung als Heilmittel gut Bescheid. Die meisten von ihnen sind auch in der Geburtenhilfe bewandert und obendrein in der Liebesmagie, aber die Große Medizin liegt weitgehend in den Händen der Männer. Das war aber wohl nicht immer so.

Eine ganze Reihe von Erzählungen, die vorwiegend aus dem Norden stammen, weisen darauf hin, dass einst das große Heilwissen die Domäne der Frauen war. Das heilige Symbol der heilenden Frau war der Dillybag, eine Netztasche, die im Alltag zum Sammeln von Früchten und Wurzeln benutzt wird. In der Region der Devil Marbels bei Tennant Creek wird eine Geschichte von zwei Frauen erzählt, die ihr *rituelles Gepäck* – ihre Ritualgegenstände -, die sie für gewöhnlich in ihrer Netztasche tragen, auf einem Baum versteckt hatten. Doch ihr Geheimnis wurde von zwei Männern entdeckt und gestohlen, und obendrein machten sie sich die Frauen und deren Wissen untertan.

Aus dem gleichen Gebiet stammt die Erzählung von zwei alten Frauen, die großes Wissen besaßen und die mit dem Speer umzugehen verstanden. Der Speer in ihrer Hand ist ein weiterer deutlicher Hinweis, dass die Frauen das Geheimnis um die Achse der Welt, ihre dynamische Kraft und das Wissen um das daran geknüpfte Netz gehütet hatten. Und im Arnhem Land sind es die beiden Djangkawul-Schwestern, hochverehrte Traumzeitwesen, die viele Traumzeitstätten schufen und sie durch ihre Liederwege miteinander vernetzten. In manchen Aboriginal-Gruppen wird mehr deren dominierender Bruder verehrt, der die Achse, beziehungsweise den Stamm des Lebensbaumes repräsentiert, während die beiden Schwestern an der Wurzel und auf der Krone Leben gebären.

Der magische, geheimnisvolle Netzbeutel der Frauen versinnbildlicht, so wie ich es sehe, das kosmische Netz. Oft sind an einen sakralen Dillybag Federschnüre geknüpft, was wohl die subtile Beschaffenheit der Fäden, beziehungsweise der Liederwege hervorhebt. In einer Traumzeit-Geschichte aus dem Süden wird von einem Mann berichtet, der zwar große Macht hatte, aber nicht das Geheimnis kannte, gesund zu werden. Da verwandelte er sich in eine Frau und reiste mit Hilfe des Bumerangs, der ein Sinnbild der Regenbogenschlange ist, durch die Luft in seinen Traum. Dort traf er eine Schlangenfrau, die ihn zuerst mit in die Erde nahm und dann wieder mit ihm in die Höhe reiste. Er hatte das Heilwissen bekommen. Die Schlange hatte ihn ganz gemacht. Keiner wird heil und keiner vermag den Himmel zu erstürmen, bevor er nicht die Erde in sich selbst transformiert hat. Eingeweiht in die Geheimnisse der Erde und des Himmels konnte er nun auch anderen helfen.

Auch wenn den Frauen ihr altes Wissen von den Männern entwendet worden ist, so scheint das Netz weiterhin das Heilsymbol der Frauen zu sein. Im Arnhem Land zum Beispiel benutzen Frauen für ihre Heilungsrituale ein Netzzelt. Fühlt sich eine Frau unwohl oder schwach, wird sie unter ein grobmaschiges Netzzelt gebettet. Das Netz ist aus Pandanusblättern geflochten, denen allein schon Heilkraft zugeschrieben wird. Die Frauen und Mädchen, die den Heilungsprozess der Kranken unterstützen, singen gemeinsam ihre alten geheimen Lieder, die die Kranke besser fühlen machen sollen. Es sind heilende Lieder der Erde. Gleichzeitig umtanzen die Frauen das Netzzelt. Auf diese Weise übermitteln sie dem Platz und dem umgebenden Raum ihre dynamische Kraft, die durch die Vibration der Töne und mit dem Stampfen des Bodens das Netzgebilde in Schwung versetzt und sich auf die darunter liegende Kranke überträgt und damit kräftigt. Die Frauen singen und tanzen so lange, bis die Kranke die Kraft aufgenommen hat.

Während des Rituals reiben die Frauen ihren Körper mit den Blättern eines Papierrindenbaumes ein und halten, solange sie das Netz umtanzen, Zweige dieser Eukalyptusart in ihren Händen. Dadurch wird die heilende Schlangenkraft des Papierrindenbaumes, der ja viel Schlange besitzt, ebenfalls über das Netz auf die Kranke übermittelt. Unterstützend wirkt im Weiteren die weiche Rinde des Papierrindenbaumes, auf der die Kranke gebettet liegt. Der Rinde wird die Eigenschaft zugesprochen, unreine Energien aufzunehmen und an die Erde weiterzuleiten, wo sie gereinigt und umgewandelt werden. Der Papierrindenbaum scheint vor allem ein Baum der Frauen zu sein, wächst er doch auf sumpfigen Yin-Plätzen. Und Sümpfe oder Flüsse, an denen diese Bäume gedeihen, sind oft Heimstätte der Krokodile. Interessanterweise bedeutet bei den Yolngu im Arnhem Land das Wort *Gumatj* gleichzeitig Papierrindenbaum und Krokodil.

Früher ist es auch Brauch gewesen, dass ein Mädchen, das zum ersten Mal ihre Monatsblutung hatte, von den Müttern in ein Netzzelt in einiger Entfernung vom Getriebe des Lagerlebens gebracht wurde. Die alten Frauen blieben bei dem Mädchen, bis ihre Tage vorüber waren und standen ihr in dieser wichtigen Lebensphase, die sie zur Frau machte, bei. Von nun an begann ein neuer – der rote Lebensabschnitt, die Periode der vollen Lebenskraft.

Das Blut an sich gilt als Sitz der Lebenskraft, aber dem Blut der Frau wird besondere Kraft zugeschrieben, da die Frau mit ihrem monatlichen Zyklus den Zyklen der Natur viel näher steht als der Mann. Mit dem Blut, das die Frau im Zyklus des Mondes der Erde überlässt, gibt sie der stets nährenden und gebenden Erde Kraft zurück. Damit stehen Natur und Frau in einem geheimen Kraftaustausch. Das Blut der Frau und das Blut der Erde wird als identisch angesehen.

Das Blut der Frau galt den Männern als Mysterium, zu dem sie naturgegeben keinen Zugang hatten und sie beneideten die Frau um diese innere Vernetzung mit der Natur und der ihr innewohnenden Macht. Um es sozusagen den Frauen nachzumachen, führten Männer den rituellen Brauch der Beschneidung ein, um der Erde ihr Blut zu opfern. Ein Brauch, der vermutlich vor etwa 4 500 Jahren in vielen Regionen der Welt mit der zunehmenden patriarchalischen Dominanz begann, die auch im Ritual Ausdruck fand. In der Übergangsphase von matriarchalen zu patriarchalen Gesellschaftsformen sollen auch Priesterinnen, die noch ihre alte Macht innehatten, Blutrituale an Männern vollzogen haben.

Einerseits mag es als Machtunterwerfung gesehen werden, dass auch Frauen im Laufe der Zeit Beschneidungen unterzogen wurden, andererseits sollte wohl damit ein Ausgleich zur Beschneidung des Mannes hergestellt werden. Während beim männlichen Initianden die ringförmige Vorhaut, die als ein weibliches Symbol gilt, entfernt wird, wird der Frau die Klitoris, die an einen Pfeil erinnert und ein männliches Sinnbild ist, weggeschnitten. Allerdings war die Beschneidung der Frau nicht bei allen Aboriginal-Gruppen bekannt.

Wenn auch hinter einer Beschneidung ein ritueller Aspekt steht, so wird doch damit dem Menschen etwas von seiner eigenen Natur weggenommen und er wird im wahrsten Sinn des Wortes beschnitten. Eine Reihe von Ethnologen sind der Überzeugung, dass Aboriginals früher keine körperlichen Eingriffe bei ihren Initiationen kannten und diese erst in späterer Folge Brauch wurden. Dass ausgerechnet die Sexualorgane beschnitten wurden, lässt sich damit erklären, dass durch sie neues Leben hervorgeht. Fruchtbarkeit und Wachstum war allen Naturvölkern das Wichtigste im Leben, waren sie doch abhängig von der fruchtbaren Natur.

Während das Blut der Frau, das ohne körperliche Verletzung fließt und auf natürliche Weise in die Abläufe der Natur integriert ist, verlor die Erde mit den Blutritualen, die mit körperlichen Verletzungen von Mensch oder Tier einhergingen, ihre Unschuld.

Dass auch die Regenbogenschlange im Grunde gegen Blutopfer ist, lässt eine Geschichte aus der Tanami-Wüste anklingen. Die Erzählung berichtet von Jarapiri, dem Großen Schlangenmann, der selbst als Rote Schlange die rote Kraft der Erde verkörpert. Es heißt, dass er gegen Blutopfer an seiner heiligen Stätte sei. Zwar sollen die Aboriginal-Männer dem Wunsch der Großen Schlange nachkommen, doch ihre Blutopfer an einem anderen Platz vollziehen.

Mit der Verehrung des männlichen Blutes wurden fast auf der ganzen Welt blutende Männer zu Helden, nicht zuletzt auch die christlichen Kreuzritter, die unter der Bevölkerung viel Blutvergießen anrichteten, um sie vom Christentum zu überzeugen. Dagegen wurde das Blut der Frau, das die Quelle des Lebens darstellt, in Kulturen, die eine starke patriarchalische Priesterschaft hervorbrachten, wie im indischen Brahmanentum und bei den orthodoxen Juden und Christen, plötzlich als unrein gesehen. Zwischen dem 8. und 17. Jahrhundert war es zum Beispiel vielerorts einer menstruierenden Frau nicht erlaubt, eine Kirche zu betreten. Und in einigen Aboriginal-Gruppen, deren soziale Ordnung stark männerorientiert ist, heißt es zum Beispiel, Frauen können keine Aboriginal-Doktoren werden, da sie keinen Penis haben, der die aufgerichtete Schlange repräsentiert, und sie damit nicht im Besitz der Großen Macht sind.

Die heutige starke Gewichtung der männlichen Kraft, wie sie vor allem in den Aboriginal-Gemeinschaften in Zentralaustralien vorherrscht, wird auch darauf zurückgeführt, dass in der anfänglichen Besiedlungsgeschichte die Briten vornehmlich die Männer der Aboriginals als Ansprechpartner herangezogen haben, weil in ihrer eigenen Gesellschaft die Frauen noch keine öffentliche Gleichberechtigung kannten.

Wird eine Frau von einem männlichen Buschdoktor in das Große Heilwissen eingeweiht, dann muss sie sich durch besondere Klugheit und Fähigkeiten auszeichnen und vor allem ungebunden sein. Entweder ist sie kinderlos oder bereits eine ältere Frau, die keinen Mutterpflichten mehr nachzugehen hat. Manchmal bildet ein Buschdoktor eine Tochter im Heilberuf aus, wenn sie das erstgeborene Kind ist und auch die nachfolgenden Kinder Mädchen oder ihre Brüder zu jung sind. Manchmal wird auch ein Mädchen ausgebildet, wenn sie einem Traum angehört, der außergewöhnliche Kraft besitzt.

Heilende Frauen werden allerdings selten von Männern aufgesucht, da es diesen oftmals, ihren sozialen Gesetzen gemäß, verboten ist, deren Lager zu betreten. So stehen weibliche Buschdoktoren vornehmlich den Frauen und Mädchen zur Verfügung.

Die Aufgabe der heilenden Frauen unterscheidet sich von jener der heilenden Männer darin, dass sie, ihrer natürlichen Anlage entsprechend, stärker mit der weiblichen, sorgenden und Leben spendenden Kraft der Erde und ihrer Intuition arbeiten als die Männer und sie sich auch mehr mit Erdheilungsarbeiten beschäftigen. In speziellen Ritualen regen sie mit Hilfe der Roten Kraft, die sie von bestimmten Plätzen beziehen und die durch sie hindurchfließen, die Kräfte ihres Landes an.

Da Heilungszeremonien in der Regel im Freien und meist in der Stille des Buschlandes stattfinden, wird nicht nur den Kranken, sondern auch dem Land rundum Aufmerksamkeit geschenkt. Denn für Aboriginals galt stets die Regel: Ist das Land gesund, ist auch der Mensch gesund, und umgekehrt. Nur aus einem heilen, starken Land vermag der Mensch Kraft zu schöpfen und nur ein gesunder Mensch kann das Land bei Kräften halten.

Die Autorin Diane Bell, die viel Zeit mit Aboriginal-Frauen verbracht hat und vor allem mit ihrem Buch *Daughters of the Dreaming* bekannt geworden ist, hat eine wunderbare Geste heilender Warrabiri-Frauen im zentralen Australien, beschrieben: Im Heilungsritual halten die Frauen ihre Hände wie Schalen geformt vor ihren Körper und schöpfen aus ihrem Energiefeld eine Hand voll Kraft, die sie hinaus in das Land senden oder einem Kranken auf gleiche Weise zuteilen.

Auf meiner Suche nach Aboriginal-Heilern erfuhr ich in Kununurra, im nördlichen Western Australia, von dem neu errichteten Kulturzentrum in Turkey Creek in den Kimberleys, wo Aboriginal-Älteste an einem kulturellen Austausch mit Weißen interessiert sind. Um ihre Kultur zu vermitteln, bieten sie Exkursionen an und unterrichten unter anderem in Buschmedizin. Turkey Creek liegt in der Nähe der abenteuerlichen Bungles Bungles, die voll Naturschönheiten und vor allem wegen der bienenkorbförmigen Felsdome bekannt sind. Die Ortschaft Turkey Creek besteht aus nicht viel mehr als aus der etwa vierhundert Mitglieder zählenden Warmun-Aboriginal-Siedlung und dem Roadhouse, das an dem einsamen Asphaltband steht, das durch hügeliges und felsig zerfurchtes Land führt, dessen Wahrzeichen der Flaschenbaum ist.

Ich bezog ein einfaches Quartier im Roadhouse und besuchte das auf der anderen Straßenseite entstandene *Daiwul-Gidja-Kulturzentrum*. Gidja (auch Kija) ist der Name der lokalen Sprachgruppe, und Daiwul bezieht sich auf den Barramundi, der ihr lokales Traumwesen ist. Der Barramundi ist in seiner physischen Form der schmackhafteste und beliebteste Fisch im nördlichen Australien.

Im Ausstellungsraum hängt ein gemaltes Bild vom Barramundi-Traum an der Wand. Sein eingezeichnetes Schuppengeflecht erinnert an ein Kettenhemd, beziehungsweise an ein komplexes Netzwerk. Der Besucher erfährt im Gidja-Kulturzentrum, dass der Traum den Aboriginals ihre Beziehung zum Land erklärt, mit dem die ihm zugehörigen Menschen untrennbar verknüpft sind. Der Traum ist aber auch Grundlage ihrer sozialen Ordnung und umfasst ihr Familien-, Erziehungs- und Wirtschaftssystem, ihre Ernährungsgewohnheiten, ihre Kunst und Sprache, ihre Lieder, Rituale, heiligen Objekte und Tabus. Der Traum umfasst die gesamte Natur, Mineralien, Pflanzen, Tiere, Menschen, die Elemente und Himmelskörper, die Lebenden und Verstorbenen, die Natur- und Schöpferwesen. Der Traum ist ihre Identität.

Die Geschichten, die mit ihrem Traum zusammenhängen, erzählen nicht nur von den Heldentaten ihrer Schöpferwesen, sie geben auch Verhaltens- und Richtlinien über das, was für sie gut ist und was nicht, was sie stark macht oder schwächt. Ihre Geschichten erklären auch natürliche Phänomene wie die Entstehung der Landschaftsformen. Jede Geschichte ist dabei nur ein Teilaspekt des Traumes, der ein komplexes Netzwerk darstellt. Eine weite Vernetzung bilden ebenso die Wurzeln des Spinifexgrases. Dieses Netzgebilde gibt dem sandigen Boden eine gewisse Stabilität und wirkt damit Erosionen entgegen. Das recht harte Spinifexgras wird von den Aboriginals auch zusammengerollt, um so eine Fischfalle herzustellen.

Mit einem solchen Spinifexnetz, so erzählt die Geschichte der Gidja, haben bei *Devil Devil Spring* zwei Frauen versucht, einen Barramundi zu fangen. Doch der Fisch, der in dieser Geschichte weiblich ist, schlüpfte durch das Netz. Während die Fischfrau hindurchstreifte, fielen ihre weißen Schuppen auf einen Stein. Die Fischfrau machte beim Entkommen einen großen Sprung und dort, wo sie landete, blieb sie ruhig liegen und verwandelte sich in Stein und ist heute noch als Mount Pitt zu sehen. Das Spinifexnetzwerk hat sich in eine Hügelkette verwandelt und dort, wo die Fischfrau durch das Netz hindurchbrach, blieb ein Durchbruch im Fels zurück. Doch weder der Durchbruch noch der Stein mit ihren weißen Schuppen sind noch vorhanden, denn an dieser Stelle haben die Weißen nach Diamanten gefischt. Hier ist das Argyle-Diamanten-Bergwerk entstanden, deren Gesellschaft nun das Kulturzentrum der Gidja Aboriginal finanziell und verwaltungsmäßig unterstützt. Eine Art Wiedergutmachung.

Dass Frauen in dieser Geschichte gefischt haben und der Fisch selbst weiblich ist, sind Hinweise darauf, dass die erwähnten Stätten Traumzeitplätze der Frauen sind. Und da der Fisch sehr fruchtbar ist, liegt es nahe, dass hier auf eine Fruchtbarkeitsstätte hingewiesen wird. Und da Spinifexgras Heilkraft besitzt, ist ferner anzunehmen, dass der Platz Heilqualität besaß. Und nachdem die Fischfrau letztendlich mit ihrem Sprung ein Loch im Stein hinterlassen hatte, muss es sich um eine besonders große Kraft handeln, die hier gewirkt hat.

Interessant war für meine Betrachtungsweise das Wort *Daiwul*. Da fast alle gesprochenen Wörter der Aboriginals auf unterschiedliche Weise von Weißen niedergeschrieben wurden, könnte das Wort *Wul* auch mit dem Wal, dem Großen Fisch, in Beziehung stehen. Im nicht allzu weit von der Nordküste Australiens entfernten Indonesien bedeutet das Wort *Wali* große Kraft oder Macht oder bezieht sich auf eine Person, die große geistige Macht oder Wissen hat.

Mit dem Titel *Großer Fisch* wurden viele Göttinnen bezeichnet, die mit Wasser, Tiefe, Fruchtbarkeit, Heilung und Barmherzigkeit assoziiert wurden, wie zum Beispiel die chinesische Große Mutter Kwan-Yin, die als Fisch oder auf einem Fisch sitzend dargestellt wird. Ihr entspricht Mari, die Urmutter im alten Orient. Mari (auch Maria oder Marian) bedeutet Wasser, ein Name der in vielen Regionen der Welt mit der weiblichen Schöpferkraft assoziiert wird. So wird auch in Zypern noch heute die heilige Maria als Venus verehrt. Und in einem Wörterverzeichnis der Yolngu im Arnhem Land entdeckte ich das Wort Mari, das mit *Großmutter* übersetzt war. Das M, der Anfangsbuchstabe von Mari, gehörte zum heiligen Zeichen der Großen Göttin, die Fruchtbarkeit und Heilkraft verkörperte.

Wie bereits im Kapitel *Nahrung und Mystik* erwähnt, ist das M-Zeichen vielerorts aufgrund seiner Gleichseitigkeit und Ausgewogenheit ein bedeutendes Schutzsymbol. Und nicht zuletzt erinnert das M an ein Fischmaul. Und an ein Fischmaul erinnert auch die Mitra, die christliche Bischofsmütze. Eine solche Kopfbedeckung trugen einst die Leviten, die Priester des Leviathan, der ebenfalls der *Große Fisch* genannt und im alten Testament als männliches Misch-Tier der Tiefe, als ein Ungeheuer halb Fisch, halb Krokodil verstanden wurde.

In der Bibel werden die Leviten als Hüter der Bundeslade genannt, die im Zelt des Bundes stand. Und die Bundeslade gilt als geheime Kraftquelle, die Feuer spuckt. Interessanterweise bezeichnen Aboriginals das Krokodil als *hot fire* – heißes Feuer. Und das wird nicht nur mit Sexualität in Bezug gesetzt. Echse, Krokodil oder der Große Fisch (vermutlich war damit ursprünglich ein Ichthyosaurier, eine Riesenfischechse gemeint, aus der Wal und Delphin hervorgingen) zählten einst zu den Riesenreptilien, die 150 Millionen Jahre lang die Erde und Gewässer beherrscht hatten und eine enorme Urkraft repräsentierten. Gut möglich, dass die Bundeslade das Geheimnis dieser Urkraft oder Urfeuers in sich trug. Ein kleines Elektrizitätswerk von ungeheurer Kraft. Und dieses Urfeuer scheint nicht zuletzt auch in einer gewissen Dosis im Diamanten gespeichert zu sein. Heißt es nicht, dass Diamanten ein *inneres Feuer* besitzen?

Im Weiteren verweist auch der Name *Barramundi* auf außerordentliche Kraft. In einer anderen Geschichte aus dem Norden Australiens ist von einem kraftvollen Echsenkrokodil die Rede, das *Mundi* heißt und das einen besonders langen Rücken hat. Mundi, dessen Kraft die Menschen fürchteten, wurde solange mit Kuchen gefüttert, bis es träge wurde und dann getötet werden konnte. Und Mundis Körper verwandelte sich in eine Hügelkette, die eine lange Achse in der Landschaft darstellt. Eine auffallende Parallele: Mit Kuchen oder Brot wurden auch die heiligen Krokodile im alten Ägypten von den Priestern in heiligen Teichen gefüttert. Möglicherweise bezieht sich die Echse Mundi ursprünglich auf die Axis Mundi, die Weltenachse. Mundus bedeutet Welt und die Echse symbolisiert aufgrund ihrer langen Wirbelsäule eine Achse. Auch der Fisch hat eine starke Mittelachse – seine mittlere Gräte, von der die dünnen Gräten wie Äste von einem Baumstamm abzweigen. Ein weiteres Sinnbild des Lebensbaumes.

Das Wort *Bara* (Barra) bezieht sich auf Heilkraft und Medizin. Die Mirriwong-Aboriginal in und bei Kununurra nennen den Medizinmann *Bara-mambin* und eine Medizinfrau *Bara-mambil*. Bara-mundi könnte dann so viel wie *Medizinechse* bedeuten oder *Medizin liegt in der Achse.* Dem Barramundi im Gidja-Kulturzentrum sind viele weiße, rote, schwarze und gelbe Punkte eingezeichnet, die als Fischeier erklärt werden. Doch mir fallen dabei die farbigen Heilsteine der Buschdoktoren ein, die sie aus ihrem Inneren herausholen, um damit zu heilen. Auch den Steinen, die im Bauch eines toten Krokodils gefunden werden, die das Reptil als Verdauungshilfe, wie viele Vögel es gleichfalls tun, geschluckt hat, wird magische und heilende Kraft zugesprochen. Sie gelten als begehrte Steine der Macht und sollen besonderen Zauber besitzen.

Zweifellos wird der Barramundi mit der Kraft der Tiefe assoziiert. Darauf lässt im Weiteren die Devil Devil Quelle schließen, aus der die Traumzeitfrauen den Fisch fangen wollten. Das englische Wort *devil* bedeutet übersetzt *das Böse* oder *Teuflische* und mit *einem bösen Geist* können wir, wie bereits erwähnt, die magnetische Yin-Kraft der Erde verstehen. Devil Devil müsste dann im übertragenen Sinne auf eine besonders große Tiefe verweisen. Möglich, dass die Wörter Daiwul (das Tier der Tiefe) und Devil (das Böse in der Tiefe), die in der Aussprache der Aborignals sehr ähnlich klingen, auch das Gleiche bedeuten. Der Barramundi-Traum wird nicht zuletzt mit dem Mondzyklus assoziiert und der Mond der Yin-Kraft und dem weiblichen Zyklus zugeordnet.

Das Informationsmaterial, das im Gidja-Kulturzentrum zusammengetragen wurde, macht fernerhin auf das dunkle Zeitalter der Aboriginals zwischen 1788 und 1947 aufmerksam. Nachdem Australien den Status *Terra Nullius* erhielt, was bedeutet, dass diese Erde niemandem gehört, war das den Europäern, die nach Farmland suchten, Rechtfertigung genug, frei über das Land

136

zu verfügen. Damit wurden die Ureinwohner von ihrem Land, das sie zwar nie besaßen, aber dem sie aufs Engste zugehörten, vertrieben. Oft wurde ihnen der Zugang zu ihren Wasserstellen, traditionellen Nahrungsquellen und Jagdgründen, ihren heiligen Plätzen und Totemstätten, die ihre Geburts- und Sterbeplätze waren, verwehrt. Und sie verloren ihre eigenen Liederwege, die auch Handels- und Kommunikationswege waren.

Die Aboriginals wurden all ihrer Rechte und Kulturwerte beraubt und zu Mündeln des Staates gemacht. Sie waren Menschen ohne Bürgerrechte, denen verboten wurde, Land zu besitzen, und die nicht in den Siedlungen und Städten der Weißen leben durften. Sie mussten eine offizielle Genehmigung einholen, wollten sie einen anderen Ort besuchen. Die Missionare haben ihnen ihre Zeremonien, Geschichten, Tänze, Lieder und Sprachen verboten. Viele Aboriginal-Familien wurden getrennt, und Kinder, die einen weißen Elternteil hatten, oft in Abwesenheit der Eltern gestohlen und in ein entfernt liegendes, von Missionaren geführtes Erziehungsheim gesteckt. Den Kindern wurde erzählt, dass ihre Eltern sie nicht mehr haben wollten und den Eltern wurde erzählt, dass die Kinder nicht mehr zurückkehren wollten. Das traditionelle Erziehungs-, Familien- und Sozialsystem der australischen Ureinwohner zerbrach. Sie verloren einen großen Teil ihrer alten Geschichten und Lieder, die sie nicht mehr erzählen und singen durften. Sind Geschichten erhalten geblieben, ging viel von ihrer Tiefe und inneren Bedeutung verloren. Die Ureinwohner verloren ihre Selbstbestimmung und ihr Selbstbewusstsein. Und verloren war auch die gestohlene Generation – verloren zwischen zwei Kulturrichtungen, wie sie extremer nicht sein könnten. Im März 2000 hat sich die katholische Kirche Australiens zum ersten Mal offiziell für ihre Sünden gegenüber den Aboriginals entschuldigt. Eine bemerkenswerte Wende, aber sie kommt reichlich spät – zu spät für viele.

Für all den Verlust, den sie erlitten, erhielten die Aboriginals von den Weißen weißen Zucker, weißes Mehl und deren Krankheiten wie Masern, Pocken, Grippe, Geschlechtskrankheiten und Keuchhusten. Und sie wurden von dem Alkohol der weißen Siedler und dem Opium der Chinesen, die am Eisenbahnbau und der Errichtung der Telegraphenlinie mithalfen, verführt. Alkohol und

Drogen haben verheerende Auswirkungen auf die Ureinwohner Australiens.

Nach neuesten Schätzungen wird die Bevölkerungszahl aller Aboriginal-Gruppen vor dem Eindringen der Weißen mit etwa 750000 bis zu einer Million angegeben. 1920 hatte sich ihre Zahl auf etwa 70000 reduziert. Der große Verlust unter den Aboriginals wird der Ausbreitung von Krankheiten, Seuchen, Vergiftungen und Massakern zugeschrieben.

In den Kimberleys fanden noch Ende der 30er-Jahre des 20. Jahrhunderts Massaker statt wie zum Beispiel in Turkey Creek, wo eines Tages eine Kuh vermisst wurde. Aboriginals wurden verdächtigt, sie getötet und gegessen zu haben, worauf als Vergeltungsmaßnahme 26 Frauen und ihre Kinder zusammengetrieben, an einen Flaschenbaum gebunden und erschossen wurden. Kurze Zeit darauf tauchte die vermisste Kuh wieder auf.

Auch wenn sich die Ältesten der Gidja-Aboriginals vieler Grausamkeiten und Härtesituationen, die die Umerziehung mit sich brachte, erinnern, liegt es nicht in ihrer Absicht, heute noch irgendjemandem für das Geschehen Schuld zuzuweisen. Es habe außerdem viele Guddias (Europäer) gegeben, die freundlich zu ihnen gewesen waren. Sie wollen nur nicht, dass die wahren Ereignisse vertuscht werden, als wären sie nie vorgekommen. Nur aus der Kenntnis von dem, was geschehen ist, lässt sich die Entwicklung der australischen Ureinwohner und ihre Gegenwart verstehen.

Neben dem Kulturzentrum haben Aboriginals ein Lager aufgeschlagen. Hier komme ich mit Chocolate Thomas und seiner Frau Mona Ramsay in Kontakt. Beide haben viele Jahre auf einer großen Rinderfarm der Weißen als Viehhüter gearbeitet. Auch Mona hat gelernt, mit Pferden umzugehen. Chocolate, der der traditionelle Hüter jenes Landes ist, das die Argyle-Diamanten-Mine umgibt, hat die Weißen, die für das Unternehmen tätig waren und sind, über *sein* Land unterrichtet, um ihnen einen inneren Bezug dazu zu vermitteln.

Ich saß mit beiden, umgeben von Matratzen und Decken, am glühenden Lagerfeuer und spürte eine Wärme, die nicht allein vom Feuer kam. Ihre Augen waren von einer Sanftheit und Tiefe, wie ich sie oft an älteren Aboriginals wahrgenommen hatte. Erst jetzt stellte ich die Frage, auf welche Weise sie mit dem Kulturzentrum zusammenarbeiteten. Sie erzählten in stiller und schlichter Art, dass sie die Weißen für zwei oder mehrere Tage in den Busch begleiten, damit diese ihr Land und ihre Kultur verstehen lernen.

Dann hörten sie mir zu. Es sprudelte einfach aus mir heraus. Ich hatte ein Ventil gefunden, um verschiedene Träume zu erzählen, die nur Aboriginals deuten können. Die beiden unterbrachen mich nicht. Am Ende meiner hervorquellenden Wortflut sagte Chocolate, ich sollte mich mit den Frauen zusammentun. Und Mona sagte, sie werde mich mit Peggy zusammenbringen.

Ich erfuhr, dass Peggy die Vorsitzende des Kulturzentrums und unter den Gidja-Aboriginals die höchste Autorität ist, denn sie vertritt hier das traditionelle Gesetz. Ich war überrascht, denn bisher hatte ich nur Männer kennen gelernt, die das Große Gesetz repräsentierten. Ich erfuhr auch, dass Peggy eine *nangari* (Nangkari), eine Medizinfrau, ist.

Am nächsten Vormittag nahm mich Mona in die Warmun-Siedlung mit, wo sie mich erst verschiedenen Verwandten vorstellte, bevor ich zu Peggys Haus gebracht wurde. Ihre Gegenwart war nicht zu überhören. Da stand eine ältere, hagere Frau und drohte mit erhobenem Arm einem jungen Mann aus der Nachbarschaft.

»Du elender Nichtsnutz! Ich werde dir Moral lehren!«, schimpfte sie in voller Lautstärke. Als ich Zeuge dieser fliegenden, zornigen Feuerfunken wurde, war meine erste Reaktion, mich unauffällig zurückzuziehen. Doch da hatte sie mich bereits im Visier. Und als wir später zusammensaßen, flossen Wellen großer Sympathien zwischen uns hin und her. Zuerst brachte sie eine Art Entschuldigung für ihren leidenschaftlichen Ausbruch an, dessen Zeuge ich geworden war. Dabei konnte sie sich ein Schmunzeln kaum verkneifen.

Der junge Mann, der zu ihrer Verwandtschaft gehört, hatte während ihrer mehrtägigen Abwesenheit Dinge in ihrem Haus zerbrochen. Dabei schien sie sich wenig um den materiellen Wert zu kümmern, als um die Tat an sich, die einen Mangel an Respekt anderen gegenüber an den Tag legte.

Im Kontakt mit australischen Ureinwohnern habe ich die meisten von ihnen als ruhige, in sich gekehrte Menschen kennen gelernt, die jedoch explosiv reagieren und sehr leidenschaftlich in ihren Ausdrucksformen sein können. Sie tun es in einem Empfinden wahrer Gefühle, die ohne Verstellung und Selbstverleugnung sind. Selbst als Peggy im normalen Unterhaltungston mit mir sprach, ließ ihre Stimme große Kraft anklingen. Sie sprach ausgezeichnetes Englisch, eine grundlegende Basis, um als Außenstehender zu den inneren Sichtweisen der Ureinwohner Zugang zu finden.

Peggy liegt viel an der Erhaltung ihrer Kultur, ihrer traditionellen Sprache und ihrer Selbstbestimmung über ihre eigenen kulturellen Werte. Und sie kämpft gegen den Alkohol, der so viel Unheil über Aboriginals gebracht hat. Peggy ist als Repräsentantin der Kimberley Tradition viel in Australien herumgereist und hatte auch Gelegenheit, in Kanada ihre Kultur vorzustellen. Mit ihren vielseitigen Fähigkeiten und ihrem umfangreichen Wissen in kulturellen Angelegenheiten hat sie sich auch unter den Weißen großen Respekt verschafft. Zweifellos, Peggy ist eine außergewöhnliche Persönlichkeit. Sie begann über den Schmerz und Verlust zu erzählen, den ihr Volk durch die Zuwanderung und Niederlassung der Weißen erfahren hatte.

»Weiße haben meine Großeltern erschossen und Leute vom Bergwerk haben unser Land und unsere Lieder zerstört. Und sie haben unseren Traum durchschnitten und umgegraben. Heilige Plätze, die für uns von großer Wichtigkeit waren, sind uns verloren gegangen. Wir sind sehr traurig darüber, aber wir sind heute zur Versöhnung bereit. Wir müssen aufhören, vergangene Dinge nachzutragen. Wir müssen verzeihen oder Weiß und Schwarz können nie in innerem Frieden zusammenleben. Jeder muss auch Frieden mit sich selbst machen, um mit anderen Frieden machen zu können. Und nur wenn wir in Harmonie miteinander auskommen, können wir voneinander lernen.«

Peggy erzählte mir, dass sie in der Nähe von Kununurra geboren wurde, aber auf der Turkey Creek-Station aufgewachsen ist. Wie Mona und Chocolate hatte sie das Vieh der Weißen zusammengetrieben, ausgemustert, Zäune errichtet und in den verschiedenen Camps der Station gearbeitet. Später versuchte sie in

Wyndham, ihre traditionelle Sprache in das lokale Schulsystem zu integrieren und seit 1979 ist sie Ratsmitglied der Balangari- und Warmun-Communities, die einen Zusammenschluss bilden.

Sie erzählte mir, dass sie eine Krähenfrau sei, das heißt, dass ihr Totem die Schwarze Krähe ist. Die Krähe steht in engem Verbund mit der mütterlichen Erde und ihrer inneren Weisheit. Über das Lebewesen Erde sowie über das Thema Heilen, das auch in meinem Leben einen immer größeren Stellenwert einnimmt, kamen wir uns näher. Ich fragte die Medizinfrau, ob sie eine besondere Methode habe, um die Krankheit, beziehungsweise innere Unordnung einer Person zu erkennen.

»Ich lese über die Hand, ob im Körper Unrat ist«, antwortete sie. Und um mir zu zeigen, was sie meinte, nahm sie meine Linke in ihre rechte Hand, wodurch eine Art Energieanschluss stattfand. Dann erklärte sie, dass sie zuerst über die Armvenen Kontakt mit der Person aufnimmt.

»Ist die Person wirklich krank, dann wandert deren Krankheit durch meine Armvenen – bis hierher«, und sie deutete auf die Gegend von Thymusdrüse und Herz. Offensichtlich sammelt sie die Krankheit in ihrem Herzzentrum, das allgemein unter Heilern als Heilungszentrum verstanden wird, und transformiert den Unrat.

»Manchmal spüre ich die Krankheit der anderen Person für kurze Zeit, manchmal auch ein bis zwei Tage lang, aber sobald ich den Unrat spüre, dann ist er aus dem Körper der anderen Person heraus.«

Ich erzählte Peggy von meinem neuen Buchprojekt und auch von meiner Begegnung mit der grünen Schlange in der N'Dhala Gorge. Ich fragte die kluge Aboriginal-Frau, ob sie die Farbe Grün in Beziehung zu Heilung sehe. Sie antwortete: »Nein. – Grün ist die Farbe von Glücklichsein.« Nun, ich vergaß, dass Aboriginals Gesundheit mit Glücklichsein identisch sehen. Wir dagegen assoziieren Heilung mit Krankheit und einem nicht glücklichen Körper. Die Definition ist also gerade umgekehrt. »Und die Farben Schwarz und Rot?«, fragte ich weiter. »Schwarz ist die Farbe der Heilkraft, die aus der Erde kommt, und Rot ist die Farbe der Lebenskraft.« Dabei fiel mir ein, was einmal eine hellsichtige Amerikanerin zu mir gesagt hatte. Sie war der Ansicht, unsere Lichtampeln würden in Wahrheit umgekehrte Signale auf

Menschen aussenden, als allgemein gelehrt wird. Deshalb würden so viele Unfälle an Ampelkreuzungen geschehen. Rot signalisiere eigentlich volle Kraft voraus und nicht Stop. Dagegen ist der Impuls, den die grüne Farbe aussendet, besänftigend, das heißt eher einbremsend. Vielleicht sollten unsere Verkehrspsychologen einmal darüber nachdenken.

Da Peggy mit den Träumen der Kimberleys vertraut ist, erzählte ich ihr auch den Schlangentraum, den ich vor meiner ersten Australienreise gehabt hatte. Ich stand inmitten einer großen eingerollten Schlange, wobei ich das Gefühl nicht los wurde, selbst die Schlange zu sein, und der Atem der Schlange gleichzeitig mein Atem war. Dann erkannte ich, dass die Schlange eigentlich die Erde verkörperte. Und als die Schlange atmete, ging der Atem der Erde durch mich hindurch. Schlange und Erde atmeten im gleichen Rhythmus und ich atmete mit, im Inneren der Erde und im Inneren der Großen Schlange. Dieser Traum hatte meinen ersten Buchauftrag in Australien angekündigt, und als ich dann über die Traumzeitstätten und heiligen Landschaften in Australien recherchierte, entdeckte ich in den Kimberleys an einer Felswand meinen Schlangentraum. Es war eine Traumzeitstätte der Frauen.

Peggy sagte nichts weiter dazu, nur dass sie die Schlange bei mir sehen könnte. Vielleicht war das der Grund, dass sie mich einlud, einer Heilungszeremonie im Busch beizuwohnen.

Ich fragte, wann die Zeremonie stattfinde.

»Wenn die Zeit richtig ist.« Ich wusste, dass ich mich damit zufrieden zu geben hatte. Zwei Tage vergingen. Am dritten Morgen nach dem Gespräch mit Peggy saß eine schwarze Krähe vor meiner Tür und flog kreischend in Richtung des hügeligen Buschlandes, das sich hinter dem Roadhouse ausbreitet. Kurz vor Einbruch der Dämmerung hatte ich dann plötzlich das Gefühl, ich müsste mich etwas umsehen. Da bemerkte ich Peggy vor dem Roadhouse, die mir aus einem offenen Autofenster zulachte. »Are you ready?« Ich verstand. Für bestimmte Verabredungen war kein Telefon notwendig. Sie deutete mir an, einzusteigen. Eine junge Gidja-Frau rückte nach, um mir Platz zu machen. Wir fuhren einen schmalen Sandweg entlang, hinein in das hügelige Buschland, in dessen Richtung heute Morgen die schwarze Krähe geflogen war. Eine Gruppe von mehr als einem Dutzend Aboriginal-

Frauen saßen bereits rund um ein glühendes Feuer. Sie waren im Alter von etwa 20 bis 70 Jahren. Ich entdeckte auch Mona unter ihnen. Sie winkte mir zu und zeigte auf ihre ausgebreitete Decke. Ich setze mich zu ihr. Da waren ein paar Frauen, die ich schon kannte. Die anderen sahen mich neugierig an, aber da ich mit Peggy kam und sie die höchste Autorität verkörperte, war meine Gegenwart für sie in Ordnung. Im Laufe des Abends wurde ich von einigen dieser Frauen so herzlich gedrückt, als wäre Mutter Erde höchst persönlich anwesend. Der stille Platz, umringt von sanften Hügeln und Eukalyptusbäumen, beäugt von den ersten, hell strahlenden Sternen, die am Abendhimmel auftauchten, hatte eine ganz besondere Atmosphäre. An diesem Abend fühlte ich mich vom Rest der Welt entrückt.

Peggy begann, im Busch herumzuwandern und kam mit frischen Eukalyptuszweigen zurück. Dann zog sie Rock und Bluse aus und auch die erste Patientin musste sich entkleiden. Alle Frauen rückten nun ganz eng zusammen, als wollten sie einen Schutzwall rund um die Kranke in ihrer Mitte bilden. Peggy holte nun aus ihrer mitgebrachten Netztasche eine Blechdose hervor, in der sie ein Gemisch aus Ocker und Fett aufbewahrte. Damit rieb sie den Körper, die Haare und den Kopf der jungen Frau ein. Gleichzeitig begann die Medizinfrau, mit leidenschaftlicher Stimme zu den *spirits* zu reden und zu singen. Dann hielt sie die Zweige mit den grünen Blättern kurz in die heiße Glut, gerade lang genug, dass sie heiß wurden, aber nicht verbrannten. Erst drückte sie die Blätter auf ihren Bauch, wohl um die Temperatur an sich selbst zu prüfen. Dann presste sie die warmen Blätter auf die Schultern und den Oberkörper der Kranken. Zwischendurch hob Peggy ihre Arme immer wieder hoch, als wollte sie unsichtbare Helfer herbeirufen. Dann sang sie ein neues Heilungslied, in das nun auch die anderen Frauen miteinstimmten, die noch enger zusammenrückten und einen einzigen gemeinsamen Körper bildeten.

Die rechte Hand der Heilerin griff nach der linken Hand der Patientin, um den Unrat aus deren Körper zu ziehen. Zwischendurch massierte sie verschiedene Körperteile, als wollte sie darin verstockten Unrat lockern und auflösen, wobei sie ununterbrochen weitersang und immer wieder an der Hand zog. Danach blies Peggy ihren Atem in das Gesicht der jungen Frau und über deren Kopf. Letztendlich hob sie nochmals ihre Arme hoch und rief den Wind herbei, damit er den herausgezogenen Unrat forttrage. Es herrschte bis dahin fast brütende Windstille, doch plötzlich kam tatsächlich eine heftige Brise auf, die über unsere Köpfe hinwegstrich und wohl die bösen Geister mit sich forttrug. Wolken zogen sogar auf dem bis dahin klaren Nachthimmel auf und bildeten das Muster einer Netzhaut. Ich traute meinen Augen kaum, in welcher Geschwindigkeit sich die Veränderung am Himmel vollzog, wobei das Wolkennetz nur über unserem Platz hing, während rundum der Himmel freiblieb. Es war, als würde der Himmel die magische Netztasche der Medizinfrau und die Verkettung der Frauenleiber, die sich im Lied gemeinsam rhythmisch wiegten, widerspiegeln.

Mich berührte der Gemeinschaftsgeist, die menschliche Wärme und die Nähe, die einander Schutz und Geborgenheit versprach. In einer solchen Gemeinschaft fühlt sich jedenfalls kein Kranker allein gelassen. Kaum war die Heilungszeremonie beendet, wich der heilige Ernst einer gelassenen Heiterkeit. Die Frauen zeigen viel Mitgefühl für die Kranke, aber sie bemitleideten sie nicht, um sich daran zu verzehren. Das Leben geht weiter, nimmt seinen Lauf, für jeden einzelnen Menschen. Die Kranke war nicht mehr Mittelpunkt, aber mit der aufkommenden Fröhlichkeit gaben sie der Kranken zusätzlich Kraft.

Peggy nahm mich zur Seite und erklärte mir, was sie getan hatte. Ich erfuhr, dass die junge Frau schwer krank war. Sie hatte Krebs und sollte am nächsten Tag ins Krankenhaus gebracht werden. Ihr Leben läge dann in den Händen der Ärzte. Alles, was sie tun konnte, war, die Kraft der jungen Frau zu erneuern und zu stärken, damit sie den Behandlungsprozess im Krankenhaus besser durchstehe.»Manche kommen zu spät oder wenn sie das Vertrauen in die Ärzte verloren haben.« »Weiß sie, wie es um sie steht?«, frage ich leise. »Sie weiß es.«

Das überraschte mich ein wenig, denn in dem Gesicht der jungen Frau zeigte sich keine Bedrücktheit, keine Traurigkeit und keine Anspannung. Sie lachte mit den anderen Frauen, als diese belustigt zum Himmel deuteten, als ein Ultraleichtflugzeug, vielleicht angezogen vom Schein unseres Feuers, ein paar Mal über unserem Lagerplatz kreiste. Peggy sagte mit trockener Stimme:

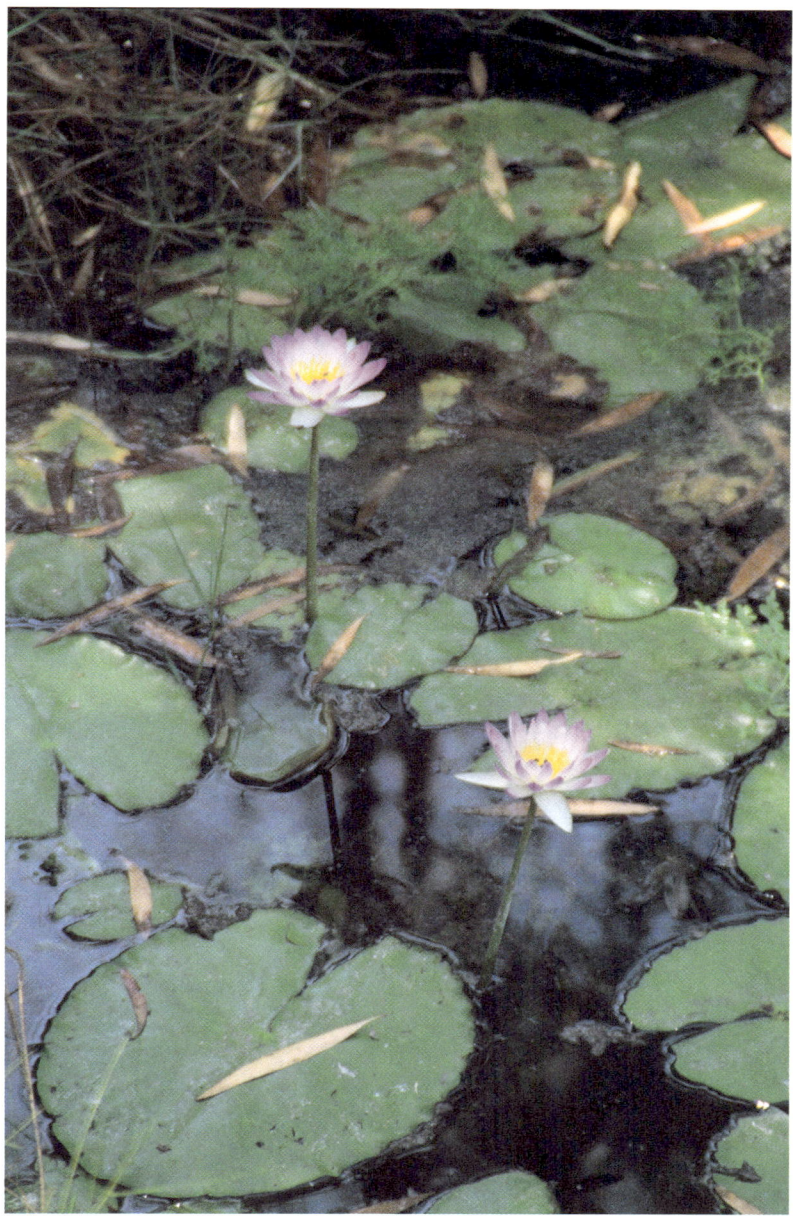

Die Wasserlilie ist mit Wurzel, Stiel und Blütenkrone ein heiliges Symbol und entspricht dem dreiteiligen Weltenbaum.

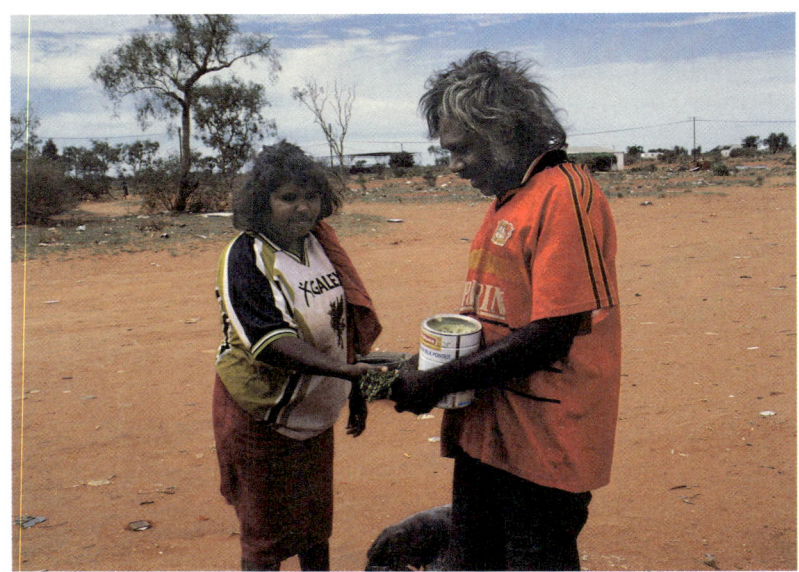

Im Idealfall ist ein Nangkari mit einer pflanzenkundigen Frau verheiratet. Sam und Aimy in Utopia, Northern Territory.

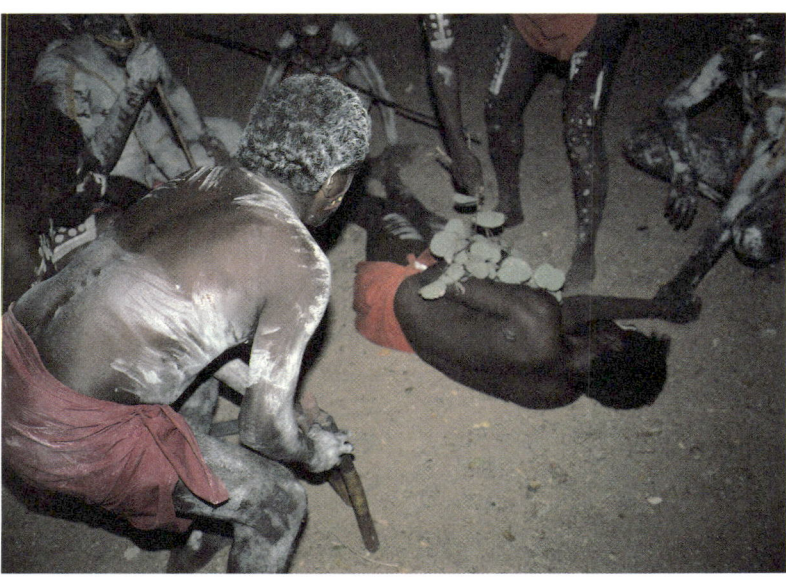

Heilungsrituale finden in der Regel nach Sonnenuntergang statt. (Aus einem Corroboree in Springvale bei Katherine, NT)

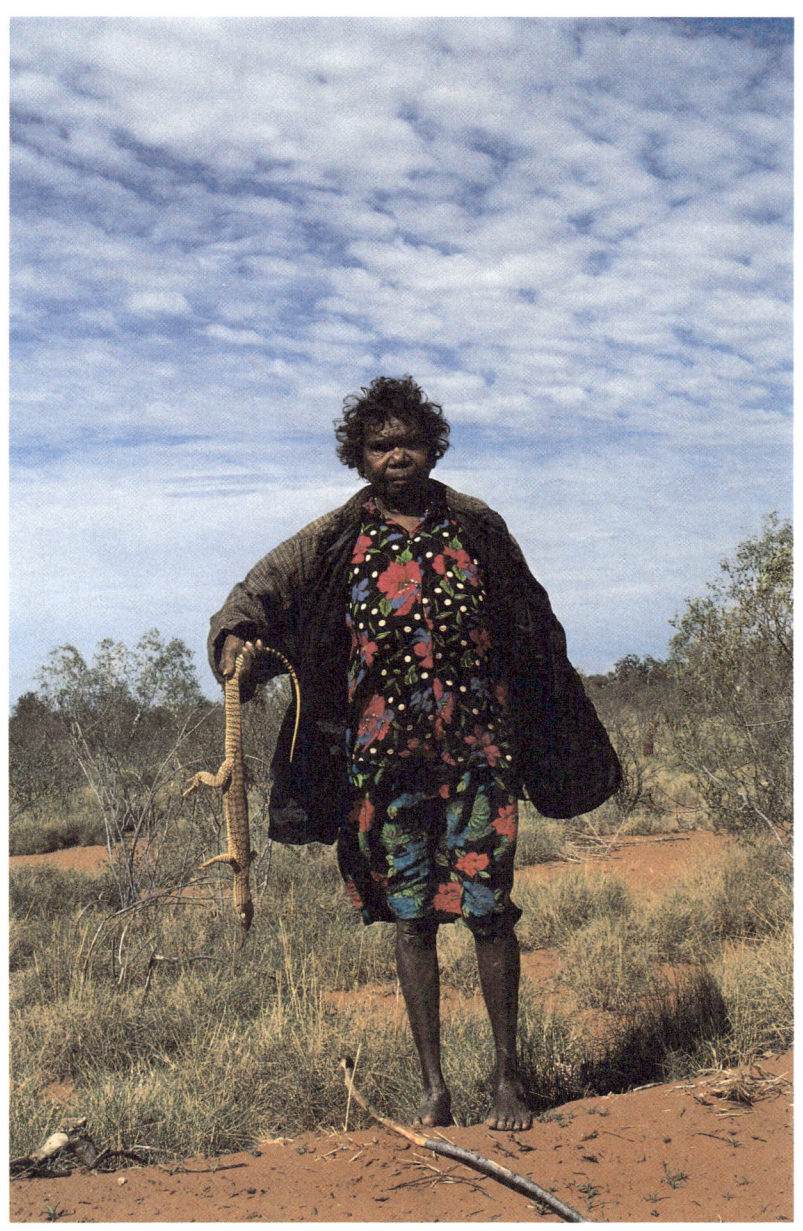

Die Echse ist wegen ihrer langen Wirbelsäule ein Symbol der Weltenachse. Margaret in Utopia mit einem Goanna.

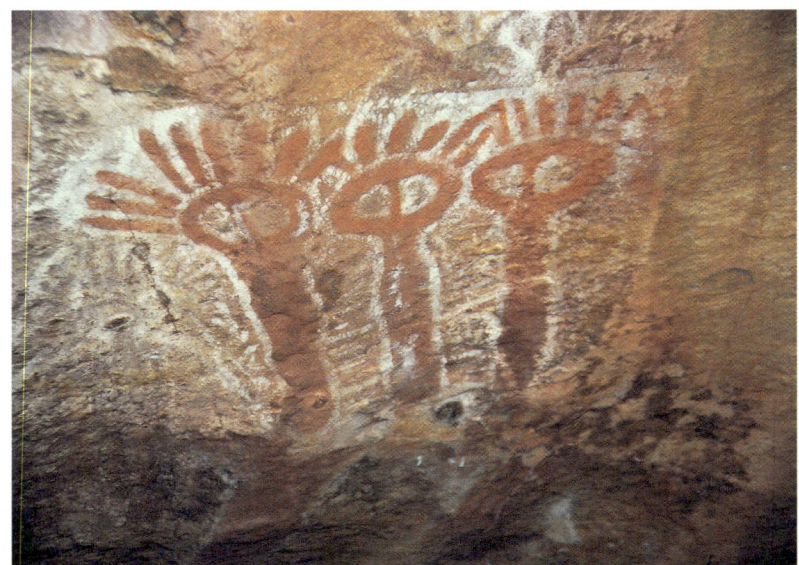

Kleine Lichtwesen in der Mt.-Hogart-Region, westlich von Katherine. Sie sind als Lebensfunken oder Lichtquanten zu verstehen.

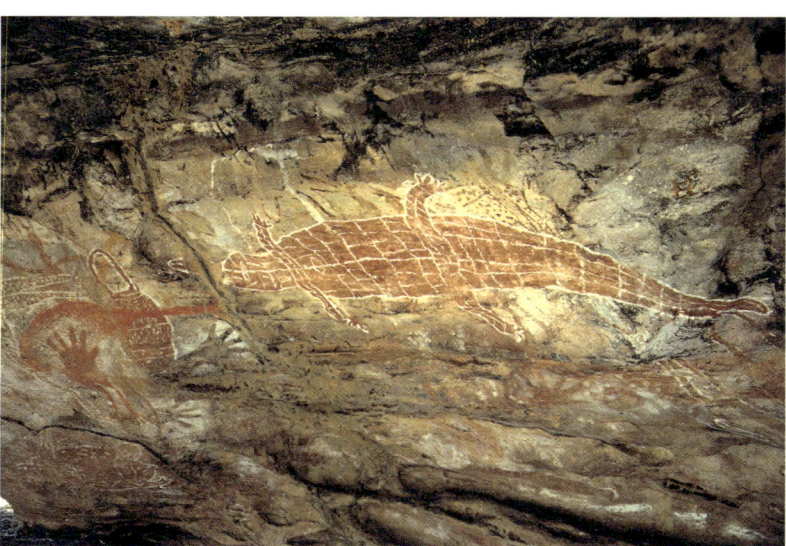

Das Krokodil zeigt sich hier als Träger des elektromagnetischen Gitternetzes. (Qinkan-Reservat, Cape York, Queensland)

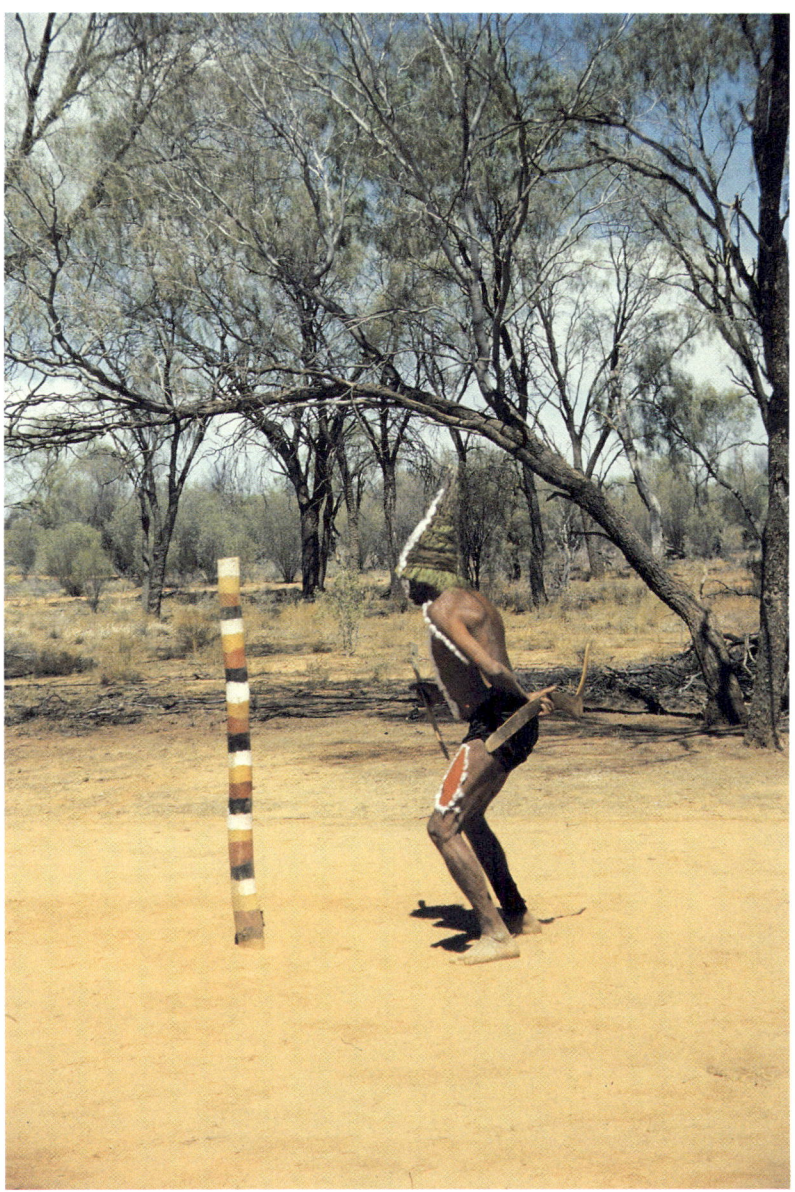

Die traditionellen Farben auf dem Zeremonienpfahl deuten auf die Verknüpfung der verschiedenen kosmischen Ebenen hin. (Corroboree bei
Alice Springs)

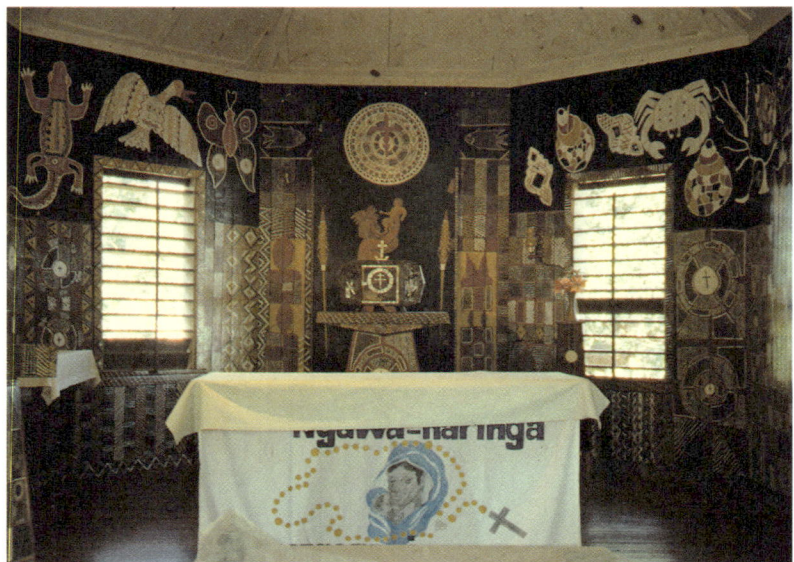

Eine interessante Mischung aus Aboriginal- und christlichen Symbolen scheinen die Tiwi (nördlich von Darwin) gefunden zu haben.

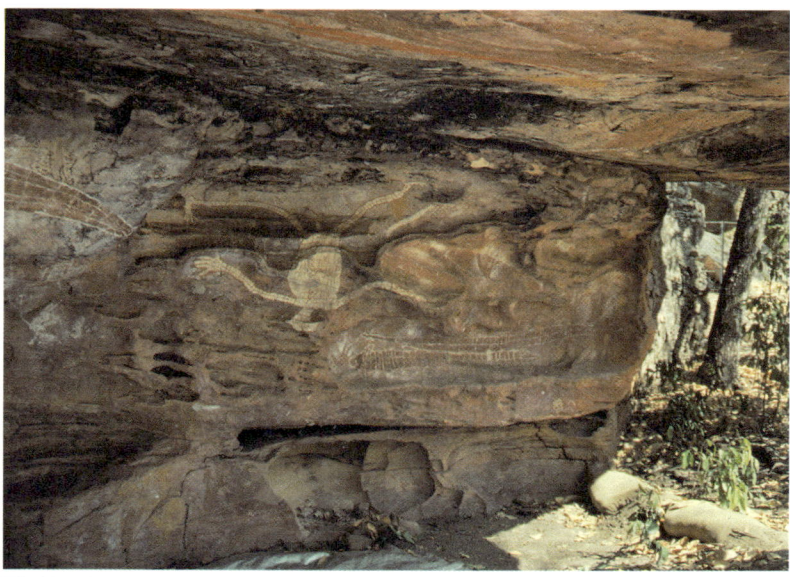

Ein Zauberzeichen an einem Felsplatz (Quinkan Reservat, Cape York, Queensland). Weiß ist die Farbe des Äthers, der Magie und jenseitigen Welt.

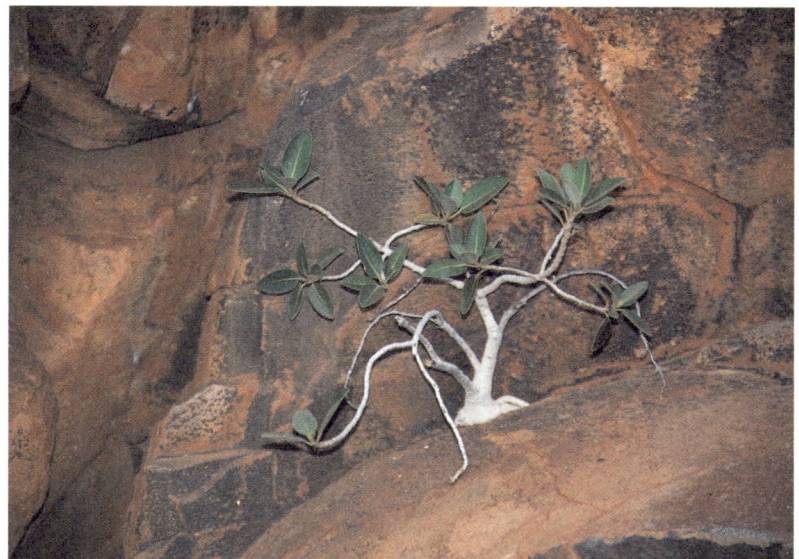

Stein und Pflanze bilden oft erstaunliche Symbiosen. Die kleine Pflanze gibt volles Zeugnis von Lebenskraft und Lebenswillen.

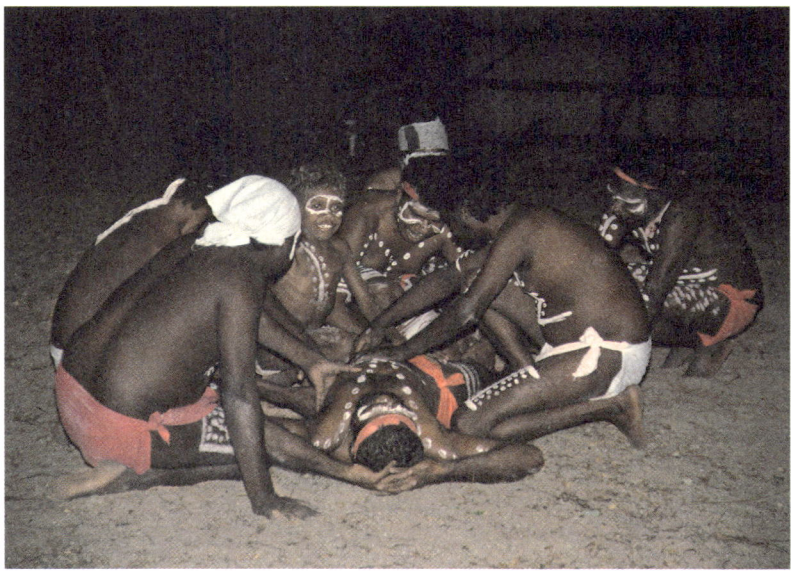

Gemeinsame Anteilnahme stärkt den Gemeinschaftsgeist. (Corroboree bei Katherine, Northern Territory)

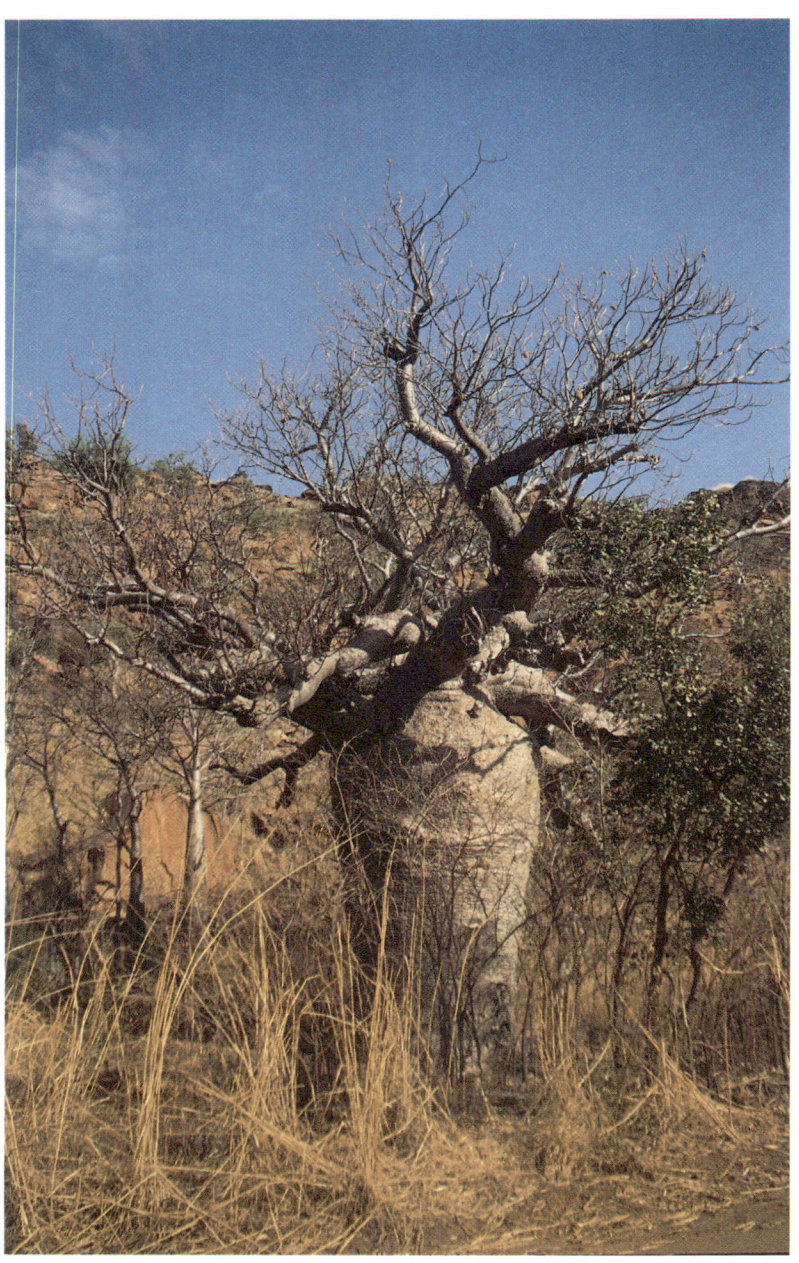

Der Baob ist das Wahrzeichen der Kimberleys im Nordwesten Australiens.

»Der denkt wohl, das sei der neue Flughafen!« Ich mag den Humor der Aboriginals.

Die Medizinfrau führte noch zwei weitere glücklich machende Zeremonien durch. Eine Frau hatte Schmerzen in den Schultern und im Kopf, eine andere im Knie. Abgesehen von leichten Abweichungen wiederholte sich die Arbeitsweise. Danach wurden Neuigkeiten ausgetauscht und Tageserlebnisse aufgearbeitet. Keine Aboriginal-Person ist mit ihrem Problem jemals allein. Und die junge Frau, die am nächsten Tag in das Krankenhaus kam, mag in dem Bewusstsein gegangen sein, dass sie in Gedanken von den Frauen und den Liedern, die von ihrem Land selbst stammen, begleitet wird.

Plötzlich kicherte Peggy und fragte in die Runde, wer von den Frauen einen verlorenen *boyfriend* zurückhaben oder einen neuen Mann haben wollte. Lautes Gelächter. Ein paar Frauen schlugen begeistert mit überkreuzten Liederstöcken aufeinander. Liebesmagie scheint ihr Lieblingsthema zu sein. »Wie viele wollt ihr haben?«, fragte Peggy belustigt. Wieder allgemeines Gekicher. Dann sagte eine: »Wir wollen nur einen, wir wollen nicht unbescheiden sein, damit andere auch noch einen abbekommen.« Eine neue Lachwelle zirkulierte durch die Runde. Dann sangen sie ihre alten Frauenlieder, die Männer nicht hören dürfen. Ich verstand ihre Worte nicht und fragte auch nicht danach.

Zum Abschluss hielt Peggy eine kurze, aber leidenschaftliche Rede, in der sie alle aufforderte, dem Alkohol den Kampf anzusagen, der das Leben so vieler von ihnen bereits zerstört hat. Und dass jeder von ihnen für die Versöhnung mit allen, die ihnen Unrecht taten, eintreten möge, um dem Land Harmonie und das verlorene Glück zurückzugeben, damit alle wieder glücklich werden könnten.

Fluch und Segen der Magie

Während der westliche Mensch seinen Körper als Maschine, und Krankheit als Verschleißerscheinung, Motorschaden oder Unglück betrachtet und etwas Außenstehendes dafür verantwortlich macht, sucht ein Aboriginal nach einer Ursache in seinem Seelenkörper, einer sozialen Spannung oder einem geistigen Konflikt. Grundsätzlich gibt es drei Beziehungsebenen, die gestört sein könnten: Die Beziehung zwischen Mensch und Mensch, zwischen Mensch und Natur, zwischen Mensch und der geistigen Welt.

Da Krankheit im traditionellen System ein gemeinsames Problem ist, wird der Kranke und seine Familie erst einmal danach fragen, warum er krank geworden ist und warum gerade zu diesem Zeitpunkt. Man wird sich fragen, ob der Betroffene etwas Falsches getan haben könnte, ob er mit einer bestimmten Person in Unfrieden lebt, ob er seine Pflichten seinem Totem gegenüber nicht erfüllt oder ein Tabu gebrochen hat. Oder ob er ein geistiges Wesen beleidigt oder verärgert hat, und dieses einen Schaden bringenden Geist in ihn geworfen haben könnte. Die gemeinsame Anteilnahme fördert dabei die Gruppendynamik und stärkt das Zusammengehörigkeitsgefühl.

Sind alle normalen Möglichkeiten ausgeschöpft und das Unwohlsein oder Unglücklichsein hält an, liegt die Vermutung nahe, dass ein magischer Angriff schuld ist. Vor allem bei einem ungewöhnlichen Todesfall wird der Argwohn wach, dass die Ursache keine normale sein könnte. Allgemein herrscht unter den Aboriginals, die in der traditionellen Ordnung aufwachsen, die Ansicht, dass nur ganz junge oder sehr alte Menschen eines natürlichen Todes sterben. Nichts wird unter Aboriginals so sehr gefürchtet wie der Schadzauber. Selbst wenn eine Krankheit oder eine Verletzung als natürlich erscheint wie ein verdorbener Magen, eine Verbrennung, ein Jagdunfall oder ein Insektenstich, so kann dennoch ein böser Wunsch eines anderen dahinter stehen.

Zu den Hauptaufgaben eines Buschdoktors zählt das Aufspüren der wahren, tiefen Ursache einer Krankheit, einer Unglücksserie oder eines Todesfalles, und wenn Magie dahinter steckt, das Herausfinden des Verursachers. Ein Nangkari kann sehen, ob die Seele, beziehungsweise das energetische Lebensfeld des Kranken mit Absicht verwirrt, verletzt oder gar gestohlen wurde. Wandert dessen Seele in verwirrtem Zustand umher, vermag der Aboriginal-Doktor diese zurückzubringen. Ist das Kraft- oder Ätherfeld eines Opfers fremdbestimmt und sind Wanzen darin eingesetzt worden, vermag der traditionelle Heiler, dessen Arbeitsfeld ja der Äther ist, die Manipulation zu beheben. Der Nangkari wird

146

dann versuchen, die Richtung herauszufinden, in der der Täter oder gar Mörder lebt. Manchmal sind der Geist, Energiereste oder Gedankenformen des Täters noch rund um den Kranken oder Toten vorhanden. Handelt es sich um einen Mordfall, hängt gelegentlich der Geist des Toten an seinem Mörder.

Für gewöhnlich zieht der Buschdedektiv für seine Aufspürarbeit sein Totem oder ein anderes geistiges Wesen zur Mithilfe heran. Ein Nangkari wird einem Kranken seine Unterstützung verweigern, wenn dessen Problem auf eine legitimierte Bestrafung zurückzuführen ist, das heißt, wenn der Klient, der vielleicht dem Tod geweiht ist, das Hohe Gesetz verletzt hat und dafür zur Rechenschaft gezogen wird. Oder wenn ein Nangkari erkennt, dass die Zauberkraft stärker ist als seine eigene Kraft, wird er das offen zugeben, damit sich der Kranke oder dessen Familie einen anderen Heiler mit einem mächtigeren Verbündeten suchen kann.

In manchen Aboriginal-Gemeinschaften wird genau zwischen jenen Mächtigen, die böse Zauber ausüben und jenen, die ihre Fähigkeiten zum Heilen benutzen, unterschieden. Bei den Yolngu im nördlichen Arnhem Land wird zum Beispiel der Zauberer *Raggalk* oder *Galka* und der Buschdoktor *Marngit* genannt. Oft kann der Heiler einer Gruppe als Zauberer einer anderen Gruppe mit seiner Macht gefährlich werden. Ihre Aufgabenbereiche sind nur durch einen dünnen Faden getrennt. Es heißt, ein Zauberer, der dunkle Magie ausübt, betritt den Körper beziehungsweise das Ätherfeld eines Menschen von hinten über die Wirbelsäule oder über den Nacken/Halsbereich, während ein Heiler von vorne in das Ätherfeld eines anderen eintritt. Allgemein bewahrheitet es sich, dass jene, die viel Schadzauber ausüben, früh ihre Kraft verlieren oder selbst krank werden. So manch mächtiger Aboriginal-Mann soll seine Kraft verloren haben, nachdem er einem weißen Forscher einen Gefallen tun wollte und, um dessen Neugierde zu befriedigen, seine Macht demonstrierte, er zum Beispiel Regen machte oder eine Materialisation vornahm. Ein Buschdoktor, der in das Hohe Gesetz eingeweiht ist, weiß, dass er seine Fähigkeiten und seine Kraft nur geborgt bekommen hat und diese nur einsetzen darf, wenn ein gerechtfertigter Grund vorhanden ist, nicht aber um andere zu unterhalten oder um etwas zu beweisen.

Wenn von Magie die Rede ist, wird diese oft in *weiße Magie* und *schwarze Magie* unterschieden. Doch die Kraft, durch die Magie bewirkt wird, ist neutral. Sie erhält ihre Färbung erst durch die Intention und Motivation des Ausübenden. Es ist demnach nicht *die Kraft,* die *Gutes* oder *Schlechtes* bringt, sondern der Mensch, der die Kraft und das Wissen in konstruktiver oder destruktiver Weise anwendet. Was immer ein Nangkari oder Schamane bewirkt, reflektiert letztendlich seinen persönlichen Charakter, seine eigene Moral und geistige Qualität. Da schwarze oder weiße Magie auf den gleichen Prinzipien beruhen, vermag ein Buschdoktor zum Beispiel mit den Strahlen, die von einem Kraftstein ausgehen, Heilung oder Tod bewirken. Oft malt ein Heiler bestimmte Symbole auf den Körper eines Kranken, die den Heilungsprozess unterstützen. Symbole können aber auch Schadinformationen besitzen und auf geheime Felswände gezeichnet sein. Oder einem Stück Rinde wird ein Zauber aufgemalt und dann an einem bestimmten Ort versteckt.

Um die Auswirkung von Magie zu verstehen, ist es notwendig zu begreifen, dass alles Schwingung ist. Das ist eines der oberen hermetischen Prinzipien, die auf den ägyptischen Weisen Thoth, der bei den Griechen Hermes genannt wurde, zurückgehen. Auch aus der Atomforschung wissen wir, dass es so etwas wie tote Materie nicht gibt, sondern nur Anziehung oder Ausdehnung, ein unentwegtes Kreisen kleinster Elementarteilchen, die sich aufeinander zubewegen oder auseinandergleiten und damit den ewigen Tanz des Universums zum Klingen bringen.

Bei allen religiösen Ausdrucksformen spielen Symbole und Bilder eine große Rolle. Nicht nur aus optischen Gründen, nicht nur, um bestimmte Handlungen oder ein bestimmtes Thema anschaulich zu machen, sondern, weil in jedem Bild, jedem Symbol eine innere Botschaft verborgen ist, die sich als Schwingung auf das Energiefeld des Betrachters sozusagen einschwingt. Mit diesem Verständnis lässt sich die Magie oder der Zauber eines Bildes schon eher verstehen. Magie an sich hat nichts mit Religion oder Spiritualität zu tun, kann aber in religiöse Praktiken miteinbezogen werden.

Bilder und Symbole besitzen jedenfalls ihre eigene Kraft, auch ohne magische, das heißt psychische Einwirkung eines Magiers, sondern allein durch ihre Formen und Farben. Deshalb sollte jeder die Auswahl von Bildern in seinen Wohn- oder Arbeitsräumen mit Sorgfalt vornehmen. Jedes Bild strahlt aus, was es darstellt. So haben Bilder von Bäumen, Wasserfällen oder stillen Quellen eine wohltuende, harmonisierende und heilende Auswirkung auf einen Raum und damit auch auf das Lebensfeld der darin wohnenden oder arbeitenden Menschen. Dagegen provozieren oder fördern Kriegs- und Schlachtszenen oder Symbole der Gewalt Streit und Unfrieden in den eigenen vier Wänden.

Es ist kein Geheimnis, dass magische Praktiken unter den australischen Ureinwohnern gehegt und gepflegt werden, im Kleinen wie im Großen. Aboriginals sind keine Heiligen der Wüste wie sie in idealisierenden Publikationen den Anschein erwecken mögen. Aboriginals sind stark erdbezogen und sehr gefühlvolle und auch leidenschaftliche Menschen. Sie sind meist von einer sanften, stillen und humorvollen Natur, aber wenn sie sich verletzt oder betrogen fühlen, dann können sie mitunter in großen Zorn geraten. Und dieser entlädt sich nicht selten in einem magischen Angriff oder Gegenangriff. Sie wissen recht gut Bescheid, wo sie die Lebenskraft eines Menschen treffen und ihn damit schwächen können. Die allgemeine Angst vor Magie unter der Aboriginal-Bevölkerung scheint jedenfalls nicht unbegründet und ihren Anwendungsmethoden kaum eine Grenze gesetzt zu sein.

Als besonders wirkungsvoll gilt das Besingen von Blut. Jeder Blutstropfen enthält das gesamte Lebensprogramm eines Menschen, weshalb das Abgeben von Blut, wie zum Beispiel bei Initiations- oder Heilungsritualen, Vertrauenssache ist. Würde ein Blutstropfen in falsche Hände geraten, könnte die Gesundheit oder gar das Leben der Person in Gefahr sein. Besondere Lebensträger und Informationsspeicher sind auch Haare, Zehen- und Fingernägel, Speichel, Schweiß, Urin, Exkremente und der Samenerguss – alles, was aus einem Körper hervortritt oder herausfließt und den inneren Bauplan eines Menschen, beziehungsweise dessen geheimen Code trägt. Aber auch Kleider, Stoffe oder Socken, an denen der Körperschweiß eines Menschen haftet, werden für Schadzauber benutzt. Und selbst Fußabdrücke im Sand können Ziel magischer Angriffe sein. Besonders gefürchtet wird Magie, die mit dem Zauberknochen vorgenommen wird. Dabei wird ein röhrenförmiger, zugespitzer Knochen gegen das Opfer gerichtet.

Der Angst vor Magie bin ich vielerorts auf meinen Reisen begegnet. Ich erinnere mich an einen jungen Mann in Madagaskar, der mich auf bestimmte magische Gefahrenquellen aufmerksam machte. Er erklärte mir, dass Madegassen keinen festen, sondern nur einen flüchtigen Handdruck geben, um nicht den Willen oder destruktive Informationen eines anderen aufgedrückt zu bekommen. Und er warnte mich davor, ein Glas, aus dem ich bereits getrunken hatte, unbeaufsichtigt stehen zu lassen und danach weiter daraus zu trinken. In der Zwischenzeit hätte jemand den am Glasrand haftenden Speichel besprechen können.

Eine Aboriginal-Person, die ein schlechtes Gewissen hat, wie etwa nach einem Ehebruch oder einer unerlaubten Beziehung, und die weiß oder ahnt, dass ein magischer Akt gegen sie geplant ist oder bereits vorgenommen wurde, kann durch bestimmte Geschenke oder Gefälligkeiten den Zauber oder Racheprozess beenden oder rückgängig machen.

Erfährt eine Aboriginal-Person großen Schmerz durch den Tod eines nahen Menschen und weiß, wer Schuld daran hat, kann es sein, dass sie im Racheakt nicht direkt den Verursacher magisch besingt, sondern eines seiner Familienmitglieder, damit er den gleichen Schmerz der Trauer erfährt. Eine Geschichte der Aranda in Zentralaustralien berichtet von einem Kasuarinenbaum, der den Aboriginals als Himmelsleiter heilig war. Doch er wurde aus Blutrache umgeschlagen, und damit verlor die Erde ihre Unschuld und ihre Verbindung zum Himmel. Und seither müssen die Menschen sterben. Die Trennung von Himmel und Erde wurde in Zeremonien rituell durch gebrochene Leitern zum Ausdruck gebracht. Ich hatte einmal einen Traum, in dem es hieß, wenn es keine Blutrache mehr auf Erden gibt und die Welt heil ist, kann die Himmelsleiter wieder erklettert werden.

Im Denken der australischen Ureinwohner könnte jeder Lufthauch Träger eines magischen Liedes sein, das Krankheit, Liebeszauber oder den Tod zu bringen vermag. Genau genommen ist es nicht das Element Luft, das sie fürchten, sondern die magische Substanz Äther, die mit dem Wind reist. Der Äther ist der

Stoff der Welt, der alle Körper und Dimensionen durchdringt und verbindet. Und der Äther ist das Reich des Heilers und des Magiers, durch das sie zu wandern verstehen.

Das Element Luft, beziehungsweise der Äther wird in vielen Kulturen durch den Hund repräsentiert, nicht zuletzt auch bei den Aboriginals. Der Hund sitzt sozusagen an der Schwelle zwischen Stofflichem und Feinstofflichem, zwischen Diesseits und Jenseits. In einer Reihe von Aboriginal-Geschichten sitzt der Dingo, der wilde Hund, als Wächter vor einer Felsenöffnung, durch die der Initiand in seiner Einweihung aus der Welt der Lebenden in die Welt der Toten tritt. Auch in der ägyptischen Mythologie ist es ein wilder Hund, der Schakal Anubis, der die Schwelle zwischen Leben und Tod hütet. Anubis stand mit Thoth, dem altägyptischen Weisen und großen Magier, der oft als weise Schlange bezeichnet wurde, in enger Beziehung. Der Hund ist ein mächtiges Krafttier und Verbündeter in magischen Angelegenheiten.

Die Aboriginals sind allgemein mit ihren Hunden sehr verbunden und diese Tiere folgen ihnen nach wie vor auf ihren Spaziergängen und Wanderungen, wie dereinst im alten Griechenland Gott Apollon in Gestalt des Wolfes seiner Schwester Artemis, der ungezähmten Göttin der Natur, gefolgt ist. Angeblich halten sich Aboriginals Hunde der Kälte wegen, um von ihnen in den Winternächten der Wüste gewärmt zu werden. Aber der Hund kann ihnen auch ein dienstbarer Bote oder eine Schutzkraft an der Schwelle ihres Hauses oder Lagerplatzes sein. Der Hund ist nicht nur in der körperlichen Welt ein guter Wächter, er sieht auch den Ätherkörper seines Herren oder seiner Herrin, und sobald in seiner Nähe eine Fremdenergie auftaucht, wird er dementsprechend mit seinen Signalen warnen.

Die Angst vor der Magie mag durch die Verbreitung des Christentums unter der Aboriginal-Bevölkerung verstärkt worden sein. Mit fanatischem Eifer gingen Missionare gegen die alten Bräuche und Rituale der Ureinwohner vor, die sie als Zeichen des Teufels verdammten, und sie warnten mit Nachdruck vor den Gefahren des Bösen, das in ihren Augen in erster Linie der Nangkari verkörperte.

Ein älterer Aboriginal sagte einmal mit großem Bedauern über ihre verlorene Kultur: »Die Missionare haben alles kaputt gemacht. Das hat uns einen großen ›Krieg‹ gebracht. Davor war alles gut – kein Krieg – keine Missionare.« Mit *Krieg* meinte der Aboriginal die damit in ihre Welt eingekehrten inneren Gefechte, soziale, psychische und geistige Desorientierung und den Kampf um ihre Kultur und gegen die Bevormundung. Manche Missionare versuchten mit Prügeln, den Aboriginal das Böse auszutreiben, beziehungsweise die christlichen Lehren einzuprügeln. Dass sie damit in einem nicht zu unterschätzenden Ausmaß die Angst vor dem Bösen und vor Bestrafung schürten, liegt wohl auf der Hand.

Auf der anderen Seite wuchs der innere Widerstand der alten Gesetzesmänner, die sich Sorgen machten, dass ihre Kultur aussterben könnte. Diese wiederum bringen mit großem Nachdruck die Jungen in den Busch, um sie zu initiieren und drohen bei Verletzungen von Tabus und ihrer heiligen Gesetze mit harschen körperlichen Strafen, die sie in solchen Fällen auch vollziehen. Auch Frauen kennen harte Bestrafungen bei Missachtung ihrer Gesetze. Das erzeugt naturgemäß ein Entfachen innerer Hitze – die Hitze der Vergeltung und die Hitze der Angst, die den Angstschweiß hervortreibt. Das Blut scheint dabei nicht selten am Kochen und Wallen zu sein. Heftige Auseinandersetzungen unter den Aboriginals, oft entfesselt durch Alkoholkonsum, treten immer wieder auf. Ihre innere Welt ist aus der Balance geraten.

Zwischen dem Einfluss der weißen Erzieher und der Macht der eigenen Männer und Frauen, die das traditionelle Gesetz vertreten, versuchen viele junge Aboriginals einen neuen Lebensweg und eine neue Identität zu finden. Viele der Jungen können den heiligen Zorn der Alten nicht mehr spüren und wollen ihn auch nicht nachvollziehen.

Von manchen Psychologen wird Angst als Antriebskraft gesehen und unter den Aboriginals gilt Angst als Mittel, um die Ordnung einer Gemeinschaft, die keine geschriebenen Gesetze kennt, aufrechtzuhalten. Das mag funktionieren, solange die Gesetze der Natur richtungsweisend sind und nicht der Mensch mit seiner eigenen Macht und Gesetzesvorstellung eine Gewalt ausübt, die die Kraft an der Wurzel des Lebensbaumes, den jede traditionelle Gemeinschaft darstellt, schwächt. Jeder überzogene Fanatismus und Racheakt, und mag er noch so begründet sein, steigert das Angstpotential und mindert die Kraft im eigenen Lebensgebäude. Das wird bereits vielen Aboriginals bewusst. Zurzeit sind es vor allem ihre Frauen, die starken Einfluss auf die kollektive Kraft einer Gemeinschaft nehmen, indem sie versuchen, mit verschiedenen Aktivitäten ihre sozialen Probleme besser in den Griff zu bekommen und ihr gemeinsames Wohlbefinden wieder herzustellen.

Verlieren Aboriginals ein Familienmitglied, fügen sie sich, als Ausdruck ihrer Trauer und ihres Schmerzes, körperliche Verletzungen zu. Sie schlagen mit ihren Köpfen gegen Wände bis sie bluten oder fügen sich mit einem Messer oder einer Hacke Verwundungen zu. Das mag einst eine rituelle Geste gewesen sein, doch inzwischen hinterlässt sie oft schwere körperliche Verstümmelungen. Manchmal geschieht das Selbstverletzen nur in angedeuter Form, da rechtzeitig andere Verwandte da sind, die eingreifen, um schlimmste Verwundungen zu verhindern – ein Brauch, beziehungsweise eine Erfahrungsebene, zu der ein Außenstehender ihrer Kultur kaum Zugang findet; auch ist die Schmerzgrenze eines Weißen wohl eine andere. Übersteigerte Wut und Trauer scheint auch den Schmerz der Erde, der ihr zugefügt wurde, zu reflektieren. Vielleicht ist dies ein Ausdruck der verwirrten Erde, deren Geister die Orientierung verloren haben, wie Agnus, der Gesetzesmann in Westaustralien, mir anvertraute.

Geballte Wut, Schmerz und Trauer erzeugen zweifellos ein enormes Kraftfeld, das von Schamanen und Magiern benutzt werden kann. Denken wir dabei an rituelle Menschenopfer, die einst in europäischen Ländern vollzogen wurden. Die geballte, konzentrierte Energie der Trauer und des Schmerzes um den Verlust eines geliebten Menschen, wie zum Beispiel um ein Kind, das einem hohen Ideal geopfert worden ist, soll benutzt worden sein, um die Kraft einer Gemeinschaft zu stärken. Auch damals, es waren Zeiten sozialer und geistiger Umbrüche, könnten die Geister der Erde verwirrt gewesen sein. »Furchtbar ist es, Lebendiges zu martern«, heißt es in einem altägyptischen Text. »Die

Götter wollen Gebete und ein geläutertes Herz.« – Sie wollen geistige Aufmerksamkeit und die Kraft des Herzens, die keine Bedingungen stellt.

Wer meint, Magie sei bloß ein Thema unzivilisierter Menschen oder eines vergangenen dunklen Mittelalters, hat das Prinzip der Magie und die dahinter stehende Wirkkraft noch nicht verstanden. Der Autor Eduard Renner schrieb in seinem Buch *Goldener Ring über Uri:* »Wir brauchen uns den magischen Anteil gar nicht als Rest einer heidnischen Religion zu denken, sondern er liegt wie ein Erbgut in jeder menschlichen Seele.« Menschen mit besonderer Kraft lebten stets unter gewöhnlichen Menschen und sie sind auch heute unter uns. Wir müssen uns nicht vorstellen, dass sie mit dem Zauberstab herumlaufen. Es kann der Chef im Büro oder die Hausfrau am Herd sein. Menschen, die vielleicht von Kindheit an erkannt haben, dass sie anders sind und dass sie mit ihren Gedanken oder ihrem Willen große Macht über andere ausüben können – im Guten wie im Bösen.

Zauberkraft liegt in jedem Gedanken und in allen Gefühlen. Schicken wir jemandem liebevolle, freundliche Gedanken, tragen wir damit – auf magische Weise – zum Wohlbefinden dieser Pesonen bei. Doch wer destruktive Gedanken des Neides oder des Hasses, die oft noch mit starken Emotionen geladen sind, absendet, betreibt bereits – bewusst oder unbewusst – Schadzauber, da damit das Lebensfeld desjenigen, an den die unfreundliche Post abgeschickt wurde, verletzt und geschwächt wird.

Ich wundere mich über jede Partnerschaft, die aus materiellen Gründen, aus Sicherheitsdenken oder aus welchen Gründen auch immer mit aller Gewalt aufrechterhalten wird, obwohl sich die Partner gegenseitig nicht mehr ausstehen können. Kein Wunder, dass diese Menschen, soweit sie nicht eine Rossnatur besitzen, oft krank, depressiv oder aggressiv sind. Mit ihren gegenseitig abschießenden Giftpfeilen, ihren Gedanken, die getränkt sind von Groll und Wut und nicht selten auch Verwünschungen beinhalten, tragen sie nicht nur zu einem ungesunden Raumklima bei, sie zerfleischen sich gegenseitig. Dabei schädigen sie ihr ätherisches, psychisches und geistiges Lebensfeld, was in körperlichen Leiden, Neurosen oder psychosomatischen Erkrankungen Ausdruck findet. Der Mensch ist zweifelsohne das Produkt seiner eigenen Lebensausrichtung, Gedanken und Gefühlswellen.

Ich erinnere mich an einen Bekannten, der eine leidenschaftliche Beziehung zu einer jungen Mutter hatte, mit der ich befreundet war, und deren Kind natürlich ein gewisses Maß an Aufmerksamkeit benötigte. Er gestand mir gegenüber, dass er sich schon einmal gewünscht hatte, das Kind wäre tot, damit die Frau mehr Zeit für ihn hätte. Ich war zutiefst betroffen. Er war an sich ein netter und intelligenter Mann und er selbst gestand auch, sich solcher Gedanken zu schämen, aber sie waren ihm gekommen. Ich fragte mich damals, wie viele Menschen es wohl geben mochte, die sich im Geheimen den Tod einer oft nahe stehenden Person wünschen, um selbst zu einem bestimmten Ziel zu gelangen. Das sind die geheimen Schwarzmagier unter uns.

Die Lebenskraft eines anderen auf solche Weise zu schwächen, mag aus Unkenntnis über die Kraft der eigenen Gedanken und noch mehr der eigenen Gefühle geschehen, was allerdings keine Entschuldigung sein kann. Bei vielen Menschen erwacht sogar das Bedürfnis, auf bewusste Weise Macht und Magie auszuüben. Wer diesbezüglich Interesse hat, muss heute nicht lange suchen. Es gibt genügend einschlägige Literatur, die als Ratgeber verkauft wird. Vielleicht erwacht eine solche Tendenz aus Langeweile oder weil moralische Werte heute kaum noch Gewicht haben.

Auch unter westlichen Frauen scheint Liebeszauber ein beliebtes Thema zu sein. Um sich einen Mann auf magische Weise zu angeln, gibt es angeblich eine Reihe wirksamer Methoden. Doch sobald Magie benutzt wird, um etwas für sich persönlich zu bekommen, das man haben will, fällt sie in den Bereich von Schadzauber, da damit gegen den Willen eines anderen gehandelt wird. Eine junge Frau erzählte mir unverblümt, sie hätte dem Mann ihrer Leidenschaft ihre klein geschnippelten Fingernagelreste in sein Essen getan, um ihn an sich zu binden. Und von einer anderen erfuhr ich, dass sie ihrem Mann, der sich von ihr trennen wollte, Blutstropfen aus ihrem Finger und Spucke in seine Mahlzeiten tat, um ihn zu halten. – Nicht nur die Geister der Erde scheinen verwirrt zu sein.

Von einer jüngeren Aboriginal-Frau, die in einem Krankenhaus als Pflegerin gearbeitet hat, erfuhr ich, dass weiße Krankenschwestern ganz heiß auf Aboriginal-Tipps in Sachen Liebeszauber seien. Um auf Männer attraktiv zu wirken, würden sie sich mit einem Zauberpuder einreiben, den Aboriginal-Frauen hergestellt haben. Stehen auch viele Weißaustralier den Fähigkeiten der Aboriginals oft recht skeptisch gegenüber, wenn es um Liebe und Sex geht, haben sie offensichtlich keine Probleme damit, an die alten Methoden der Ureinwohner zu glauben.

In Australien, Amerika und Europa sind Workshops mit Schamanen zum Renner geworden. Da die Kirche heute keine wirklich befriedigenden Antworten auf der Suche nach spirituellem Wachstum zu bieten vermag, suchen Menschen nach neuen Quellen. Doch Neugierde ohne Unterscheidungsvermögen der dahinterwirkenden Kräfte birgt ernste Gefahren. Ein großer Irrtum ist es, Menschen mit psychischen Fähigkeiten als spirituell zu bezeichnen. Das sind zwei verschiedene Paare Socken, die aber übereinander angezogen werden können. Während die Psyche mit der Astralebene zusammenhängt und erdgebundene Anteile besitzt, bezieht sich Spiritualität ausschließlich auf die höhere geistige Ebene. Die geistige Qualität eines Mediums, Buschdoktors oder Schamanen ist an seinen Ausdrucksformen erkennbar. Vorsicht ist geboten vor all jenen magisch Praktizierenden und Lehrenden, die versuchen, ihre Schüler an sich zu binden oder sie in irgendeiner Form abhängig zu machen oder sonstige Macht- und Egospiele zu betreiben, und die zum Beispiel ihre Schüler stets daran erinnern, wer sie gemacht hat, die Dankbarkeit oder Dienste erwarten oder gar mit Drohungen Angst einjagen. Das ist missverstandenes Schamanentum. Keine Lehre, die Angst macht, ist es meiner Meinung nach wert, ihr weiter nachzugehen. Außerdem muss niemand glauben, in ein oder zwei Seminarwochen wirkliches Wissen zu erhalten. Wer ein wirklicher Schamane werden möchte, muss dafür viele Jahre intensiv lernen und Erfahrungen sammeln, genau genommen sein ganzes Leben dafür geben.

Wenn ich vor den Gefahren magischer Praktiken warne, dann weiß ich, wovon ich spreche. Vor vielen Jahren hatte ich mich selbst, aus naiver Neugierde heraus, einer magisch praktizierenden Gruppe angeschlossen. Als ich dann bemerkte, dass in de-

156

struktiver Art gearbeitet wurde, habe ich die Gruppe verlassen. Bald darauf ging es mir hundeelend. Ich bekam schreckliche Magen- und Unterleibsschmerzen, konnte kaum noch essen und verlor in kurzer Zeit zehn Kilogramm Körpergewicht. Keiner der Ärzte konnte mir helfen. In ihren Augen war ich total gesund, obwohl ich bei einer Körpergröße von 170 Zentimeter nur noch 47 Kilogramm wog. Ich erfuhr dann von einer Geistheilerin in München, die ich aufsuchte. Diese bayerische Medizinfrau konnte mir in kürzester Zeit helfen, nachdem sie die wahre Ursache erkannte. Ich war Opfer eines Puppenzaubers geworden, eine Art Racheakt, weil ich mich *frei* gemacht hatte. Ich habe diesen magischen Angriff überlebt und bin daran ein wenig gewachsen. Diese Erfahrung hat mich zumindest ein bisschen einsichtiger in die Materie gemacht.

Heute weiß ich, dass ich nur deshalb verwundbar war, weil ich innerlich aus dem Gleichgewicht geraten war. Ich hatte Unstimmigkeiten mit einem Familienmitglied und hatte sozusagen Groll in meinem Herzen. Diese Person starb, bevor ich mich mit ihr versöhnen konnte und nahm ihren Groll mit auf die andere Seite (später hatte ich Gelegenheit, mit dieser Seele Kontakt aufzunehmen, um unseren Zwist in Liebe zu bereinigen). Damals begriff ich, dass Tote großen Einfluss auf Lebende nehmen können, und wie wichtig es ist, dass jeder sein psychisches Gepäck leert, bevor seine Seele die Erde verlässt.

Manche meinen, wenn man nicht an einen Zauber glaubt, könne er auch nicht wirken. Das ist ein Irrtum. Man mag zwar nicht daran glauben und dann sein Unwohlsein oder ein eintretendes Unglück als Zufall oder Pech deuten. Der einzige wahre Schutz ist, mit sich selbst, mit seinen Mitmenschen und seinem Umfeld in Harmonie zu leben. Ist das eigene Lebensfeld stark, hat der Mensch ein gewaltiges Schutzfeld, an dem destruktive Gedanken und jede Art magischer Geschosse abprallen und sozusagen postwendend an den Absender zurückgehen, der dann selbst sehen muss, wie er sich von seinem eigenen Bombardement zu schützen vermag.

Seitdem ich das Prinzip der Magie, beziehungsweise die Wirkkraft von Gedanken und Gefühlen verstanden habe, bin ich bewusst darum bemüht, mit anderen und mir selbst in Frieden zu leben und zumindest einen Weg der Versöhnung zu finden. Bereits im Zusammenleben mit afrikanischen und asiatischen Menschen ist mir immer wieder aufgefallen, dass sie jeder offenen Auseinandersetzung ausweichen und niemals ein böses Wort über einen anderen in der Öffentlichkeit sagen. Stets sind sie darauf bedacht, ja keine unfreundliche Welle hervorzurufen, die auf sie zurückrollen könnte. Und stets opfern sie ihren Göttern und Hausgeistern kleine Gaben wie Blüten, Reiskörner oder Räucherwerk. Eine äußere Handlung, die eine innere Bereitschaft zur Versöhnung mit ihrem gesamten Lebensraum, der Lebende, Tote und Geister miteinbezieht, in sich birgt.

Auch australische Aboriginals machen sich gegenseitig Geschenke, um den Frieden zu erhalten. Wenn sie heute auch materielle Geschenke schätzen, so wissen sie doch, dass Frieden und Gesundheit in erster Linie auf der Ausrichtung der Gedanken beruht. Cyril Havecker, Autor von *Understanding Aboriginal Culture,* kannte einen Wirinun, einen Aboriginal-Doktor im Südwesten, der lehrte: »Denk immer gut, dann wird das Leben glücklich sein. Die Gedanken müssen stark und aufrichtig sein. Und hab' stets Vertrauen, aber auch Kontrolle über Körper, Geist und Seele.«

Jeder Gedanke ist ein Baustein, der zur Errichtung des eigenen Lebensgebäudes beiträgt, doch die Gefühle, die den Gedanken begleiten, bestimmen die Qualität des Baumaterials. Der schlimmste Feind des eigenen Lebensgebäudes, das dem mythischen Lebensbaum entspricht, ist die Angst. Angst regiert auch in westlichen Gesellschaften den Alltag. Angst vor dem Alleinsein. Angst, sein Geld oder seinen Job zu verlieren. Angst vor Erziehern, Lehrern und Bürochefs. Angst vor Bakterien und Bazillen. Angst vor der Meinung anderer. Angst vor Krankheit und Tod. Doch was der Mensch fürchtet, das heißt, worauf seine emotionsgeladenen Gedanken gerichtet sind, zieht er an und das verdichtet und verfestigt sich. Angst ist ein Produkt und Mittel der Mächtigen, die von der Angst profitieren, wie Versicherungsunternehmen, Chemiekonzerne, Banken, die Rüstungsindustrie und nicht zuletzt auch kirchliche Institutionen. Wir hätten ein Paradies auf Erden, würden die Menschen angstfrei leben.

158

Dazu würden wir allerdings ein neues Lebensfundament benötigen, mit neuen Lebenszielen und anderen Lebenswerten. Und vor allem ein grundlegendes heilmachendes Denken, im Sinne von *Denk dich gesund*. Jede Heilung beginnt mit der Umkehr der eigenen Gedankengänge und Gefühlswellen. Und jeder Gedanke, der sich darauf ausrichtet, anderen Menschen zu helfen, andere zu unterstützen, erhöht das eigene Energiefeld und damit auch die eigenen Abwehrkräfte. Und darin liegt das grundlegende Geheimnis des Buschdoktors und jedes Heilers: sein Kraftreservoir stets voll zu halten, auch wenn er unentwegt daraus schöpft.

Unsere Gedanken und Gefühle bestimmen aber nicht nur unsere eigene kleine Welt rund um uns herum, sondern haben letztendlich auch Anteil am Geschehen und am Zustand der Großen Welt. Ein jüngerer Aboriginal-Mann in Westaustralien gab mir zu verstehen: »Würden sich alle Aboriginals mit ihren Gedanken auf ein gemeinsames Ziel konzentrieren, wir hätten die Kraft einer Atombombe.«

Das Bewusstsein um die gewaltige Kraft gemeinsamer, konzentrierter Aufmerksamkeit, steht auch hinter den global koordinierten Friedensmeditationen und Friedensgebeten. Eine Freundin schickte mir einen Ausschnitt aus der Esotera-Zeitschrift vom Januar 1999, der von wissenschaftlichen Forschungsergebnissen berichtet, die bestätigen, dass globale Gebete und Meditationen tatsächlich weltweit Einfluss nehmen können. Im Forschungsbereich der *Feldbewusstseinseffekte* ist mit Hilfe elektronischer Zufallsgeneratoren geballte Aufmerksamkeit messbar geworden. Diese Generatoren erzeugen eine größere Ordnung, sobald sich die Aufmerksamkeit vieler Menschen auf ein gemeinsames Ziel richtet. Das wurde zum Beispiel bei einem Endspiel der amerikanischen Football-Liga, bei Oscar-Preisverleihungen, der Beerdigung von Lady Diana und in einer weltweiten Meditation im Januar 1997, die von der Gruppe Gaiamind Projekt ins Leben gerufen worden war, registriert. Und Forschern vom amerikanischen Institut of HeartMath, die den Einfluss von Emotionen auf Herz und Gehirn untersuchen, stellten fest, dass bei liebevollen Gefühlen das Herz besonders musikalisch-harmonisch schlägt. Zudem entdeckten sie, dass dabei die elektromagnetischen Impulse bei etwa 8 Hz (Schwingungen pro Sekunde) liegen. Das entspricht erstaunlicherweise der Hauptresonanzfrequenz der Erde, der so genannten Schumann-Welle, und zugleich den Alpha-Wellen des menschlichen Gehirns. Letztere herrschen in einem Zustand entspannter Wachheit und beginnender veränderter Bewusstseinszustände vor. Ein liebendes Herz, ein entspannter Geist und das elektromagnetische Schwingungssystem der Erde liegen also wortwörtlich auf einer Wellenlänge.

Noch eine weitere großartige wissenschaftliche Entdeckung wurde in diesem Zusammenhang gemacht: Sobald ein Mensch Liebessignale aussendet, verstärkt sich auch die Welle des Erdfeldes. Was die alten Geomanten und Schamanen seit jeher wussten, ist nun messbar geworden. Dabei sollen die technischen Frequenzen, die technische Geräte und Anlagen aussenden und die das natürliche Energiefeld der Erde überlagern, in einem Umkreis von etwa zwölf Metern neutralisiert werden. Das heißt, dass einem Menschen, der liebevolle Gedanken und Gefühle in sich trägt, Elektrosmog nicht schaden kann. Liebe ist und bleibt die stärkste, harmonisierende, ausgleichende und heilende Kaft.

Stellen wir uns vor, dass alle Menschen gleichzeitig Liebessignale ausschicken und diese über die ineinander vernetzten Traumwege in alle Richtungen wandern und strömen. Augenblicklich ließe sich unser gesamter Lebens- und Erdenraum in ein fröhliches Großes Lied verwandeln.

Tradition und Moderne

Mannigfach war die traditionelle Rolle, die der Buschdoktor früher in der Gemeinschaft spielte. Er war nicht nur Arzt, Psychotherapeut, Magier und Seher, er war auch Lehrer, Richter, Priester, Zeremonienmeister, Regenmacher, Traumdeuter und Hüter der Tradition. Wie bei allen Naturvölkern war der Schamane oder Nangkari ein Symbol althergebrachten Wissens. Er hatte den größten Durchblick und den stärksten Weitblick. Er war Hüter der heiligen Gesetze, Mittler zu der Welt der Ahnen und Schöpferwesen. Er hatte enormen Einfluss auf die kollektive

160

Energie seiner Gemeinschaft und war ihr Schutzgarant. Mit ihm stand oder fiel die innere Sicherheit und Harmonie.

Nachdem er die höchste Respektsperson in einer Aboriginal-Gruppe war und die alte Tradition und Ordnung verkörperte, war er das erste Angriffsziel der weißen Siedler, Missionare, Lehrer und Regierungsvertreter. Und da er in der Regel den größten Widerstand leistete, galt er als Revoluzzer und man bezeichnete ihn als Lügner, Scharlatan, gerissenen Schwindler oder gefährlichen Neurotiker. Auf diese Weise versuchte man, ihn in Misskredit zu bringen und seine Autorität zu untergraben, denn mit einem schwachen Nangkari war die ganze Gemeinschaft schwach und leichter beeinflussbar.

Besonders großen Druck übten Missionare aus, die sich als berechtigte Umerzieher der Aboriginals verstanden, deren herkömmliche Kultur und Werte sie ignorierten oder verurteilten. In den Augen der Missionare waren die machtvollen Mystiker vom Teufel besessen oder dessen Werkzeug. Sie waren der Ansicht, ein Nangkari würde die anderen Mitglieder der Gemeinschaft aufwiegeln und manipulieren. Ich wüsste allerdings nicht, wer mehr manipuliert hätte als die Missionare selbst. Ein Nangkari oder Wirinun stellte für sie eine große Gefahr dar, da er die Mittlerrolle zwischen den Menschen und der geistigen Welt repräsentierte, eine Rolle, die die Christenkirche und ihre Vertreter selbst zu vollziehen wünschten, wobei die Mittlerrolle der Kirche eher auf theoretischer Basis erfolgt, während ein Aboriginal-Doktor sie praktiziert.

Missionaren, vor allem denen in Zentralaustralien, wird zugute geschrieben, dass sie Aboriginals Schutz vor den Angriffen der Siedler und Abenteurer boten. Aber sie taten es nicht umsonst. Schließlich benötigten sie eine gewisse Erfolgsquote ihrer missionarischen Tätigkeit. Sie gaben den Menschen Schutz, aber nahmen ihnen ihre Kultur. Und so mancher Aboriginal sah sich gezwungen, seine Kultur zu verleugnen, um sein Leben zu retten.

Viele Aboriginals stehen heute in großem Konflikt zwischen Tradition und Moderne. Unter ihnen hat sich auch eine eigene Elite der christlich zivilisierten Aboriginals gebildet, die weiß denken, nach politischer Macht suchen und für Aboriginal-Gesetze eintreten, die aber nicht mehr die Gesetze ihrer Ahnen und Traumzeitwesen sind.

Die Ureinwohner Australiens wurden von Ethnologen und Anthropologen eingehend studiert. Dabei trafen zwei Weltbilder aufeinander, wie sie gegensätzlicher nicht sein können. Ein Nangkari, einer, der außerordentliche Kraft besitzt, forderte nicht zuletzt den Sachverstand der Anthropologen und Naturwissenschaftler heraus, die einerseits Sprüche klopften, wie »Zauberdoktoren sind unfähig zur Entfaltung einer rationalen Naturwissenschaft oder Heilkunst«; andererseits stellten deren psychische, paranormale Fähigkeiten ihr eigenes, mitgebrachtes Weltbild in Frage, da sie etwas bewiesen, was der Sachverstand nicht zulassen durfte. Man musste zugeben, dass es phänomenale Wirkungen gibt, die die Ratio übersteigen.

Die alte Kraft der Ureinwohner wurde auf vielfache Weise stetig ausgehöhlt und die entstandenen Löcher mit weißem Zucker und weißem Mehl und mit einer Erwartungshaltung gefüllt, dass die Naturmenschen von einem Tag zum anderen ihre viele Jahrtausende alte Kulturidentität abstreifen würden wie die Schlange ihre alte Haut.

Mit dem Verlust ihrer so lange sorgsam gepflegten Bräuche und Traditionen und dem Verlust der starken zentralen Rolle, die der Buschdoktor innehatte, weil er alle Fäden zusammenhielt, zersplitterte ihr Gruppengeist. Die Moral wurde untergraben, ihre Kraft geschwächt. Tabus wurden gebrochen und falsche Ehen vollzogen. Das Verantwortungsgefühl der Familie und der Gruppengemeinschaft gegenüber flachte ab. Sich ständig seiner Haut wehren zu müssen, ließ mancherorts wenig Spielraum für die Aufrechterhaltung alter, ehrwürdiger Werte. Die innere Balance war gestört und die Lebensbedingungen in den Aboriginal-Siedlungen waren nicht gerade als gesund und aufbauend zu bezeichnen. Eine verwundbare Basis, die kaum noch Widerstand gegen Ängste, Aggressionen und Depressionen bieten konnte.

Nicht zuletzt litt das traditionelle Gesundheitswesen gewaltig unter dem Einfluss der westlichen Medizin und des westlichen Gesundheitssystems. Wo heute der Beruf des Nangkari, Gadun oder Wirinun ausgestorben ist, sind die alten Aboriginals sehr traurig darüber. »Früher war es viel einfacher, wieder wohl zu werden«, erzählte ein älterer Aboriginal-Mann in den Kimberleys. »Ein Gadun hat nur den Körper angesehen und sah sofort, wo der Schmerz sitzt. Dann hat er auf diese Stelle gedeutet und gesagt: Ja, hier ist es. Dann hat er das schlechte Blut herausgesaugt und nahm damit den Schmerz weg, und das gute Blut konnte wieder fließen. Das hat wieder Kraft gegeben.«

Heute benötigen Ärzte Röntgenstrahlen, um in einen Körper hineinzusehen – und sehen doch nicht alles. Und Zeit haben sie auch keine, um mit dem Patienten über die Ursache seiner Unordnung zu reden. Ein Gadun hat sich immer Zeit genommen. Er half, das wirkliche Problem zu finden und beriet seine Patienten auch, damit sie sich selbst weiterhelfen konnten. Sie verstanden die Erklärungen des Gadun und das gab ihnen Vertrauen. Dagegen können die Aboriginals mit den knappen Hinweisen der weißen Ärzte wenig anfangen. Ein Gadun war auch stets bemüht, einem Kranken Mut zu machen. Das allein schon baute auf.

Ein Buschdoktor behandelt in der Regel nicht mehr als drei bis fünf Patienten pro Tag. Aber das ist im heutigen Gesundheitswesen nicht wirtschaftlich. Der Wirtschaft förderlich dagegen ist die Verabreichung von Medikamenten, mit denen heute auch Aboriginals reichlich versorgt werden, ohne dabei viel auf die Nebenwirkungen der chemischen Produkte einzugehen. Australier gelten allgemein als recht chemiefreundlich und mit Chemiebomben wird den Bakterien, Pilzen und Viren aller Art zu Leibe gerückt, die jedoch stets neue Lebensformen zu entwickeln scheinen, je mehr sie mit Gift bekämpft werden. Vielleicht sollte man es auf Aboriginal-Art versuchen und sich mit ihnen versöhnen oder für sie ein bestimmtes Lied singen.

Während die Medizin der Ureinwohner lebensstärkend gewesen ist und den Menschen innerlich frei gemacht hatte von allem Unrat, macht die Medizin der weißen Ärzte den Menschen abhängig und kann kaum als lebensaufbauend, im besten Fall als ruhig stellend bezeichnet werden. Den Aboriginals wurde ein Gesundheitswesen aufgezwungen, das selbst manche Ärzte im Westen bereits in Frage stellen, wie zum Beispiel der Schweizer Professor von Uexküll, der nach langen Forschungen zu dem Ergebnis gekommen ist, dass viele Krankheiten erst durch die Einnahme bestimmter Medikamente entstehen und »dass die Hälfte aller Krankheiten in den entwickelten Ländern durch medizinische Maßnahmen hervorgerufen werden«. Das ist eine starke Aussage von einem Arzt. Und er gibt noch zu bedenken, dass die meisten westlichen Menschen, trotz des medizinischen Fortschritts in ihren letzten 20 – 25 Lebensjahren krank sind.*

In keinem Bereich zeichnet sich die innere Zerissenheit der Aboriginals so stark ab wie im medizinischen. Einerseits neigen auch sie zur Bequemlichkeit und es ist recht einfach, sich in der nächsten Apotheke oder einer anderen medizinischen Versorgungsstelle eine Schachtel oder Flasche mit Medizin zu holen. Besonders beliebt sind Aspirintabletten. Eine Aboriginal-Frau sagte, sie würde diese jeden Morgen als Muntermacher einnehmen. Aboriginals sind oft sehr unkritisch gegenüber chemischen Produkten, über deren negative Auswirkungen sie auch kaum jemand aufklärt. Sie sind wohl noch nie so viel krank gewesen wie seit der Ablösung ihres Gesundheitssystems durch das moderne. Vor allem breitet sich, wohl aufgrund falscher Ernährung, Diabetes in einem erschreckenden Maße aus. Die meisten Aboriginals gehen nicht gerne in ein Krankenhaus, da sie Angst haben, dort krank zu werden. Sie meinen, dort würden viele *bad spirits* leben, die in sie eintreten könnten.

Im Weiteren sind viele Ureinwohner der Meinung, dass Ärzte ihnen verheimlichen, was mit ihnen nicht in Ordnung ist, und sie beklagen sich über den Mangel an Aufmerksamkeit. Ein Aboriginal brachte einmal auf den Punkt, wie er den Unterschied zwischen einem Aboriginal-Doktor und einem weißen Doktor sehe: »Der weiße Doktor hat einen klugen Kopf, doch ein Aboriginal-Doktor ist klug, da er etwas in seinem Inneren hat.«

Das Misstrauen weißen Ärzten gegenüber stammt wohl noch aus jener Zeit, als Ärzte erst alle Nicht-Aboriginals behandelt hatten, bevor sie sich für die Ureinwohner Zeit nahmen. Aboriginals finden auch selten eine Vertrauensbasis zu weißen Ärzten, die ihre Kultur und ihre Gesetze nicht kennen. Viele Aboriginals sind zu scheu, um sich einem Weißen anzuvertrauen. Dazu kommt,

*   Vgl. Bericht von Dr. Beat Imhof, *Reform Rundschau,* 9/86.

dass die meisten Ärzte und Krankenschwestern oft nur für kurze Zeit in den Outback-Siedlungen der Aboriginals praktizieren, sozusagen zur Bereicherung ihres Erfahrungsschatzes. Da bleibt nur wenig Zeit, selbst wenn der Wille vorhanden ist, die sozialen Zusammenhänge und Kulturwerte der Ureinwohner zu verstehen. Es kann kein wirklicher innerer Austausch stattfinden, zumal sich die Aboriginals grundsätzlich mit ständig wechselnden Veränderungen im Kommunikationsbereich schwer tun.

Wie verschieden die Einstellung der Ureinwohner bezüglich Körper, Krankheit und Heilung ist, zeigen folgende zwei Beispiele. Nach herkömmlicher Ansicht der Aboriginals muss Geben und Nehmen stets im Ausgleich sein. Als ein junger Aboriginal mit einem gebrochenen Bein von einem Chirurgen operiert wurde, erwartete er von dem Arzt eine Bezahlung, sozusagen als Gegenleistung dafür, dass er mit Schnitten sein Bein verletzen durfte. Das andere Beispiel erzählt von einer Mutter, die ihr kleines Kind ins Krankenhaus gebracht hatte, da etwas mit ihm nicht in Ordnung war. Als sie jedoch bemerkte, dass das Kind mit den Augen rollte und ihm die Augenlider ständig zufielen, war das für sie ein Zeichen, dass seine Seele gestohlen worden war. Sie packte das Kind, verließ das Krankenhaus und suchte einen nahen Buschdoktor auf, der die gestohlene Seele zurückholte, und das Kind wurde wieder gesund.

Und da die Ureinwohner im sozialen Bereich sehr strenge Gesetze haben, die ihre Beziehungen zueinander und vor allem zwischen Männern und Frauen regeln, haben Aboriginal-Frauen Probleme, bei einer Frauenkrankheit ihren Intimbereich einem fremden männlichen Arzt anzuvertrauen. Auch ältere Aboriginals wollen nicht lange im Krankenhaus bleiben, da sie Angst haben, sie könnten dort sterben und ihre Seele könnte nicht nach Hause finden. Aboriginals verstehen Operationen nicht, da bei ihnen Blut – die Kraft des Lebens – vergeudet wird. Außerdem stehen sie jeder Blutabnahme skeptisch gegenüber, da schließlich jemand, der destruktive Absichten hat, ihr Blut besingen könnte. Im Allgemeinen trennen heute die Ureinwohner ihre Krankheiten in Aboriginal-Krankheiten und in Krankheiten der Weißen, die sich erst durch den Kontakt mit den Weißen ausgebreitet haben.

Seitdem Nangkaris nicht mehr verfolgt werden und auch weiße Ärzte feststellten, dass manche Patienten, denen sie nicht helfen konnten, sich nach der Arbeit des Naturheilers wieder erholten und sie deren Fähigkeiten zumindest zu einem gewissen Grad anerkennen, praktizieren Nangkaris, die nie ganz ausgestorben sind, wieder mehr öffentlich. Allerdings sind nur noch wenige von ihnen von hohem Wissensstand. Viele sind heute nur noch *a little bit doctor,* wie es ein älterer Aboriginal in den Kimberleys zum Ausdruck brachte.

Immer häufiger sind die neuen Nangkaris rund um die Krankenhäuser der Aboriginal-Siedlungen zu finden, wo Patienten nach der Konsultation eines Arztes oft direkt zu einem Nangkari gehen. Aboriginals haben dazu ihre eigene Philosophie. Werden sie gesund, gilt das als Verdienst des Buschdoktors. Kann ihnen nicht geholfen werden, dann haben ihrer Meinung nach die weißen Ärzte Schuld daran.

Ich kenne aber auch einige Weiße, die in Outback-Stationen der Aboriginals arbeiten und sich in Notfällen kräuterkundiger Aboriginal-Frauen oder dem Heilwissen eines Buschdoktors anvertraut haben, wenn Ärzte nicht erreichbar waren oder Krankenhäuser zu weit entfernt lagen. Sie alle haben gute Erfahrungen mit den herkömmlichen Heilmethoden der Ureinwohner gemacht. Ebenso sind pharmazeutische Betriebe und Ärzte schon seit längerem auf die Heilpflanzen der Aboriginals aufmerksam geworden. Und viele Aboriginal-Frauen sind bereits im modernen Gesundheitswesen als Krankenpflegerin, Hebamme oder Sozialarbeiterin tätig.

Buschdoktoren werden vor allem als Spezialisten oder Therapeuten bei psychischen Problemen verstanden und manche Ärzte beginnen sich den besonderen Fähigkeiten der Nangkaris gegenüber zu öffnen. Viele denken, es sei eine gute Sache, wenn traditionelle Heiler und moderne Ärzte zusammenarbeiten würden, um sich einander mit ihrem Wissen zu ergänzen. Erste Versuche wurden bereits gestartet und Aboriginal-Doktoren im modernen Pflegerberuf ausgebildet, um sie in Krankenhauspraktiken einzubinden. Das wird wiederum von anderen als eine nicht besonders gute Idee angesehen, da dabei der Nangkari, dem im herkömmlichen System höchster Respekt gezollt worden ist, zum

166

Second-Class-Arzt oder gar zu einem Handlanger der weißen Mediziner gemacht wird und sein großes Wissen und seine Fähigkeiten eigentlich mehr beschnitten als genutzt werden.

Andererseits halten die Aboriginal-Doktoren mit ihrem wahren Wissen zurück. Das Misstrauen gegenüber den bevormundenden und ausbeutenden Weißen ist noch nicht ganz abgebaut. Ihr Wissensbereich ist die letzte Nische, in die Weiße noch nicht eingedrungen sind, und sie hüllen sich oft in großes Schweigen, wenn es um das innere Wissen oder ihre ganz persönlichen Methoden geht. Im Weiteren wird die Kommunikation zwischen Buschdoktoren und Ärzten aufgrund von Sprachbarrieren erschwert. Und bei Übersetzungen von Namen spezieller Pflanzen, deren englische oder gar lateinische Bezeichnung dem Nangkari nicht bekannt ist, müssten zusätzlich Botaniker hinzugezogen werden.

Erschwerend wirkt sich auch das unterschiedliche Zeitgefühl aus, da einem Aboriginal grundsätzlich eine pünktliche Termineinhaltung nach westlichem Denkschema nicht gerade leicht fällt. Auch Planungs- und Verwaltungsaufgaben sind nicht unbedingt sein Fall. Sein Lebensmotto ist nach wie vor, mit dem Fluss der Ereignisse und aller Dinge zu gehen. Eine Lebenseinstellung, die ihm kaum höhere Positionen in westlich gesteuerten Einrichtungen bringen dürfte.

Immerhin zeichnen sich ein paar Fortschritte in der Zusammenarbeit zwischen Tradition und Moderne ab. Nangkaris sind in manchen Aboriginal-Buschsiedlungen wie bei den Pintubi, Walbirri oder Warrabiri in Zentralaustralien, wo sie das Vertrauen beider Seiten haben, zu wichtigen Vermittlern zwischen Aboriginal-Patienten und weißen Ärzten geworden. Und Einrichtungen von Aboriginal-kontrollierten Gesundheitsdiensten sind bereits entstanden. Immer öfter rufen Aboriginal-Patienten oder deren Familien einen Nangkari in das Krankenhaus, damit er sie neben den weißen Ärzten berät. Allerdings dürfte eine gemeinsame Arbeit zwischen traditionellen Heilern und modernen Ärzten die Ausnahme sein. Ob moderne Ärzte und Aboriginal-Doktoren in Zukunft eine gemeinsame, gleichberechtige Basis finden werden? Nun, Glaube und Hoffnung allein besitzen bereits ein großes Potential der Heilung und damit auch des Zusammenkommens.

III

Soziale Harmonie

Die andere Hälfte

Die Schöpferwesen der Traumzeit haben nicht nur Landschaften geformt und ein Liednetz installiert, das Quellen der Kraft miteinander verbindet, sie haben auch die Grundlagen einer harmonischen Gesellschaftsstruktur festgelegt. Nur wo Harmonie herrscht, ist auch Gesundheit zu Hause. Nur in einer harmonischen, gesunden Gemeinschaft können gesunde Menschen geboren werden und heranwachsen. Und nur gesunde Menschen mit ausgewogenen Gedanken und Gefühlen können wiederum einer sozialen Harmonie und dem inneren Wachstum einer Gemeinschaft weiterhin Bestand geben. Nach alter Tradition werden Kinder von ihren Müttern mit moralischen Gesetzen vertraut gemacht und stets ermahnt: »Bring niemandem Kummer«, »leb immer so, dass du keinen anderen verletzt«, »wenn du selbstsüchtig nimmst, kommst du nicht weit«, oder »halt dich immer aufrecht«. Und von klein an wächst ein Aboriginal mit dem Grundsatz auf, alles, was vorhanden ist, mit anderen zu teilen. Das steht mit der westlichen Lebensmoral, die Dein und Mein trennt, in gewaltigem Konflikt.

Grundlage der sozialen Harmonie ist das System der zwei Hälften, die von englischsprachigen Anthropologen *Moieties* genannt werden, ein Begriff, der inzwischen von einigen Aboriginal-Gruppen verwendet wird. Diese beiden Hälften repräsentieren die gegensätzlichen Kräfte des Kosmos, die erst in ihrer Vereinigung Leben hervorbringen. Da sie als ein sich gegenseitig ergänzendes Paar gedacht werden, wird die eine Hälfte *weiblich* und die andere *männlich* betrachtet. Sie können zum Beispiel durch den männlichen Speer und die weibliche Speerschleuder, in die der Speer hineingelegt wird, vertreten sein.

Gegensatz-, beziehungsweise Ergänzungspaare lassen sich auch durch Farbenkombinationen zum Ausdruck bringen, wie zum Beispiel das Rote Känguru und der Weiße Hai. Rot und Weiß werden mit der Leben spendenden Kraft der Sonne und lebenserhaltenden Kraft des Wassers assoziiert. Oft wird eine Hälfte von einer Vogelart und die andere Hälfte von einem Fisch gebildet, was auf die obere und untere Hälfte der Welt hindeutet. Beide Hälften können ebenso durch einen Vogel repräsentiert sein, wie etwa den weißen Kakadu und den schwarzen Raben. Weiß und Schwarz versinnbildlichen die Gegensätze Materie und Geist. In manchen Aboriginal Gemeinschaften zeigen die zwei Hälften auf zwei entgegengesetzte Himmelsrichtungen hin. In den Flinders Ranges nennen die Adnyamathanha-Aboriginals ihre beiden Hälften *Mathari,* Südwind, und *Arraru,* Nordwind.

Im Arnhem Land werden beide Hälften *Dhuwa* und *Yirritja* genannt. Die Dhuwa-Hälfte teilt ihr Territorium in das Land des Sonnenaufgangs und des Sonnenuntergangs. Hier wird auf die Richtung des Sonnenlaufs von Ost nach West verwiesen. Der Weg der Sonne, vom Sonnenaufgang bis zum -untergang, entspricht dem Lebensweg eines Menschen, von seiner Geburt bis zu seinem Tod. Ost-West bildet die horizontale Linie. Dagegen bildet die Yirritja-Hälfte die vertikale Linie. Sie bezieht sich auf den Regen im Norden, der von oben nach unten fällt. Aboriginals betrachten den australischen Kontinent wie einen menschlichen Körper, und oben entspricht dem Norden, der den Kopf des australischen Körpers darstellt, während seine Füße im Süden liegen. So wird mit dem fallenden Regen, der oft als vertikaler Strich gezeichnet wird, auf die Nord-Süd-Achse hingedeutet. Die vertikale Achse wird auch als tragende Achse der Welt gesehen. Deshalb dürfte es kein Zufall sein, dass in der Yirritja-Hälfte Totemtiere mit einer langen Wirbelsäule wie Krokodil oder Wal zu finden sind. Das Wasser (Regen) ist mit dem Mond assoziiert, der das Gleichgewicht zur Sonne herstellt. Der Mond wird bei den Aboriginals wie in der deutschen Sprache als männlich und die Sonne als weiblich angesehen.

Die horizontale Dhuwa- oder Sonnenlinie und die vertikale Yirritja- oder Mondlinie ergeben ein harmonisches gleichschenkeliges Kreuz, das auf das natürliche Gleichgewicht der kosmischen Ordnung verweist. Gleichschenkelige Kreuze, die oft einem Kreis eingeschrieben sind, sind an vielen Kultstätten der Aboriginals, auf Felswänden eingeritzt oder aufgemalt, zu entdecken. Es ist ein uraltes Symbol, das auch an vielen Megalithstätten der Welt oder in alten Kirchen zu finden ist. Allerdings wird in unserer Symboldeutung die Sonne mit der oberen Himmelshälfte und das Wasser, das den Schoß der Erde füllt, mit der unteren Hälfte assoziiert. In patriarchalischen Gesellschaften wurde die Sonne zum männlichen Machtsymbol. Da auch Jesus *unbesiegbare Sonne* genannt wird und er mit dem griechischen Sonnengott Helios auf dem Sonnenwagen verschmolz, widerspricht in der deutschen Sprache *die Sonne* der patriarchalischen Weltbildordnung der Christen.

Die Gidja-Aboriginals in den Kimberleys nennen ihre beiden Hälften die *zwei Kreise*. Und generell haben die zwei Kreise bei Aboriginal-Zeremonien und -Initiationen große Bedeutung. In den Kimberleys heißt es auch, dass der Gadun sein Ansehen und sein Wissen aus zwei Kreisen bezieht. Die beiden Kreise, die sich entgegengesetzt bewegen, können getrennt voneinander gezeichnet werden und damit die Polarität der Welt repräsentieren. Oder zwei Kreise werden ineinanderliegend dargestellt und verweisen damit auf die Dualität, die Zweiheit aller Dinge.

Kreisförmig sind viele Erscheinungsformen in der Natur. Vögel bauen kreisförmige Nester und jeder Baum hat kreisförmige Lebensringe. Viele alte Völker hatten ihre Wohnstätten rund gebaut. Die Indianer wohnten in runden Zelten und die Eskimos in runden Iglus. Das Kreisförmige reflektiert den ewigen, gleichmäßigen Fluss des Lebens, während eckige Bauweisen dem natürlichen Fluss Widerstand entgegensetzen.

Im alten Orient waren zwei Kreise, der Erd- und Himmelskreis, von spiritueller Bedeutung. Und bei den Kelten wurden Erd- und Himmelskräfte durch die Erdmutter und den Himmelssohn verkörpert, die in ihrer Heiligen Hochzeit die Ganzheit der Welt anschaulich machten. Erdgöttin und Himmelsgott offenbarten eine versöhnliche Weltanschauung. Die Christen dagegen gedenken den Himmel zu erstürmen, bevor sie die Erde (und damit das weibliche Gottprinzip) angenommen und in sich selbst umgewandelt haben.

Erd- und Himmelskreis beziehen sich auf die Umlaufbahnen von Sonne und Mond. Die Sonne repräsentiert mit ihrem strahlenden Licht die himmlische Sphäre, und der Mond als Trabant der Erde die irdische Welt. Sonne und Mond beschreiben mit ihren Umläufen die beiden großen Lebenszyklen, die die Dynamik der Welt in Gang halten. Sonne und Mond, Feuer und Wasser gelten als Urpaar der schöpferischen Kräfte. Sie sind die wichtigsten Energiespender der Welt. Von der großen Bedeutung von Sonne und Mond haben viele alte Kulturvölker gewusst. Die Maya haben zum Beispiel in großartigen Bauwerken wie der Sonnen- und Mondpyramide in Teotihuacán in Mexiko auch für nachfolgende Generationen ihr Wissen in Stein hinterlegt.

Nach der indischen Yogalehre atmet der Mensch durch sein linkes Nasenloch den Energiestrom des Mondes und durch das rechte den Kraftstrom der Sonne ein. Beide Atem- beziehungsweise Kraftströme kreuzen sich an den Energiezentren, die entlang unserer feinstofflichen Wirbelsäule liegen und versorgen von da ausströmend unseren Körper mit den pulsierenden, zirkulierenden Kräften des Himmels und der Erde, soweit unsere innenliegenden subtilen Leitungskanäle oder Meridiane nicht blockiert sind.

Das Gegensatzpaar Sonne und Mond, die Urpolarität darstellend, entspricht dem Yin-Yang-Prinzip der Chinesen. Der Mond mit seiner Yin-Kraft steht für das Dunkle, Unbewusste, unsere Gefühle, das Insichgehende und die magnetische Kraft. Die Sonne mit ihrer Yang-Kraft steht für das Helle, Bewusste, das Nachaußengehende, für geistige Funktionen und die elektrische Kraft.

Auch unser Körper hat zwei Hälften. Die rechte ist in der Regel die physisch kräftigere Seite und daher unsere Yang-Hälfte und die linke die Ying-Hälfte. Dagegen verhält es sich beim Gehirn gerade umgekehrt. Die linke Gehirnhälfte ist der Seite des Intellekts und die rechte der Intuition zugeordnet. Moderne Gehirnforscher nennen die beiden Gehirnhälften die *rechte und linke Hemisphäre*. Sie liegen einander symmetrisch gegenüber, wie die beiden Hälften einer Walnuss.

Auch wenn die meisten Aboriginals wohl kaum mit der europäischen Geomantie oder dem Yin-Yang-Prinzip der Chinesen vertraut sein dürften, so sind dennoch ihre Bilder, Geschichten und nicht zuletzt ihre gesamte Sozialstruktur ein Ausdruck der gleichen Prinzipien, die die Prinzipien des Universums sind. Und vielleicht gab es doch in früheren Zeiten in irgendeiner Form eine Verbindung mit der chinesischen Kultur, wie zum Beispiel über die malaiischen Händler, die lange vor dem Eintreffen der Europäer Kontakte mit der Aboriginal-Bevölkerung im nördlichen Küstengebiet hatten. Jedenfalls entdeckte ich zu meiner Überraschung bei den nördlichen Sprachgruppen die Silbe YIN in einigen Namen von Traumzeitwesen, die die magnetische Schöpferkraft repräsentieren, beziehungsweise mit den Elementen Wasser und Erde assoziiert sind. Da ist zum Beispiel YINgana, die im westlichen Arnhem Land als Große Mutter und Schöpferin von Landschaften verehrt wird. Sie gilt auch als Mutter der Regenbogenschlange. BaYINi ist im Arnhem Land eine andere schöpferische Frau aus der Traumzeit. Sie steht mit Mineralien und vor allem Eisenerz, also einer stark magnetischen Kraft der Erde, im Zusammenhang. Die Gidja-Aboriginal nennen die schwarzköpfige Schlange, die sich gerne *unter* den Sand eingräbt, JambiYIN. Und der Mond hat den Namen GungiYIN. Dass der Mond den Aboriginals als männlich gilt, wird damit erklärt, dass er weiß ist wie der Samenfluss der Männer. Und die rote, feurige Sonne wird mit dem Blut der Frauen assoziiert. Bei Zeremonien werden rote und weiße Stirnbänder getragen, die zwei Kreise mit ihrer roten und weißen Kraft repräsentierend. Rot und Weiß versinnbildlicht die Dualität wie bei den Chinesen der rote und weiße Drache, die gemeinsam zu Beginn des chinesischen Jahres durch die Straßen ziehen, um den Menschen Glück, Gesundheit und Wohlstand zu bringen.

Die schöpferischen Ahnen der Gidja, die eine Yin-Silbe besitzen, sind interessanterweise in den Zweiten Kreis integriert, der auf die weiße Kraft (Mond-Hälfte) hinweist. Weiter fiel mir auf, dass jene Ahnen, die mit dem Ersten Kreis (Sonnen- oder Yang-Hälfte) verbunden sind, Namen wie JANGgari (Adlerfalke) oder NANGgala (Brolga-Vogel) oder NANGgari (Krähe) haben. Im Weiteren entspricht auch das Wort DJANG, das im Arnhem Land für dynamische Kraft benutzt wird, dem Yang der Chinesen. In der Sprache der Gidja deutet der Anfangsbuchstabe J auf einen Männername und das N auf einen Frauennamen hin. Das könnte ein Hinweis sein, dass mit dem Namen *Nangkari (Nangari),* der in Zentralaustralien allgemein für den Buschdoktor benutzt wird, ursprünglich die weibliche Heilerin gemeint war, lag doch früher der Heilberuf in den Händen der Frauen, bis ihr die Netztasche, das Symbol der Medizinfrau, und ihr sakrales Gepäck von den Männern gestohlen wurde.

Im Weiteren habe ich versucht, das Wort *Nang-kari* in seine beiden Hälften zu untergliedern. *Nang* lässt offensichtlich die Yang-Kraft, die Große Kraft anklingen. Und *Kari* könnte mit dem Wort *Kali* identisch sein. Es ist oft schwer, die für unser Ohr etwas undeutliche Aussprache der australischen Ureinwohner genau zu verstehen, was zu den vielen unterschiedlichen Schreibweisen von Aboriginal-Wörtern geführt hat. Jedenfalls könnten ein L und R leicht verwechselt worden sein. Nun, nehmen wir an, *Kari* entspricht dem Wort *Kali.* Die kraftvolle Kali wird im Hinduismus als die dreifache Große Mutter in ihrem weißen, roten und schwarzen Aspekten verehrt (vergessen wir nicht, dass manche Ethnologen die Aboriginals mit der Urbevölkerung Indiens verwandt sehen). Im Süden Australiens wird, wie bereits erwähnt, Kali als flüssiger Quarz beschrieben, mit dem ein Buschdoktor während seiner höheren Initiation übergossen wird und der in ihn eindringt, um ihn zu erleuchten und sehend zu machen. Quarz ist für die Aboriginals gleichbedeutend mit Licht. Wenn wir schlussendlich die Wörter *Kraft (Nang)* und *Licht (Kali)* zusammenfügen, gewinnen wir eine Bedeutung wie: die Kraft des Lichtes.

Dass Mond und Sonne in unterschiedlichen Erdregionen jeweils einem anderen Geschlecht zugeordnet werden, mag auch darin liegen, dass beide Himmelskörper nicht nur die polaren Kräfte repräsentieren, sondern in sich dualer Natur sind. Das heißt, dass sie selbst zwei Hälften, beziehungsweise zwei Bewegungsrichtungen anschaulich machen: der Mond im monatlichen Rhythmus mit seiner ab- und zunehmenden Gestalt, und mit den auf- und absteigenden Wachstumskräften, die das Jahr in zwei Hälften teilen, und die Sonne mit ihrem täglichen Auf- und Absteigen, die den Tag in zwei Hälften teilt. So wird der zunehmende Mond und die aufsteigende Sonne mit dem aufbauenden männlichen Yang-Aspekt in Beziehung gesetzt und der abnehmende Mond und die sinkende Sonne mit dem in die Tiefe steigenden weiblichen Yin-Aspekt.

In der Gidja-Tradition werden die Kinder jener Hälfte, beziehungsweise jenem Kreis zugeordnet, dem die Mutter angehört. Zählt die Mutter zum Ersten Kreis, gehören auch ihre Kinder, Mädchen wie Knaben, dazu. Damit sind alle leiblichen Geschwister durch die gleiche Hälfte verbunden, in den gleichen Kreis integriert. Es gibt aber auch Aboriginal-Gruppen, in denen die Hälfte väterlicherseits übertragen wird oder Kinder der Hälfte ihres Großvaters zugeordnet werden. Generell gilt, dass niemand einen Partner aus der gleichen Hälfte, dem gleichen Kreis heiraten darf. Er muss seine Ergänzung in der anderen Gemeinschaftshälfte finden. Um es auf den Punkt zu bringen: eine Sonnenfrau, die dem roten Kreis angehört, darf nur einen Mondmann, der dem weißen Kreis angehört, heiraten und ein Sonnenmann darf sich nur mit einer Mondfrau vereinen. Mond und Sonne werden also immer ein Paar – so wie Psyche und Eros.

Ich möchte nochmals darauf verweisen, dass Aboriginals nicht direkt von Sonnen- und Mondkreis sprechen, aber ihre Geschichten sowie die darin versteckten Hinweise geben deutliche Aufschlüsse. Zum Beispiel erwähnen die Gidja, dass der Barramundi-Traum mit dem Mondzyklus in Beziehung steht. Oder dass der Fisch weiße Schuppen hat. Und immer wieder wird in Aboriginal-Geschichten und -Malereien auf die große Bedeutung von Sonne und Mond, den auf- und absteigenden oder zu- und abnehmenden Kräften hingewiesen. Im Arnhem Land wird Yingana, die schöpferische Urmutter mit einem eiförmigen Kopf dargestellt, dem zwei große runde Kreise als Augen eingezeichnet sind, die als Sonne und Mond beschrieben werden. Im eiförmigen Kopf der großen Mutter ist die Urzelle der Welt erkennbar. Der orangefarbene Dotter wird mit der Sonne und das Eiweiß mit dem Meer, das mit dem Mond in Beziehung steht, assoziiert; Feuer und Wasser, Sonne und Mond, zwei Hälften, die einander wie Tag und Nacht ergänzen, und einander mit ihrem steten Kommen und Gehen ablösen und die Welt in Balance halten.

Das Totem

Alle Mitglieder einer Gesellschaftshälfte oder Moiety sind durch ein gemeinsames Totem verbunden. Den Begriff Totem haben westliche Menschen in Anlehnung an die amerikanischen Indianer auch in Australien geprägt. Die Aboriginals bezeichnen ein Totem als ihr Fleisch und Blut. Es ist das Totem, das ein stärkeres Band zwischen Menschen bildet als die Blutverwandtschaft in unserem Sinne.

Der Totemismus ist ein komplexes System, in dem Menschen, Tiere, Pflanzen, Steine und auch Himmelskörper miteinander verwoben sind. Ein System, das deutlich macht, dass es eine Trennung zwischen Mensch und Natur nicht gibt. Neben dem Hälfte-Totem gibt es noch andere Totems, denen eine Person angehört, wie zum Beispiel einem spezifischen Gruppen-Totem oder Orts-Totem, das mit dem Lebensraum verbindet. Und jeder Mensch hat sein ganz persönliches Totem, mit dem er zum ersten Mal in seiner Initiation vertraut gemacht wird. Dabei erfährt der Eingeweihte sozusagen den geheimen Code, mit dem er in Zukunft das Totem rufen kann, wenn er in irgendeiner Form dessen Unterstützung bedarf.

Shane, ein initiierter junger Aboriginal, dessen Totem-Land im nördlichen Buschland von Perth liegt, erklärte mir den Totemismus folgendermaßen: »Das Totem ist unser Schutz und unser Ratgeber. Es sagt uns immer, wo es Nahrung gibt. Es warnt uns vor Gefahren und hilft, wenn wir in Not sind. Unser Totem zeigt uns immer den richtigen Weg.«

Das Individual-Totem ihres Kindes erfahren Eltern auf verschiedene Weise. In manchen Aboriginal-Gruppen wird an jener Stelle das Totem gefunden, an dem der Mutter zum ersten Mal bewusst wurde, dass sie schwanger ist. Dieser Platz wird von den Alten genau untersucht und gelesen. Das Totem kann sich aber auch einem Vater im Traum zeigen und er erfährt, von welchem Ort er das Geistkind abholen kann, um es seiner Frau zu bringen. Es kann auch sein, dass ein Geistkind an einem bestimmten Platz wartet, bis der richtige Vater oder die richtige Mutter vorbeikommt. Doch stets gilt der Ort, an dem das persönliche Totem gefunden wird, als der eigentliche Geburtsort, mit dem ein Mensch sein Leben lang verbunden bleibt. Um den Kreislauf der Wiedergeburt zu erhalten, ist es notwendig, dass ein Mensch an seinem Geburtsort begraben wird. Deshalb war die Vertreibung von ihrem abgestammten Boden, ihren Totemplätzen, das Schlimmste, was den Aboriginals geschehen konnte. Wer sein *proper good country,* sein gutes Land, verloren hatte, wurde von seinem persönlichen Ursprung getrennt und zu einem Menschen ohne Identität. Ohne die Kraft seines Totems verliert ein Mensch seinen inneren Halt.

Shane machte mich besonders darauf aufmerksam, dass sie nicht nur Kraft von einem Totem nehmen, sondern es auch ihre Pflicht ist, dem Totem Kraft zurückzugeben. Das geschieht, indem sie sich um diese spezielle Tier- oder Pflanzengattung kümmern und sie hüten. Mit ihrer Aufmerksamkeit und speziellen Ritualen regen sie die Wachstumskraft und Vermehrung dieser Naturspezies an und tragen dazu bei, dass sie nicht ausstirbt. Es ist ihnen verboten, diese spezielle Tier- oder Pflanzenart zu essen, zu sammeln oder zu nutzen.

Die Aranda in Zentralaustralien erzählen, dass am Anfang der Zeit Tausende von Wesen – ihre Totemvorfahren – unter der Erdoberfläche geschlummert hätten, und als sie ins Leben gesungen wurden, gaben sie gemeinsam mit den himmlischen Schöpferwesen der Erde ihre Gestalt. Anfangs waren Menschen, Tiere, Pflanzen und Erde in vielen massigen Klumpen vereint. Die sich darin bereits abzeichnenden Formen wurden von den Ungambikula, die mit großen Steinmessern vom Himmel zur Erde herabstiegen, herausgeschnitten und damit die einzelnen Lebensformen voneinander getrennt. Doch aufgrund ihres einstigen gemeinsamen Erbgutes und ihrer gemeinsamen Grundschwingung, die sie in ihrem Lebens- und Kraftfeld besaßen, blieben sie weiterhin über diese Energiefrequenz, die der geheime Code zwischen ihnen ist, in innerer Beziehung. Im totemistischen Netzwerk stellt das Blut das Bindeglied zwischen Mensch und Tier dar und der Saft einer Pflanze entspricht dem Blut von Mensch und Tier. Es ist das Blut und der Saft, der die Lebenskraft enthält. Interessant ist jedenfalls die wissenschaftliche Erkenntnis, dass das Blut des Menschen und das Blattgrün fast die gleiche biochemische Zusammensetzung aufweisen.

Nachdem die alterslosen Schöpferwesen ihr Werk auf Erden getan hatten, kehrten sie in ihre himmlische Heimat zurück, während die sterblichen Totemwesen auf der Erde blieben und nach ihrem Tod in die Erde eingingen. Jeder dieser Prototypen besaß aufgrund seiner bestimmten Wellenlänge einen bestimmten Klang, den seine sensiblen Nachkommen noch hören und aufzurufen vermögen, »nicht anders, als würden wir einen Telefonhörer abheben«, sagte Shane. Über das Totem erhalten sie Zugang zur elementaren, astralen und mentalen Welt.

Mensch und Totem sind eins. Es heißt, dass Menschen mit dem Älterwerden immer mehr ihrem Totem ähnlich werden. Ich hörte einmal von einer Frau, deren Totem der Wal war. Auf dem Sterbebett sei sie zum Wal geworden. Sie gab Töne wie ein Wal von sich und bewegte sich wie ein schwimmender Wal.

Sich mit seinem Totem zu identifizieren hilft, sich selbst im Totem wie in einem Spiegel wahrzunehmen. Hier begegnen wir einem weiteren hermetischen Prinzip, das besagt: »Wie innen so außen, wie außen so innen.« Wer sein Totem genau kennt, kennt sich selbst. Eine Krankheit vermag darauf aufmerksam zu machen, dass der Mensch vielleicht gegen das Totem lebt, gegen seine eigenen inneren Anlagen, er zum Beispiel seine Leistungsgrenzen überschritten hat oder sich um etwas bemüht, das gegen sein Naturell ist. Die Krankheit bietet die Chance zur Umkehr, um wieder mit dem Totem und sich selbst ins Gleichgewicht zu kommen. So kann das Totem zur Medizin werden.

Gehört einer zum Beispiel dem Krokodil-Totem an, das von den Aboriginals auch *hot fire* (heißes Feuer) genannt wird, da es aufgrund seiner mächtigen Energie auch mit wilder Leidenschaft assoziiert wird, muss dieser Mensch Acht geben, dass ihn sein inneres Feuer nicht verzehrt, und lernen, seine ungezähmte Seite in den Griff zu bekommen. Ein Krokodil kann zwar kurze Strecken in großem Tempo zurücklegen und kraftvoll hochspringen, ist aber schnell erschöpft, weshalb ein Krokodil-Mensch darauf achten muss, mit seinen Energiereserven sorgsam umzugehen. Ein Krokodil, das im Wasser leicht dahingleitet ist darin Vorbild, im Fluss aller Dinge zu leben. Stellt sich der Krokodil-Mensch seinem eigenen Lebensfluss in die Quere, kann das zu einem Energiestau führen und Krankheit hervorrufen. Er neigt auch dazu unterzutauchen, sich in seinen inneren vier Wänden zu verkriechen, doch ein Krokodil sucht ebenso den Ausgleich und tankt sich an einer Sandbank voll mit der Kraft der Sonne. Ein Krokodil-Mensch muss stets auf die Balance von innerer Einkehr und nach außen gehen achten, um nicht das innere Gleichgewicht zu verlieren.

Oder nehmen wir die Krähe, die von Natur aus ein guter Beobachter ist. Ihr entgeht nichts. Schenkt eine Krähen-Person seinem persönlichen Umfeld nicht genug Aufmerksamkeit, lebt sie gegen die eigene Natur. Passiert ihr ein Missgeschick, wird sie sich fragen müssen, ob sie wirklich wachsam gewesen ist. Eine Krähe ist auch ein geselliger Typ, der sich gerne mit anderen zusammentut. Als Einzelgänger würde sich die Krähe nicht wohl fühlen und könnte depressiv werden.

Ein Mensch, der dem Falken-Totem angehört, kann sich zu großer Höhe erheben. Der Falke lebt nur im Jetzt und vertaut sich dem Luftstrom an, der ihn trägt. Er ist zu Höchstleistungen fähig, solange er von der Freude am Flug seine innere Kraft bezieht. Würde sich ein Falken-Mensch jedoch Sorgen um das Morgen und die Zukunft machen oder sich von anderen beeinflussen lassen, die ihn von seinem gleichmäßigen Flug abbringen, könnte es sein, dass er abstürzt.

Menschen, die mit dem Känguru assoziiert sind, haben oft schwache Nerven, die guter Fütterung bedürfen. Sein gutes Futter ist vegetarische Kost. Ein Känguru ist äußerst sensibel, auch neugierig und übervorsichtig zugleich, was es um so manch guten Happen bringen kann. Stets pendelt das Känguru zwischen Vertrauen und Misstrauen. Ein Känguru-Mensch, der sich nicht wohl in seiner Haut fühlt, muss lernen, bewusst zu vertrauen und darauf zu achten, viel in Bewegung zu sein, da das Känguru gewohnt ist, von einem Platz zum nächsten überzuwechseln, um stets frisches und gutes Futter zu suchen. Dabei lässt es sich von seinem Instinkt leiten. Gegen seinen natürlichen Instinkt zu leben, könnte einem Känguru wahrlich sein Fell kosten.

Menschen, die dem Schildkröten-Totem angehören, sind in der Regel praktisch veranlagt und *down to earth*, erdbezogene Menschen. Schildkröten benötigen Schutz und eine gewisse Sicherheit, weshalb sie stets ihr eigenes gepanzertes Schutzdach mit sich herumtragen. Kranke Schildkröten-Menschen erholen sich schnell, sobald sie mit der Erde und Natur enge Berührung haben.

Ein besonders respektiertes Totemtier ist der Habicht, der sich oft als Führer und Denker einer Gruppe erweist. Als Wesen der Luft empfängt er stets neue Inspirationen, mit denen er als Pionier zu neuen Ufern unterwegs ist. Genauso wird auch der Phoenix, der Feuervogel gesehen, der nur Acht geben muss, sich nicht zu verbrennen, wenn er sich aus der Asche erhebt.

Besonders zart ist der Schmetterling. Er braucht für seine Erkundungsflüge einen weiten und offenen Raum und er liebt Ortsveränderungen. Jede Art von Einengung würde die persönlichen Entfaltungsmöglichkeiten eines Schmetterlings-Menschen hemmen. Der Schmetterling, der sich aus einem kriechenden Insekt zu einem zauberhaften luftigen Wesen verwandelt, hat transformierende Kraft, weshalb ein Schmetterling gut daran tut, sich für spirituelle und geistige Entdeckungsreisen zu öffnen, oder er wird von der Erdenschwere angezogen und mutiert zu einem zaghaft flatternden Wesen, das leicht in Gefahr gerät, zerdrückt zu werden.

Ein Totem kann ebenso ein Mineral sein, zum Beispiel ein Opal. Dieser von Weißen so sehr begehrte Schmuckstein entsteht durch großen Druck im Inneren der Erde und durch Hitzeeinwirkung. Ein Opal-Mensch wird demnach einem großen Druck von außen standhalten, und wenn sich andere hitzige Gefechte liefern, wird er gelassen bleiben. Er wird auch gut mit emotionalem Druck umgehen und anderen Menschen inneren Halt geben können. Wird jedoch ein feuriger Opal-Mensch zu wenig gefordert, kann es sein, dass sein inneres Licht erlöscht.

Shane meinte während unseres Gesprächs: »Das Problem der Weißen ist, dass sie kein Totem haben, deshalb haben sie so viele Probleme.« Aus der Sicht eines Schamanen hat jedoch jeder Mensch sein Totem, auch ein weißer. Sein Problem ist nur, dass er es meistens nicht kennt. Doch arbeiten bereits manche Therapeuten mit der Urbild-Therapie, um die Intuition eines Menschen zu wecken oder dessen verschüttete Seins-Aspekte herauszufinden, die im Unterbewussten schlummern und nur darauf warten, ins Bewusste geholt zu werden. Dabei mag der westliche Mensch ein Tier- oder anderes Urbild als abstraktes Hilfsmittel betrachten, doch eine Aboriginal-Person versteht sich identisch mit dem Totem.

Westliche Menschen, vor allem Christen, neigen schnell dazu, den Totemismus als heidnischen Aberglauben oder als rückständiges Weltbild zu beurteilen. Dabei sehen auch unsere Mystiker die obere himmlische Welt mit Engelwesen und die untere irdische Welt mit Naturwesen besetzt, die den Menschen dienlich sein können, wenn man sie darum bittet. Nun, haben nicht auch katholische Christen ihre Schutzheiligen, die sie in Not um Hilfe bitten können? Heilige, die um gute Ernte, gutes Wetter, gute Gesundheit und richtige Wegweisung angerufen werden?

In diesem Zusammenhang mache ich immer wieder darauf aufmerksam, dass sich schließlich auch die Wissenschaft mit der Wechselwirkung zwischen Mensch und Natur beschäftigt. Zum Beispiel ziehen Verhaltensforscher aus dem Verhalten von Tieren Rückschlüsse auf das Verhalten von Menschen. Und bewusst oder unbewusst stimmen wir uns in die Natur ein, wenn wir eine Charakteristik eines Tieres oder einer Pflanze benutzen, um damit die Eigenschaft eines Menschen zu beschreiben. Dann heißt es etwa: *Der Mann ist standhaft wie eine Eiche*, oder *Sie ist schlank wie eine Tanne, zart wie ein Schmetterling, empfindlich wie eine Mimose* oder jemand ist *schnell wie ein Wiesel* oder *diebisch wie eine Elster.*

Und hat nicht jeder von uns seine bestimmte Lieblingspflanze oder sein bestimmtes Lieblingstier? Manche Menschen fühlen sich besonders von Tannenwäldern angezogen, andere von Laubbäumen. Die einen mögen besonders Rosen, andere Lilien oder Gänseblümchen. Manche mögen besonders Katzen, andere Hunde oder Pferde. Gelegentlich behaupten Menschen von einem Hundebesitzer, dass Herr und Hund einander sehr ähnlich geworden seien. Die Ähnlichkeit ist jedoch von Anfang an vorhanden gewesen. Es war das Gesetz der gegenseitigen Anziehung, das sie zusammengebracht hat.

Ich habe manchmal Freunde beobachtet, die aus einem Wurf junger Hunde oder Katzen eines der Tierchen für sich aussuchten. Stets wählten sie eines, das ihren eigenen Neigungen und ihrem

Wesen am meisten entsprach. Entweder, weil eines der kleinen Tiere besonders unternehmungslustig, lebendig, still oder anschmiegsam war oder weil seine Tollpatschigkeit den eigenen Beschützerinstinkt weckte.

Über die innere Bluts- und Herz-Verbindung zwischen Mensch und Tier weist auch die Edda hin. In dieser nordischen Heldensaga heißt es, nachdem Held Sigurd den Drachen Fafnir getötet und von dessen Herz gekostet hatte: »Mit Fafnirs Herzblut auf der Zunge verstand Sigurd die Sprache der Vögel.« Allein aus diesem Satz können wir eine totemistische Verbindung zwischen drei Daseinsebenen erkennen: der unteren Welt, in der der lebensspeisende Drache wohnt, der oberen Welt, der Region der frei fliegenden Vögel und Seelen, und der Welt der Menschen, die dazwischen in der Mitte leben. Drache, Mensch und Vögel bilden hier im gemeinsamen Verband eine totemistische Himmelsleiter. Und wie viele Menschen haben erfahren, dass ihre Pflanzen besser gedeihen, wenn sie mit ihnen reden.

Sensationelle Forschungsergebnisse haben gezeigt, dass Pflanzen auf Gedanken und Gefühle der Menschen reagieren, worauf sich wohl für viele das persönliche Weltbild gewaltig verändert hat. Die Autoren Peter Tompkins und Christopher Bird haben in ihrem Buch *Das geheime Leben der Pflanzen* ausführlich über dieses Thema geschrieben – Forschungsergebnisse, die uns darauf aufmerksam machen, dass Pflanzen und Menschen in gegenseitiger Resonanz stehen. Bereits 1902 veröffentlichte Sir Jagadis Chandra Bose, ein in Indien angesehener Physiologe und Biophysiker, sein Buch *Response in the Living and Non-Living,* in dem er seine Forschungserkenntnisse darlegte. Unter anderem hat er herausgefunden, dass Pflanzen ein Reizleitungssystem besitzen, das dem Nervensystem der Menschen entspricht.

Mensch und Pflanze sind nicht zuletzt über den Atem miteinander verbunden. Während Pflanzen Carbonmonoxide einatmen, die von Menschen und Tieren ausgeatmet werden, atmet die Pflanzenwelt Oxygen aus, das Menschen und Tiere wiederum zum Einatmen benötigen. Was Menschen, Tiere und Pflanzen ausatmen, ist unsere gegenseitige Nahrung. Mit jedem Baum der gefällt wird, verliert der Mensch eine Sauerstoffquelle. Und ohne Sauerstoff ist kein Leben.

Dass die Lebenskraft des Menschen mit der Lebenskraft der Natur in Wechselbeziehung steht, wussten zumindest noch unsere Alten, die den Brauch pflegten, bei der Geburt eines Kindes ein Bäumchen zu pflanzen. Bei Mädchen waren es meist Linden und bei Knaben Eichen. Der Gesundheitszustand des heranwachsenden Baumes wurde mit dem gesundheitlichen Befinden des heranwachsenden Menschen identisch gesehen. Starb das Kind früh, sagten die Leute: »Nun geht es dem Bäumchen schlecht.«

Und fragen wir nicht heute noch bei schlechtem Wetter einen anderen, ob er etwa »etwas angestellt habe und schuld an dem miesen Wetter sei«. Wir sagen das heute meistens im Spaß, aber es ist eine Redensart, die aus einer Zeit stammt, in der Menschen um die innere Verbundenheit mit den Naturkräften wussten.

Wie sehr der Mensch Anteil an der elementaren Welt hat, wird uns erst wirklich bewusst, wenn wir einmal begreifen, dass unser Körper selbst aus allen Grundbaustoffen der Natur besteht. 70 Prozent unseres Körpers besteht aus Wasser. Unser Blut mit seinem Eisengehalt entspricht dem Element Feuer, und über unseren Atem holen wir Luft in unseren Körper, und dessen Mineralienanteile verbinden uns mit dem Element Erde. Sobald wir einen Mineralienmangel haben, sind wir nicht mehr gesund und das spüren wir auch. Wir fühlen uns auch nicht besonders wohl, wenn unser Blut träge fließt oder klumpt oder wenn wir verdreckte Luft einatmen oder verseuchtes Wasser trinken.

Wissenschaftler haben entdeckt, dass der Quarzkristall die gleiche Zusammensetzung wie Silicea (Silizium) hat, ein natürliches Mineral, das sich in der Wirbelsäule von Mensch und Tier, in jedem Gras- und Getreidehalm befindet. Dieses Mineral soll dafür verantwortlich sein, dass die Halme gerade stehen, also können wir auch annehmen, dass sie dafür Sorge tragen, dass durch sie der Mensch fähig ist, sich aufrecht zu halten. Somit scheint Silizium, das sich in den Kraftachsen eines Körpergebildes befindet, Träger der Lebenskraft zu sein. Wir können uns vorstellen, dass sobald die Bandscheiben abgenutzt sind, die Energie nicht mehr fließend transportiert werden kann und der Mensch dadurch müder und gebeugter wird. Das strukturbildende Silizium befindet sich sowohl im Bindegewebe, in den Haaren und Nägeln, als auch in Opal und in Augenlinsen. Liegt darin das Geheimnis um die Kraft des Blickes? Interessant ist, dass Menschen, deren Totem der Opal ist, nachgesagt wird, dass sie besonders tiefen Einblick in alle Dinge haben.

Für Natursichtige hat Silizium einen ausgleichenden Effekt auf unser persönliches Energiefeld, so wie das Quarzvorkommen der Erde das elektromagnetische Feld in Ausgleich hält. Plätze, die viel Quarzgestein enthalten und oft die Oberfläche schimmernd machen, gelten den australischen Aboriginals als besondere Stätten. Quarz steht im Verbund mit der Regenbogenschlange, die das gesamte Ton- und Lichtspektrum der Welt in sich trägt.

Die Warlpiri-Aboriginals in der Tanamiwüste kennen einen Liederpfad der Regenbogenschlange Jarapiri. Sie sagen, dass der ziemlich gerade verlaufende Weg der Großen Schlange aus weißem Quarzstein besteht und dass Jarapiri hier mit seiner ganzen Familie entlang geht, wobei die jungen Schlangen Vater und Mutter auf ihren Köpfen tragen. Mit den jungen Schlangen sind die Quarzkristalle gemeint, die den Kraftstrom der Erde, der ja dualer Natur ist, tragen und befördern. Der Kraftweg der Regenbogenschlange entspricht dem chinesischen Begriff eines Drachenweges oder einer *Leyline,* wie dieser Energiestrom von den Engländern genannt wird. Leylines sind ziemlich gerade verlaufende Energiebahnen, die als heilige Verbindungslinien zwischen verschiedenen alten Kultstätten, Megalithplätzen, heiligen Bergen oder Wallfahrtsorten entdeckt wurden. Geomanten und Biophysiker haben sie interessiert erforscht, wobei stets eine besonders hohe Energiefrequenz festgestellt wurde. Aufgrund der hohen Schwingung, die auf die Gefühlsebene einwirkt, kann sie von Menschen recht leicht gespürt werden.

Kristallpfade oder Leylines bilden ein außerordentliches Kraftwegenetz, in das sich Aboriginal-Doktoren, die selbst in ihrer Einweihung zu besonderen *Quarzträgern* geworden sind, einzustimmen vermögen. Ein subtiles Fließbandsystem, das Gedankenimpulse und emotionale Wellen jeder Art zu befördern vermag und von den Wissenden aller Zeiten zur Ausstreuung von Informationen benutzt wurde. Nicht zu vergessen sind die alten Mönche, die auf diese Weise ihre Klosteranlagen miteinander vernetzt und ihr religiöses Gedankengut verbreitet haben. Und auch die Nazis haben ganz bewusst ihre Propagandazentralen auf geomantischen Schlüsselstellen errichtet, um ihre Ideologie entsprechend auszusenden. Dass Hitler von magischen Dingen fasziniert und in den geheimen Thule-Orden eingeweiht war, ist ja mittlerweile bekannt. – Und wer weiß, welche Mächtigen der Welt dieses subtile, aber wirksame Verteilernetz heutzutage noch zu nutzen verstehen. Genauso gut könnte über dieses Energienetz, das Schöpferwesen aller Kulturen zur Stabilisierung der Erde und interdimensionalen Kommunikation errichtet haben, von einem Tag auf den anderen die Heilung der Welt stattfinden, würden sich alle Menschen gleichzeitg darauf einstimmen.

Quarz gilt nicht nur den Aboriginal-Doktoren als Kraftquelle des Heilens, auch indianische Schamanen nutzen Kristallstäbe, um gestörte Energiefelder (von Personen wie Orten) wieder in Balance zu bringen. Über das Thema »mit Kristall-Energie heilen« ist inzwischen viel geschrieben und erzählt worden. Ich habe selbst mit Kristallenergie erstaunliche Erfahrungen gemacht. Bei einem Workshop lernte ich nach der Methode von Dr. Marcel Vogel, der als Kristallexperte für IBM im Forschungsbereich tätig war, speziell geschliffene Kristalle zu löschen, zu laden und zu programmieren. Mit den jeweilen Kurzinformationen, die dem Kristall über die mentale und emotionale Ebene eingegeben wird, lassen sich entsprechende Effekte erzielen. Bei Experimenten, die wir durchführten, wurde zum Beispiel die Qualität von Wasser oder Wein drastisch verändert. Die tragende, speichernde und umwandelnde Eigenschaft des Quarzkristalls ist in der elektronischen Industrie nicht mehr wegzudenken. Quarz ist heute wesentlicher Bestandteil unserer Computer, Uhren, Fernseh- und Radiogeräte. Die Kristallchips in den Computern, die als deren Gedächtnis verstanden werden, bestehen aus Silizium-Dioxid. Diese Kristallart besitzt einen positiven und negativen Pol und hat damit die Fähigkeit, Informationen aufzunehmen, zu speichern und wieder abzugeben. Der Quarz und seine Eigenschaft, zu empfangen und zu senden, scheint sich als die geheime Verbindung zwischen allen Naturreichen herauszukristallisieren. So haben Mineralien, Pflanzen, Tiere und Menschen – und auch technische Geräte – als Quarzträger ihre eigenen Sende- und Empfangsstationen und können gegenseitig Impulse auffangen und miteinander kommunizieren. Sobald uns die großartige Verbindung über das Licht, das im Quarz eingefangen ist, bewusst wird, werden wir uns auch der Verantwortung unserer eigenen Gedankenimpulse und Emotionswellen bewusst und begreifen, dass der Zustand der Natur im Grunde der Geisteshaltung und Lebensqualität der Menschen entspricht. Dadurch wird uns die Ansicht der Aboriginals verständlicher, die sehen, dass die Wellen und Töne, die der Mensch mit seinen Gefühlen, Gedanken und Leidenschaften aussendet, in die Natur eingehen und von dort aus wieder auf alles Leben zurückschwingen. Dem entspricht ein altes Sprichwort aus unseren Breitengraden: »Es tönt aus dem Wald wie der Mensch hineinruft.«

Totemismus offenbart sich uns schließlich als ein natürliches System, das uns klar macht, dass es in der Natur keine isolierten Bausteine gibt, sondern dass alle Lebensformen miteinander ein engmaschiges Netzwerk bilden. Ein wohl durchdachtes Meisterwerk der schöpferischen Traumzeitwesen, deren grundlegende Ordnung sich in der sozialen Ordnung der Aboriginals widerspiegelt.

Die vier Hautgruppen

Das traditionelle Klassensystem der australischen Ureinwohner geht über das Hälfte-System hinaus. Jede Moiety oder jeder Kreis ist nochmals in weitere totemistische Verwandtschaftsgruppen unterteilt, die in der englischen Sprache *skin-groups* (Hautgruppen) genannt werden. Ein Begriff, der auch von den Aboriginals benutzt wird. Jede Haut-Gemeinschaft repräsentiert ein bestimmtes Totem, einen bestimmten energetischen Code, beziehungsweise eine bestimmte Ausstrahlung oder Schwingung, die über die Haut von innen nach außen geht. Aufgrund ihres persönlichen Energiefeldes stehen die Mitglieder einer bestimmten Haut- oder Totemgruppe gegenseitig in verträglicher Resonanz. Das heißt, sie sind einander ähnlich. Sie verstehen einander in ihrem innersten Wesen, da sie ähnliche natürliche Anlagen besitzen, die auf das gemeinsame Totem zurückgehen. Dieser naturgegebene Verwandtschaftsverbund zählt mehr als die Blutsverwandtschaft über die leiblichen Eltern und Verwandten, da er bis zu den Wurzeln eines anfänglichen Menschenlebens zurückgeht.

In der Regel wird eine Aboriginal-Gemeinschaft in vier weibliche und vier männliche Hautgruppen unterteilt, das sind also insgesamt acht Untergruppen, die in manchen Gemeinschaften nochmals dupliziert werden. Und die Acht ist die Zahl der grundlegenden Struktur unseres Kosmos. Sie bildet sich aus zweimal die Vier. Die Zwei bezieht sich auf die Zweiheit der Welt, die beiden polaren schöpferischen Kräfte, die harmonisch zusammenfinden müssen, um Neues zu schaffen. Und die Vier bezieht sich auf die vier Elemente und den Raum mit seinen vier Himmelsrichtungen.

Die Himmels- beziehungsweise Bewegungsrichtung ist den australischen Ureinwohnern von außerordentlicher Bedeutung. Fällt zum Beispiel eine Person hin, wird im traditionellen Sprachgebrauch nicht einfach gesagt *sie ist hingefallen,* sondern *sie ist Richtung Norden gefallen.* Oder kommt jemand zu Besuch, heißt es *er/sie kommt aus dem Süden oder Osten zu uns.* Auch in ihren Geschichten wird oft die Richtung erwähnt, aus der ein schöpferisches Wesen gekommen und wohin es gegangen ist. Für die Aboriginals ist es allgemein wichtig, sich mit dem gesamten Raum zu verbünden.

Jede der vier Himmelsrichtungen hat ihren eigenen Wind und jeder Wind seine bestimmte Eigenschaft, die den vier Grundtemperamenten und Elementen entsprechen. Die vier Elemente werden als Grundbaustoffe oder Grundpfeiler der stofflichen Welt gesehen, nach denen sich der Aufbau der sozialen Struktur der Aboriginal-Gemeinde richtet. Auch die vier Elemente sind dualer Natur, wie alles, was in unserer stofflichen Welt existiert, womit wir die Acht erhalten. Das soziale Fundament wurde von den Schöpferwesen in der Traumzeit festgelegt, um den Menschen eine Grundlage für ein harmonisches Zusammenleben zu geben.

Jedes Element besitzt seine eigene Qualität, die sich in der menschlichen Natur, deren Neigung, Charakter und Temperamenten wieder findet. Das ist das Grundverständnis des Vier-Klassen-Systems. So wie die Elemente in ihrem Zusammenspiel Leben aufbauen und auch zerstören können, können Menschen mit ihren inneren Anlagen einander ergänzen und aufbauen oder sich gegenseitig aufreiben. Aus diesem Grund waren die Weisen alter Völker, die die Natur und ihre Wechselbeziehung mit Menschen genau beobachtet und ergründet hatten, darauf bedacht, dass die richtigen Menschen miteinander lebten. Dass jeder sozusagen mit der richtigen Haut zusammenkommt, an die er sich harmonisch schmiegen kann.

Das war wohl der ursprüngliche Beweggrund, dass in vielen Regionen der Welt die Alten und Eltern einer Gemeinschaft die natürlichen Anlagen und Charaktere ihrer Kinder genau überprüften, um herauszufinden, wer mit wem am besten zusammenpasst; dementsprechend wurden die Kinder einander versprochen. Das waren wohl durchdachte Überlegungen und Entscheidungen, die nicht nur für ein verträgliches Zusammenleben zwischen den Partnern, sondern letztendlich auch für den Fortbestand der sozialen Harmonie von Bedeutung waren. Mit Harmonie ist nicht Stillstand oder Langeweile gemeint, im Gegenteil. Im Wechselspiel ausgewogener, sich ergänzender Kräfte wird die kollektive Energie angeregt und die Gemeinschaft erhält damit einen dynamischen Schwung. Der ursprünglich sinnvolle Brauch der besprochenen und versprochenen Partnerzusammenführung wich im Wandel der Zeit eher destruktiven Beweggründen, wurde aus ehrgeizigen Motivationen oder materiellen Überlegungen missbraucht. Bei vielen Aboriginal-Gruppen ist die Partnerschaftszusammenführung durch die Eltern und Ältesten üblich gewesen. Dass sich heute die jüngeren Generationen immer weniger um die richtige Haut bei ihrer Partnerwahl kümmern, bekümmert die Alten, da dieses Durcheinander Unfrieden in eine Gemeinschaft bringt.

Die Chinesen nutzten zur Charakteranalyse jenes Tierzeichen, unter dem ein Mensch geboren wurde. Chinesen kennen zwölf Tierzeichen, die jeweils einem Mondjahr zugeordnet sind und die mit ihren spezifischen Eigenschaften das Jahr beherrschen und prägen. Der Legende nach handelt es sich um jene zwölf Tiere, die zu Buddha, dem Erleuchteten gekommen sind. Das waren der Reihe nach: Ratte, Büffel, Tiger, Hase, Drache, Schlange, Pferd, Ziege, Affe, Hahn, Hund und das Schwein. Buddha schenkte jedem dieser Tiere in gleicher Reihenfolge ein ganzes Jahr. Nach Ansicht der Chinesen wird alle zwölf Jahre ein ähnlicher Menschentyp geboren. Das entspricht etwa dem früheren Generationswechsel der Aboriginals, da Mädchen bereits sehr jung Mutter geworden sind.

Während die Chinesen zwölf Mondtiere zur Charakterstudie benutzen, wird in unserer Astrologie der Sonnenkreis mit seinen zwölf Sternzeichen zu Hilfe gezogen. Ähnlich wie bei den Aboriginals die Zeitperiode, in die eine Person hineingeboren wird, ausschlaggebend für die Zuordnung des Klassen- oder Haut-Totems ist und ihn damit als einen bestimmten Menschentypen ausweist, ist der Sonnenmonat, in dem eine Person geboren wurde, und das ihm zugeordnete Sternzeichen für astrologische Auswertungen von Bedeutung. Sternkreiszeichen werden oft als Symbole gesehen, viel mehr aber sind sie als Urbilder zu verstehen, die im Menschen selbst schlummern. Im Grunde genommen können wir unsere Sonnenkreiszeichen als eine Art Totem betrachten. Und fühlen wir uns nicht oft von Menschen, die dem gleichen Sternzeichen angehören, innerlich verbunden und verstanden? Ob wir nun ein Totem in seinem tieferen Sinn annehmen können oder nicht, auch unsere Sternzeichen können uns als Leitbild den Weg weisen und uns bewusst machen, wer und was wir sind und mit wem wir am besten zusammenpassen. Die eigentliche Aufgabe der Astrologie ist nicht Zukunftsdeutung, sondern das Aufzeigen unserer inneren Anlagen, Fähigkeiten und Entwicklungsmöglichkeiten. So kann die Arbeit mit den astrologischen Urbildern, wie den Totems, die den Hautnamen zugrunde liegen, wesentlich unser Wohlbefinden mitbestimmen.

Elemente und Temperamente

Wir können den Sternenkreis als einen Gemeinschaftsverband betrachten, der wie eine Aboriginal-Gemeinschaft in vier grundlegende Klassen unterteilt ist und jeweils einen bestimmten Menschentypen ausweist. In abwechselnder Folge sind die Sternzeichen einem der vier Elemente zugeordnet: Widder, Löwe und Schütze dem Element Feuer; Zwillinge, Waage und Wassermann dem Element Luft; Krebs, Skorpion und Fisch dem Element Wasser; Stier, Jungfrau und Steinbock dem Element Erde. Jedes Element hat eine bestimmte energetische Funktion. Die Erde spendet Energie, das Wasser verbindet Energien, die Luft verteilt Energie und das Feuer verwandelt Energie. Das Element, das mit dem persönlichen Sternzeichen assoziiert ist, gibt Aufschluss über grundlegende Eigenschaften und Anlagen eines Menschen. Diese vier Urtypen werden etwa folgendermaßen charakterisiert:

- Erdmenschen gelten als besonders mit der Natur und der heimatlichen Scholle verbunden. Im Allgemeinen sind sie ausdauernd, können Dingen und Projekten eine feste Struktur geben. Doch wenn sie das erdige Element zu stark leben, können Engstirnigkeit und begrenzte Sichtweise die Folge sein. Mit dem Greifbaren und Sichtbaren verbunden, haben sie oft Probleme, das Dahinterliegende wahrzunehmen.
- Wassermenschen schätzen es, sich auf emotionale Weise zu engagieren. Sie sind mystischen und geheimnisvollen Dingen gegenüber besonders aufgeschlossen. Unter den Wassermenschen ist die Neigung zu Heilwissen besonders stark ausgeprägt. Hat das Wasserelement einen zu großen Einfluss auf eine Person, kann das zu Misstrauen führen und Emotionen könnten zwanghaft werden.
- Luftmenschen haben für gewöhnlich großes Selbstbewusstsein, streben nach Vielseitigkeit und lassen sich nicht gerne einseitig binden. Es sind schöpferische Menschen, deren Gedanken leicht beweglich sind. Ihnen liegt die Kommunikation und als Denker haben sie die Fähigkeit, Vordenker zu sein. Bei Menschen, die das Luftelement zu stark leben, könnte der Denkapparat überaktiv oder das Veränderungsbedürfnis krankhaft werden.
- Feuermenschen besitzen große Vitalität. Mit ihrer inspirierenden Energie vermögen sie alles in ihrem Umfeld zu durchdringen und mit ihrer auflodernden Begeisterung andere im Sturm zu erobern – oder umzuwerfen. Feuermenschen müssen besonders auf die richtige Temperatur achten. Zu starke Hitze könnte zu Rastlosigkeit und zu wenig Feuer zu Antriebslosigkeit führen.

Wer wider seine Grundanlagen lebt, lebt gegen sich selbst, was gesundheitliche Probleme auslösen könnte. Wenn wir diese unterschiedlichen Anlagen in uns ein wenig verstehen, können wir die Ge- und Verbote der Aboriginals bezüglich ihrer Partnerschaftsfindung ein wenig besser begreifen. Auch eine astrologische Partnerschaftsberatung deutet grundlegend darauf hin, dass es ungünstig sein kann, wenn beide Partner der gleichen Elemente-Gruppe angehören. Kommen zwei Erdmenschen zusammen, kann das zwar Stabilität und materielle Sicherheit geben, aber keiner wird den anderen wirklich geistig beflügeln. Zwei Wassermenschen im Verband könnten sich zu sehr in ihrer Tiefe verlieren, wodurch sie auch die Realität verlieren. Kommen zwei Luftmenschen zusammen, kann es sein, dass sie sich zu sehr in ihren Ideen verstricken und sie in gemeinsamen Höhenflügen zu weit von der Erde abheben. Und bei zwei Feuermenschen könnte ein Zuviel an Energie zu leidenschaftlichen Ausbrüchen und Überreaktionen führen. Wollen zwei Menschen, die dem gleichen Element angehören, zusammenleben, sollten sie sich überlegen, wie sie Polarität in ihr Leben bringen. Zum Beispiel, indem sie Naturplätze aufsuchen, die anders gepolt sind. Zwei Wassermenschen könnten etwa am Wochenende viel Zeit in erdigen Wäldern oder auf luftigen Bergeshöhen verbringen oder sich öfters mit Freunden treffen, die erdige oder feurige Impulse geben.

Jedes Kultur- und Naturvolk versucht auf seine Weise, die Ordnung der Welt zu erklären, wobei es jedes Element einer bestimmten Himmelsrichtung zuordnet. Ein jedes Volk hat dafür bestimmte Auslegungen, aber die vier Elemente sind im gesamten Raum, in allen vier Himmelsrichtungen vorhanden. Und wenn auch ein Mensch aufgrund seines Sonnenkreiszeichens einer bestimmten elementaren Charaktergruppe angehört, so hat er selbst doch Anteil an allen Elementen. Die vier Grundbausteine der Welt entsprechen den vier Körpern des Menschen, die jeweils mit einem bestimmten Lebensaspekt assoziiert sind. Unser physischer Körper ist Ausdruck der feststofflichen Welt, die mit dem Element Erde in Beziehung steht. Unser Emotionalkörper, in dem unsere Gefühle und Empfindungen beheimatet sind, wird mit dem Element Wasser in Beziehung gesetzt. Unser Mentalkörper, aus dem unsere Gedanken und Ideen hervorkommen, wird mit dem Element Luft assoziiert. Und unser Geistkörper, der geistige Inspirationen empfängt und der spirituellen Entwicklung dient, ist dem Element Feuer zugeordnet.

Schließlich lässt sich auch der Sternenverbund, wie eine Aboriginal-Gemeinschaft, in zwei Hälften teilen. Menschen, die mit ihrem Sternzeichen dem Wasser- oder Erdelement angehören, zählen zur magnetischen (Yin-)Hälfte und jene, die ein Feuer- oder Luftzeichen haben, zur elektrischen (Yang-)Hälfte. Diese beiden Hälften unterscheiden grundlegend zwischen extrovertierten Menschen, die nach außen gehen und praktisch veranlagt sind, und den introvertierten, nach innen gerichteten Menschen, die sich mehr mit Ideen als mit praktischen Dingen beschäftigen. So ist es für die Balance einer Partnerschaft günstig, wenn ein Teil der Yin-Hälfte und der andere der Yang-Hälfte angehört.

Oft werden wir von Menschen angezogen, deren Sternkreiszeichen genau dem unsrigen gegenüberliegt. Stets befindet sich ein Feuerzeichen einem Luftzeichen und ein Wasserzeichen einem Erdzeichen gegenüber. Feuer-Luft bilden die Yang-Linie und Wasser-Erde die Yin-Linie. Luft-Feuer und Wasser-Ede sind die beiden Elemente-Kombinationen, die voneinander abhängen. Ohne Luft könnte Feuer nicht brennen und aus dem gemeinsamen Verbund von Wasser und Erde treten das Wachstum und die heilerischen Kräfte hervor.

Im Grunde genommen sollten wir uns mit dem Älterwerden zur anderen Hälfte hin entwickeln, um in uns selbst Ausgleich zu finden. Menschen, die zum Beispiel als Stier geboren werden und damit der festen Erde angehören, sollten sich mit der Zeit zum gegenüberliegenden wässrigen Skorpion hinbewegen, damit ihr Leben in Fluss kommt wie fließendes Wasser und sie aus der Verstockung herauskommen und vom Festhalten loslassen, wozu Erdmenschen neigen. Dagegen benötigen Wassermenschen, die von Anfang an *fließen*, den Gegenpol Erde, um ihrem Leben etwas Grund zur Erdung zu geben und sie nicht von einem zu starken Strom weggespült werden. Es gilt also, stets Balance zu halten – mit und ohne Partner.

Besonders sachliche Menschen sind oftmals der Meinung, Astrologie beruhe auf Aberglauben, werfen aber doch mitunter einen flüchtigen Blick auf die Horoskopspalte in der Tageszeitung und sind dann verärgert, wenn sie Geld verlieren, obwohl doch da in zwei Spalten stand, dass sie an diesem Tag einen Gewinn machen werden. Das hat nichts mit Astrologie, sondern mit Dummheit zu tun. Astrologische Auswertungen machen allein Sinn, wenn sie individuell ausgearbeitet werden und dabei die vielschichtigen Aspekte und unterschiedlichen Planeteneinflüsse zur Zeit der Geburt mitberücksichtigt sind.

Ursprünglich bestand unser Sonnenkreis nur aus acht Sequenzen, die den acht Himmelsrichtungen, beziehungsweise den vier Elementen mal zwei Hälften entsprachen (die Zeichen Fisch, Jungfrau, Zwilling und Schütze kamen erst später hinzu). Eine Ordnung, nach der sich heute noch die soziale Struktur der Aboriginals richtet.

Die vier Elemente bilden auch die Grundlage des kleinen Arkanum im Tarot, jenen Karten, die die stoffliche Welt des kosmischen Gebäudes repräsentieren. Die Stern- oder Münzkarten werden der Erde und den materiellen Angelegenheiten, die Kelchkarten dem Element Wasser und der psychischen Erfahrungsebene, die Schwertkarten dem Element Luft und der mentalen Welt, und die Stabkarten dem Element Feuer und dem geistigen Wachstum zugeordnet.

Im Weiteren finden wir die vier Grundpfeiler der Welt in den vier Evangelisten wieder. Lukas wird als Stier, Markus als Löwe, Matthäus als Wassermann und Johannes als Skorpion dargestellt. Somit repräsentiert Lukas das erdige, Markus das feurige, Matthäus das luftige (Wasser und Luft sind eng verbunden; Wasser ist stets in der Luft und Luft ist in Wasser) und Johannes das wässrige Element. Später wurde Johannes als Adler abgebildet, um darauf hinzudeuten, dass er Raum und Zeit überwunden hat. Anfänglich hatten alle vier Zeichen Flügel, die letztendlich dem Matthäus geblieben sind, weshalb er auch als Engel gesehen wird. Die verbliebenen Flügel weisen auf sein luftiges Element hin.

Die Reiche der vier Elemente sind vor allem Heimstätten der Naturwesen. Wenn auch ihr Wirkungsfeld der feinstoffliche Äther ist, der alle stofflichen Ebenen durchdringt und zum Beispiel in

Indien als fünftes Element gilt, so werden sie ihren Aufgaben entsprechend den vier Elementen zugeordnet. Der berühmte Arzt und Naturforscher Paracelsus hat sie in erdige Gnome, wässrige Undinen, luftige Sylphen und feurige Salamander eingeteilt. Nicht nur die Natur der Aboriginals ist belebt. Sie wirken auch in unserer Natur – zumindest solange der Mensch sie nicht völlig vertreibt und sie sich gänzlich auf die astrale Ebene zurückziehen und dann, sozusagen aus außerirdischer Sicht, neugierig auf die Menschen herabsehen mögen und sich fragen, was diese nun ohne sie machen werden.

Naturwesen sind dynamische, wachstumsfördernde, bildende und formende Helfer der Natur. Sie wirken unter und über der Erde, reisen mit dem Wind, den Wolken und steigen mit dem Rauch des Feuers auf. Sie leben in Felsen, Bäumen und Blütenkelchen. Naturwesen sind nicht zu verwechseln mit den Totems, den Urbildern aller Lebensformen und schon gar nicht mit den großen schöpferischen Traumzeitwesen der Aboriginals, die der Erde ihre anfängliche Gestalt und Form gaben. Naturwesen entsprechen den Wesen, die Aboriginals zum Beispiel im Arnhem Land *Mimis* nennen oder *Quinkans* im äußersten Norden von Queensland. Sie leben in Felsspalten oder im Buschland. Oft werden sie von Außenstehenden fälschlicherweise als Ahnen der australischen Ureinwohner bezeichnet. Die Naturwesen sind pulsierende Lebensfunken, die mit ihrem Kreisen und Tanzen alles Wachstum in Bewegung halten. In einem Traum sah ich einmal unzählige pulsierende Lichtfunken, die sich zu unterschiedlichsten Formen gestalteten und verdichteten und zu Blättern und Blüten wurden. Es waren wunderbare Schaubilder. Sagte nicht Albert Einstein: »Materie ist nur eine andere Erscheinungsform von Energie«? Mag auch der verkopfte Mensch denken, dass Naturwesen Hirngespinste der Träumer seien, der berühmte schwedische Arzt und Schriftsteller Axel Munthe war da ganz anderer Meinung: »Zu meinem Erstaunen habe ich gehört, dass es Menschen geben soll, die noch nie ein Heinzelmännchen gesehen haben. Ich bin sicher, dass mit ihrem Sehvermögen etwas nicht stimmt.«

Unsere alten Ärzte setzten die vier Elemente mit den vier Temperamenten in Beziehung, wonach sie ihre Patienten behandelt

194

haben. Der melancholische Typ, dem Element Erde zugeordnet, gilt als schwermütig, grüblerisch und langsam. Dem phlegmatischen Typ, mit dem Element Wasser assoziiert, wird ein ruhiges und träges Temperament zugeschrieben. Der sanguinische Typ, mit dem Element Luft in Beziehung stehend, wird als heiter, leicht beweglich und elegant bezeichnet. Und der cholerische Typ, mit dem Feuer in innerer Beziehung, gilt als hitzköpfig, aufbrausend und reizbar.

Wenn Aboriginals die Mitglieder ihrer verschiedenen Hautgruppen beschreiben, dann sprechen sie mehr von ihren Temperamenten als von Elementen. So bezeichnen sie zum Beispiel einen Raben als kalt oder sauer und der Kakadu wird warm oder süß genannt. Der passive schwarze Rabe und der aktive weiße Kakadu ergänzen einander, wobei die Wörter *aktiv* und *passiv* an die Ausdrucksformen der Weißen angepasst sind.

Ein anderes Paar, das harmoniert, sind die beiden Laufvögel Brolga und Trappe. Der Brolga gilt als elegant, geschmeidig und klug, dagegen die Trappe als plump und töricht. Das sind keine Wertungen in unserem Sinn, sondern die Beschreibungen machen einfach deutlich, wer jemand ist und wo er hingehört.

Aboriginal-Doktoren teilen ihre Patienten in die Kategorien heiß oder kalt, trocken oder feucht ein (was auch chinesische und arabische Naturärzte tun). Ist jemand heiß, wie zum Beispiel bei Fieber, wird er mit kühlem Wasser behandelt und er bekommt kalte Kost, wie Pflaumen, weißes Fleisch, grünes Gemüse und frisches Quellwasser. Ist jemand kalt, wie zum Beispiel bei Durchfall, Nierenleiden oder Rheuma, wird er mit Wärme behandelt und es wird ihm heiße Nahrung gegeben, wie Nüsse, Eigelb, rotes Fleisch oder rote Früchte. Und ist jemand zu feucht (Yin), wird er an einen trockenen (Yang) Platz gelegt. Nach Ansicht der Aboriginals ist es besser, wenn ein Mensch feucht und kühl als heiß und trocken ist. Der Körper ist am glücklichsten im Ausgleich aller Temperamente.

Das Feuchte entspricht dem Salzigen, das Trockene dem Bitteren, das Warme dem Süßen, das Kalte dem Sauren. Die Erde gilt generell als kalt und trocken, das Wasser als kalt und feucht, die Luft als warm und feucht und das Feuer als warm und trocken. Nach dieser grundlegenden Zuordnung lassen sich aus den Temperamentsbeschreibungen der einzelnen Hälfte- oder Hautgruppen-Mitglieder sowohl der elementare Typus als auch seine zugehörende Richtung erkennen.

Der Rabe, der von den Aboriginals als kalt bezeichnet wird, lässt sich dem Element Erde zuordnen. Die kalte Erde und das kalte Wasser, die mit dem kühlen, männlichen Mond in Beziehung stehen, liegen auf einer Linie. Und nachdem der Regen von Norden kommt, ist in der Wasser-Erde Verbindung die vertikale Nord-Süd-Linie erkennbar. Das ergänzt sich mit der Aussage der Aboriginals im Arnhem Land, dass das Feuer aus dem Osten kam und der Wind (Luft) aus dem Westen, wo sich beispielsweise der elegante, leicht bewegliche Brolgavogel einordnen lässt. Feuer und Luft bilden die warme, horizontale Linie, die mit der weiblichen Sonne assoziiert wird. Diese Verbindungen der Elemente Wasser-Erde und Feuer-Luft decken sich mit den sich gegenseitig ergänzenden Elementen in unserem astrologischen Sonnenkreis. Das ist keine allgemeine Grundregel, sondern entspricht jeweils der Philosophie und Kosmologie eines Volkes.

Ich habe versucht, über unsere eigenen Hilfsmittel die elementare Grundordnung der Welt, die den Aboriginal-Gruppen Basis für ihr soziales System ist, sowie ihr grundlegendes Streben nach Harmonie im traditionellen System ein wenig verständlicher zu machen. Auch wenn sich die Weltensicht einer Kultur nie ganz auf eine andere übertragen lässt, so finden wir doch viel Gemeinsames heraus. Der richtige Umgang mit unseren inneliegenden Elementen und Temperamenten vermag zu helfen herauszufinden, wo unsere Schwächen und Stärken liegen und wie wir unser eigenes Fundament und unsere Mitte finden. Totems wie Sternkreiszeichen können richtungsweisend sein und vermitteln eine Reihe von Einblicken in die eigene Natur. Totem oder Tierkreiszeichen, richtig behandelt und verstanden, können heilvolle Medizin sein.

Das Wissen, dass Gesundheit und Wohlbefinden in einem großen Maße von der Wahl der richtigen Menschen im persönlichen Umfeld abhängt, legte das traditionelle Gruppensystem fest und damit auch bestimmte Beziehungsregeln. Im Allgemeinen herrscht in den Aboriginal Gruppen eine starke Trennung zwischen den Geschäften (Angelegenheiten) der Frauen und Männer. Meistens ist die Beziehung zwischen Vater und Tochter und zwischen Mutter und Sohn sehr stark. Allerdings wird der Sohn nach seiner ersten Initiation, die etwa im Alter zwischen acht und zwölf Jahren stattfindet, aus dem Lager der Frauen geholt, um aus ihm einen Mann zu machen. Und auch nach der Initiation ist ihm der Kontakt mit den Fauen weitgehend untersagt, bis er selbst heiratet. Weiterhin darf er auch mit seiner Schwester, mit der er sich eigentlich über die gleiche Hautgruppe eng verbunden fühlt, keinen Kontakt haben. Und es ist tabu für ihn, direkten Kontakt mit seiner Schwiegermutter zu pflegen, die er auch nie direkt ansprechen darf.

Die Schwiegermutter scheint allgemein in den Gesellschaften unserer Welt eine machtvolle und auch geheimnisvolle Schlüsselrolle zu spielen, vor der sich Männer offenbar vorsehen müssen. Eine starke Schwiegermutter, die das Zepter der Familie führt, fand ich noch bei den Minangkabaus auf Sumatra, wo trotz islamischer Glaubenszugehörigkeit das Mutterrecht herrscht und die Schwiegersöhne in das Haus der mächtigen, tonangebenden Schwiegermutter ziehen, die sozusagen die Achse im Haus ist. Und das Haus entspricht nach alter Tradition dem kosmischen Gebäude.

In unseren Breitengraden wird die Schwiegermutter oft *die Böse* genannt. Wie bereits angesprochen kann das Böse mit der magnetischen Erdkraft assoziiert werden. Und dass die Schwiegermutter gelegentlich *böser Drachen* genannt wird, verstärkt nur ihre Beziehung zur Erde. Möglich, dass in der alten Mutter noch die kraftvolle Erdmutter gesehen wird, die in matriarchalischen Gesellschaften die dominierende Rolle innehatte. Die alten Frauen besaßen einst große Macht und in ihren Händen lag auch die Medizin, die aus der Erde und der Natur kam. Die Macht der alten Frau mag noch im Unterbewussten von den Männern erahnt und vielleicht sogar insgeheim gefürchtet werden. Interessant ist auch der englische Name *Mother in Law,* was genau übersetzt *Mutter der Gesetze* bedeutet. Das stärkt die Vermutung, dass einst in der Hand der alten Frau die Gesetze lagen, bis ihr der Mann das Zepter aus der Hand nahm.

Nachdem allerdings unter dem patriarchalisch geprägten Regime, das heute beinahe die ganze Welt umfasst, Erde und Natur im ausgreifenden Maße zerstört wurden, die soziale Ordnung an allen Ecken und Enden zusammenbricht und es trotz all der technischen Einrichtungen und neuzeitlichen wissenschaftlichen Erkenntnissen noch nie so schlecht um die Gesundheit der Menschen stand, könnte eine starke Frauenhand – vom Typ Ur-Mutter – wieder vonnöten sein, um uns auf die Gesetze und Heilkraft der Natur aufmerksam zu machen, bevor die Natur selbst das Zepter (ganz) in die Hand nimmt.

Jeder ist sein eigener Heiler

Was können wir letztendlich aus der komplexen Weltensicht der australischen Ureinwohner lernen? Es geht jedenfalls nicht darum, es einer anderen Kultur nachzumachen, sondern darum, aus der Vernetzung vieler Elemente, die den Gesundheitszustand eines Menschen ergeben, helfende Aspekte und Inspirationen für sich selbst herauszufinden. Krankheit ist jedenfalls nicht ein Schicksal, dem wir uns beugen müssen, sondern in erster Linie eine Aufforderung zur inneren Umkehr, die wir selbst in der Hand haben. Wollen wir unser eigener Heiler sein, müssen wir allerdings oft in vielen Bereichen umdenken. Das mag damit beginnen, Abstand von verführerischen Produkten zu halten, die es uns angeblich leichter und bequemer machen und die uns letztendlich teuer zu stehen kommen und unsere Gesundheit beeinträchtigen können. Auch sind wir aufgefordert, billige Lebensmittel zu vermeiden, die kaum noch Nährstoffe besitzen und auf darin enthaltene chemische Stoffe oder gentechnisch hergestellte Substanzen zu achten. Jedenfalls bestimmt die Qualität unserer Nahrungsaufnahme zu einem großen Teil unser körperliches Wohlbefinden.

Unser gesamter Lebenszustand, Körper, Seele und Geist umfassend, hängt jedoch in erster Linie von der Steuerung unserer Lebenskraft ab, jener Kraft, die zwischen Geist und Materie steht und allen alten Völkern ein selbstverständlicher Begriff war. Es ist die Kraft, die alles in Bewegung setzt und in Bewegung hält: unser Denken, Sprechen, Handeln, Gehen, unsere Gefühle. Ohne diese *Große Kraft,* von der die Aboriginals stets mit großem Respekt sprechen, könnten wir überhaupt nicht am Leben sein. Wir steuern unsere Lebenskraft mit der Qualität und Intensitiät unserer Gefühle und Gedanken, mit unserer eigenen Lebensausrichtung und Imagination. Solange uns das nicht verständlich wird, werden wir uns schwer tun, Zugang zu unserem inneren Menschen zu finden und zu unserem inneren Plan, der die Grundlage unseres Gesundheitspotentials sowie unserer gesamten Lebensstruktur ist.

Die Aboriginals sind in ihrer Tradition stets sparsam mit ihrem persönlichen Energievorrat umgegangen, haben ihre Kraft niemals vergeudet, sind niemals gejoggt, haben keinen extremen Sport betrieben, sind nicht bei 40 Grad Celsius nur so zum Spaß steile Felswände hochgeklettert, sondern lieber im Schatten der Bäume oder Felsen gesessen. Es war das Gleichmaß ihrer Bewegung, das ihr Energiefeld in Ausgleich hielt. Sie wussten um das gesunde Mittelmaß aller Dinge.

Im Weiteren sollten wir uns der subtilen terrestrischen und kosmischen Energien bewusst sein, die unseren Lebensraum und unser persönliches Energiefeld beeinflussen. Dabei ist es wichtig herauszufinden, welche Energien uns gut tun und welche nicht. Das erfordert eine gewisse Sensibilisierung unserem Umfeld gegenüber. Es wäre jedoch unklug, die Geschenke der Natur nicht anzunehmen und aus ihrem Energiereservoir nicht Kraft zu schöpfen. Sie wird uns bei jedem Waldspaziergang, auf jeder Bergwanderung gegeben und selbst im Stadtpark können uns alte, starke Bäume Kraft spenden. Uns dabei auf die Wechselbeziehung zwischen Mensch und Natur besinnend, können wir einen Baum oder einen Stein berühren und einfach *danke* sagen.

Wer sich für subtile Energien sensibilisiert, wird die Gefahren des Elektrosmogs nicht außer Acht lassen, jene Strahlen, die von technischen Geräten und Anlagen ausgehen. Unsere Gesundheit wird es uns danken, wenn wir nicht in der Nähe von Starkstromleitungen wohnen. Wir tun aber auch gut daran zu überprüfen, ob uns wirklich alle elektrischen Haushaltshilfen eine Hilfe sind und sollten Computer und TV-Geräte in unseren Schlafräumen vermeiden. Über die Gefahren des Elektrosmogs informieren inzwischen eine Reihe von Publikationen.

Um uns gesund oder glücklich zu halten, ist es Vorraussetzung, uns selbst, unsere Leistungs- und Aufnahmegrenzen, unsere Anlagen und Neigungen zu kennen. Wer sich nicht ganz wohl fühlt oder gar krank ist, sollte sich einmal selbst ehrlich überprüfen:

• Nehme ich wertvolle Nahrung zu mir? Nahrung, die meinem eigenen Naturell gut tut?
• Achte ich beim Essen auf ein gesundes Mittelmaß oder esse ich in der Regel übermäßig?
• Faste ich regelmäßig, um mich zu reinigen und meinen Körper zu entlasten?
• Bewege ich mich viel in frischer Luft? Wann habe ich das letzte Mal Gras oder einen Baum berührt?
• Vergeude ich meine Lebensenergie? Mute ich mir selbst zu viel zu?
• Schlafe ich auf dem richtigen Platz? Passt der Wohnort überhaupt zu mir?
• Lebe ich mit mir selbst und mit anderen in Harmonie?
• Lebe ich mit den richtigen Menschen zusammen? Habe ich mit den richtigen Menschen Umgang? Oder machen mich andere Menschen mit neidischen, destruktiven, aggressiven oder manipulierenden Äußerungen und Verhaltensweisen krank?
• Wer ständig müde ist, sollte sich fragen: Was oder wer nimmt mir Kraft? Oder was oder wer *schlägt mir auf den Magen?*
• Gibt es Differenzen mit anderen, habe ich sie mit ihnen besprochen und mich ihnen gegenüber ausgeredet? Das heißt allerdings nicht, eine Ausrede finden, sondern sich ehrlich Dinge von der Seele zu sprechen und dabei stets offen für Versöhnung zu sein.
Treten verzwickte Probleme auf, sagt mitunter der Volksmund: *Hier liegt der Hund vergraben.* Ehrlich zu sich selbst zu sein, bedeutet oft, seinen eigenen *Schweinehund,* seine eigenen Schattenaspekte nicht zu verstecken, sondern ihnen offen zu begegnen, um nicht stets aufs Neue über den *vergrabenen Hund* zu stolpern. Bei Problemen aller Art ist es hilfreich, sich mit Gleichgesinnten auf konstruktive Weise auszutauschen. Das stärkt die Gruppenenergie wie die des Einzelnen.

Eine Krankheit erfordert auch die Überprüfung der eigenen Lebenshaltung und Denkausrichtung:

- Bin ich geistig flexibel und vielseitig interessiert?
- Bin ich freundlich und hilfsbereit zu anderen Menschen?
- Schade ich anderen mit meiner ego-orientierten Lebensart? Verletze ich andere damit oder mache ich sie ärgerlich, sodass ihre gekränkten oder zornigen Empfindungen auf mich zurücktreffen?
- Lebe ich nur nach außen hin oder besinne ich mich auch auf innere Lebensqualitäten?
- Habe ich genug Möglichkeiten, mit mir allein zu sein, um innere Ruhe zu finden?
- Vertraue ich auf eine innere geistige Führung? C.G. Jung hatte aufgrund seiner reichen tiefenpsychologischen Auswertungen festgestellt, dass Menschen mit psychischen Problemen in der Regel Probleme in ihrer Beziehung zu Gott, beziehungsweise zur geistigen Welt hatten.

Habe ich einmal in mein Inneres hineingespürt und herausgefunden, was mich krank macht, ist es wohl sinnvoll, eine entsprechende Veränderung vorzunehmen. Diese kann vorübergehend unbequem sein oder auch an die psychische Schmerzgrenze rühren, aber letztendlich die eigenen Lebensqualitäten verbessern oder gar das Leben verlängern. Das heißt, das Gesundwerden kann mitunter eine persönliche Mutprobe erfordern.

Im Weiteren kann es unserem Wohlbefinden förderlich sein, wenn wir weniger Schwergewicht auf Wertvorstellungen wie *Wirtschaftswachstum* legen, einem Wort, das vermutlich in Zukunft als ein Wort großen Irrtums in die Geschichte eingehen wird, und stattdessen mehr Wert auf innere Harmonie, Kreativität und geistige Beweglichkeit. Betrachten wir uns selbst ständig als Fokus der Welt, engen wir uns selbst und unseren geistigen Horizont ein. Doch sobald wir auch andere und unseren Lebensraum rundum wahrnehmen, erweitern wir unser Energiefeld und stärken uns damit. Auch mit anderen in Frieden zu leben, Freude an kleinen Dingen zu entdecken oder der eigenen Phantasie Spielraum zu geben, bewirkt eine energetische Ausdehnung. Und was sich ausdehnt, gibt Kraft.

Gesundheit wird einem jedenfalls selten geschenkt, sondern will erarbeitet sein. Gesundheit erfordert, bewusst zu leben, zu denken und zu handeln. Mit Bewusstsein ist Aufmerksamkeit gemeint, und wo diese hingeht, geht unsere Kraft hin. Wer von vitaler Gesundheit ist, besitzt eine attraktive Ausstrahlung, die andere anzieht. Das heißt, eine gesunde Person macht auf sich aufmerksam und erhält dadurch wiederum seitens anderer Zuwachs an Kraft. Die Aboriginals sagen, »wer viel Djang, viel Lebenskraft und Gesundheit besitzt, ist eins mit seinem Traum« – seinem Ursprung.

Im Zusammenhang mit der traditionellen Heilung der Aboriginals rückt am stärksten die Heilkraft der Erde und der Natur in unser Bewusstsein. Nicht nur, dass wir uns im Spiegel der Natur selbst zu erkennen vermögen, die Natur ist vor allem die Quelle unserer Kraft und Gesundheit, die wir zurzeit wahrhaft mit allen erdenklichen Mitteln der Unvernunft dezimieren. Wir sollten uns erinnern, dass sich aus dem Zustand der Natur, der gesundheitliche Zustand der Menschen ablesen lässt und umgekehrt. Erinnern wir uns, was Aboriginals sagen: »Die Erde atmet aus, was der Mensch lebt, denkt und tut.« Wollen wir wieder eine gesunde Natur sehen, muss erst der Mensch innerlich gesunden – und das besser heute als morgen. Dazu gehört an vorderster Linie, ein neues Verständnis der Natur gegenüber zu entwickeln, die keine leblose Materie, sondern eine sensible, verwundbare Schöpfung ist. Wir können zum Beispiel damit beginnen, Energie zu sparen, bewusst einzukaufen und unseren unersättlichen Konsumdrang zu überprüfen. Wie viele gute und brauchbare Dinge werden weggeworfen, um mit den Modetrends Schritt zu halten. Wie viel Energie wird für unnütze Dinge vergeudet, wofür die Erde herhalten muss und aufs Gröbste ausgebeutet und geschändet wird. »Wer die Natur verletzt, verletzt nur sich selbst«, ist die Meinung der australischen Ureinwohner. Und im Wechselspiel zwischen Mensch und Natur bedeutet das: Ist die Natur krank – ist es auch der Mensch.

Vielleicht tragen die sich zurzeit häufenden Naturkatastrophen dazu bei, dass viele Menschen besinnlicher werden und zu begreifen beginnen, dass die Erde ein lebendiges Wesen ist, das behutsam behandelt werden möchte. Mit jeder Überflutung oder jedem Erdbeben ist mir, als müsste sich die Erde erbrechen an all dem Unrat, den ihr die Menschen zumuten. Sozusagen ein innerer Reinigungs- und Selbstheilungsprozess der Natur. Wie jede Krankheit so vermag auch jede Naturkatastrophe – noch – als eine Chance zur Umkehr verstanden zu werden und uns unser Verantwortungsbewusstsein unserem eigenen Leben gegenüber dringend begreiflich zu machen. Es soll allerdings noch immer Menschen geben, die die Botschaften der serienartigen Naturkatastrophen nicht wahrhaben wollen oder ignorieren oder spöttisch meinen: »Was soll das ganze Getue? – Die Welt steht doch noch.« Doch die Welt ging inzwischen für Millionen von Menschen aufgrund ungeheurer Überschwemmungen, Erdbeben, Erdrutsche, Vulkanausbrüche oder Tornados verloren. Unzählige Menschen- und Tierleben haben sie gefordert und Tonnen von Grundnahrungsmitteln und Feldfrüchten wurden vernichtet. Das ökologische Gleichgewicht auf der ganzen Welt scheint gestört. Die Auswirkungen der Naturkastrophen haben inzwischen solch ein enormes Ausmaß angenommen, dass bereits viele Ökologen und Biologen erschüttert davon sprechen, dass nur noch ein heiliger Respekt unsere Natur zu retten vermag.

Aus der Sicht sensibler Naturvölker ereignen sich Naturkatastrophen, weil die meisten Menschen nicht mehr mit der Natur kommunizieren. Mit der Natur reden bedeutet nicht, dass wir unbedingt mit Bäumen und Fischen direkte Zwiegespräche halten müssen, es geht in erster Linie darum, die Natur wieder gefühlsmäßig wahrzunehmen und mit unserem Herzen zu begreifen, was wir mit den ungeheuren Umweltverschmutzungen und Rohstoffausbeutungen der Erde – und nicht zuletzt uns selbst – antun.

Wer sich für die Kräfte der Natur sensibilisiert, beginnt, mit ihr behutsamer umzugehen. Und mit einem neuen Naturverständnis vermag der Mensch Einsicht in seine eigene Natur zu gewinnen. Und wer sich selbst zu verstehen beginnt, vermag auch mit anderen verständisvoller umzugehen. Ein Prozess, der die ganze Welt gesund machen könnte.

Ausklang

Folgte ich während der Arbeit an meinem letzten Buch dem Weg der Regenbogenschlange, war es diesmal die Grüne Schlange, die mich auf eine intensive Reise mitnahm. Eine Reise, die einerseits für mich selbst heilsam war und andererseits mein Bedürfnis zu heilen neu belebte.

Die Grüne Schlange hat mich über viele Höhen, aber auch in einige Tiefen geführt und mich mit Hindernissen, Selbstzweifel und Ängsten konfrontiert. Ich musste mich sozusagen meinem eigenen inneren Schattenhund stellen, jener anderen Hälfte, die angenommen und transformiert werden will. Mein Vertrauen und meine Leistungsgrenzen sind auf diesem Weg sehr geprüft worden, doch zuletzt hat mich die Schlange an den heilenden Strom angeschlossen. Ein Anschluss, der auf etwas ungewöhnliche Weise stattfand:

Ein Aboriginal-Doktor hatte mir angeboten, mich in den Traum der Schlange einzuweihen, wozu ich mich nicht entschließen konnte, da ich stets meine eigenen Wege gehe. Als ich etwas später ein paar Tage in einer Aboriginal-Siedlung nördlich von Alice Springs verbrachte, wurde ich plötzlich ohne ersichtlichen Grund von einem großen Hund verfolgt und angegriffen. Er biss mich in meinen Unterschenkel und verschwand so schnell wie er gekommen war. Erwähnenswert ist, dass dieser Ort dem Dingo-Traum angehört. Als ich einem befreundeten Aboriginal meine Wunde zeigte, meinte er nur: »Du hast deine Medizin bekommen«, und gab keinen weiteren Kommentar dazu.

Die Wunde verheilte zwar glatt, aber auf der Haut blieb ein Zeichen zurück: zwei parallel geformte, bumerangähnliche Bögen. Der Bumerang ist ein Symbol der Regenbogenschlange und zwei Bögen bedeuten zwei Hälften, die einander ergänzen. Es heißt auch, Hund und Schlange hätten den gleichen Weg.

Von der Zeit an, da die Wunde verheilte, begann ich stark pulsierende Wellen in meinem Körper und meinen Händen zu spüren, sobald ich nur an Heilung dachte. *Wohlfühlen machen* nimmt seitdem einen großen Stellenwert in meinem Leben ein – seitdem ich entdeckte, dass ich anderen Menschen helfen kann, wobei kraftvolle Naturplätze mit Heilqualität unterstützend wirken.

Mit Heilung ist im herkömmlichen Sinn nicht gleich ein sensationelles Wunder, eine Spontanheilung gemeint, sondern das grundlegende harmonische Einpendeln von Körper, Geist und Seele. Und auf dem Weg der *Grünen Schlange* lernte ich verstehen, dass jede Person *Heil-macher* sein kann, sobald sie den *Botschaftsstab* – den Stab mit der Schlangenkraft – annimmt und den eigenen Schatten, die andere Hälfte, in ihre Ganzheit integriert.

Danksagung

Hiermit möchte ich allen herzlichst danken, die mich mit ihren Hinweisen, Informationen und Anregungen zu diesem Buch inspiriert haben oder mir durch Vermittlungen und Unterstützungen behilflich waren. Vor allem möchte ich Peggy Patrick, Yidumduma Bill Harney, David Mowaljarlai, Agnus, Aimy, Chocolate, Doreen, Margaret, Mona, Nancy, Robyn, Sam, Shane, Turtle dafür danken, dass sie mir die Welt der Aboriginals ein wenig näher brachten, und Bill Neidjie danke ich für seine innere Sicht. Danken möchte ich auch all jenen Aboriginal-Frauen und -Männern, die unerwähnt blieben, die mir aber mit ihrem Wissen und ihren Erklärungen geholfen haben, einige Lücken zu schließen. Mein besonderer Dank geht an meine Freunde Gerry Lyon, Ralf Biesler, Simone Lienert, Sigrid Bethe, Brian Chandler, Gundi Lier, Willi Augustat, Cornelia Kunz und Pippa für ihre vielseitige Unterstützung und Anteilnahme und an W. W., der mich nicht nur einer Prüfung unterzog, sondern mich auch erkennen ließ, dass das tiefe und große Wissen der Aboriginals noch nicht verloren ging. Und nicht zuletzt danke ich der Krähenfrau-Großmutter, dass sie mich an die Quelle führte.

Literatur

Augustat, Willi: *Gen- beziehungsweise Erbgutmanipulation aus geistigkultureller Sicht – und mögliche Folgen.* »Welt-Spirale« 1/99. München 1999

Bell, Diane: *Daughters of the Dreaming.* Melbourne 1983

Cawte, John: *The Universe of the Warramirri. Art, medicine, religion in Arnhem Land.* New South Wales 1993

Cawte, John: *Healers of Arnhem Land.* Sydney 1996

Cawte, John: *Medicine is the Law.* Honolulu 1974

Cerny, Christina: *Von Senegal nach Kenia.* München 1989

Cerny, Christina: *Ferne Insel Madagaskar.* München 1990

Cerny, Christina: *Magisch Reisen Österreich. Lebendiges Brauchtum und alte Kultplätze.* München 1992

Cerny, Christina: *Magisch Reisen Australien. Traumzeitstätten und heilige Landschaften.* München 1995

Cerny, Christina: *Raumenergie – Lebenskraft – Orte der Kraft.* In: *ab 40.* 3/97. München 1997

Cerny, Christina: *Das Buch der Naturgeister.* München 1997

Cerny, Christina: *Die Regenbogenschlange. Vom spirituellen Reichtum der australischen Ureinwohner.* München 1999

Cerny, Christina: *Tempel-Kulte-Pharaonen. Eine Ägyptenreise durch Vergangenheit und Gegenwart.* München 2000

Cowan, James: *Mysteries of The Dream-Time.* Lindfield 1992

Cowan, James: *Messengers of God.* Sydney 1993

D'Adamo, Peter/Whitney, Catherine: *The Eat Right Diet.* London 1998

Daiwul Gidja Culture Group: *»Lirrkarn Kerrem«. Teaching People To Understand.* Kununurra 1999

Devereux, Paul: *Places of Power – Secret Energies at Ancient Sites.* London 1990

Diamond, John: *Lebensenergie in der Musik.* Kirchzarten 1994

Dommer, Willi: *Heilkraft aus dem Urklang.* In: *Esotera* 1/93

Elkin, A. P.: *Aboriginal Men Of High Degree'.* St. Lucia 1977

Fidelsberger, Heinz: *Erkenne Dein Schicksal.* Wien 1972

Grander, Johann: *Naturforscher und Erfinder.* Seefeld o. J.

Harney, Yidumduma Bill/Wositzky, Jan: *Born under the Paper-bark Tree.* Sydney 1996

Havecker, Cyril: *Understanding Aboriginal Culture.* Sydney 1987

Isaacs, Jennifer: *Bush Food.* Willoughby 1987

Kinadeter, Harald: *Heilung.* München 1998

Knudtson, Peter/Suzuki, David: *Wisdom of the Elders.* Sydney 1992

Kottmann, Axel: *Medizin der Ureinwohner Zentralaustraliens.* Köln 1991

Meadows, Kenneth: *Earth Medicine.* Rockport 1991

Mountford, Charles P.: *Brown Men and Red Sand.* Sydney 1962

Mountford, Charles P.: *Winbaraku and the Myth of Jarapiri.* Melbourne 1968

Mowaljarlai, David/Malnic, Jutta: *Yorro Yorro. Spirit of the Kimberley.* Broome 1993

Neidjie, Bill: *Story about Feeling.* Broome 1989

Power, Phyllis M.: *Legends from the Outback.* London 1965

Reid, Janice (Hrsg.): *Body, Land and Spirit. Health and Healing in Aboriginal Society.* St. Lucia 1982

Rose, Wulf-Dietrich: *Elektrosmog. Elektrostress.* Köln 1994

Schellberg, Dirk: *Didgeridoo.* Südergellersen 1993

Tompkins, Peter/Bird, Christopher: *Das geheime Leben der Pflanzen.* München 1973

Treven, Michael: *Umweltmedizin.* Huenstetten 1991

Wightman, Glenn/Andrews, Milton: *Bush Tucker Identikit.* Darwin 1991

Wightman, Glenn/Mills, Lynette: *Bush Medicine Identikit.* Darwin 1991